このまま使える

も DH も!

# 歯科医院で患者さんにしっかり説明できる本

## 患者教育に重要なトピック14

[著] 朝波惣一郎
伊藤加代子
井上 誠
北迫勇一
倉治ななえ
児玉実穂
小牧令二
品田佳世子
下野正基
代田あづさ
杉田典子
須﨑 明
関野 愉
高木景子
高橋 治
高橋未哉子
浪越建男
柳井智恵
吉江弘正

クインテッセンス出版株式会社 2017

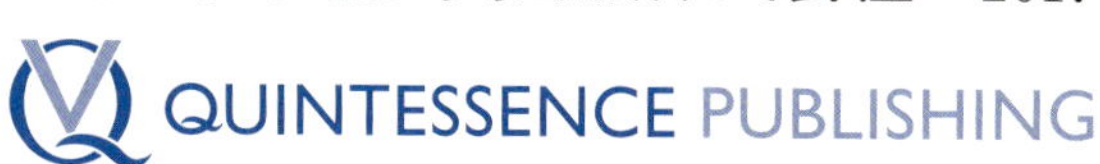


Berlin | Chicago | Tokyo
Barcelona | London | Milan | Mexico City | Paris | Prague | Seoul | Warsaw
*Beijing | Istanbul | Sao Paulo | Zagreb*

# 本書の使い方

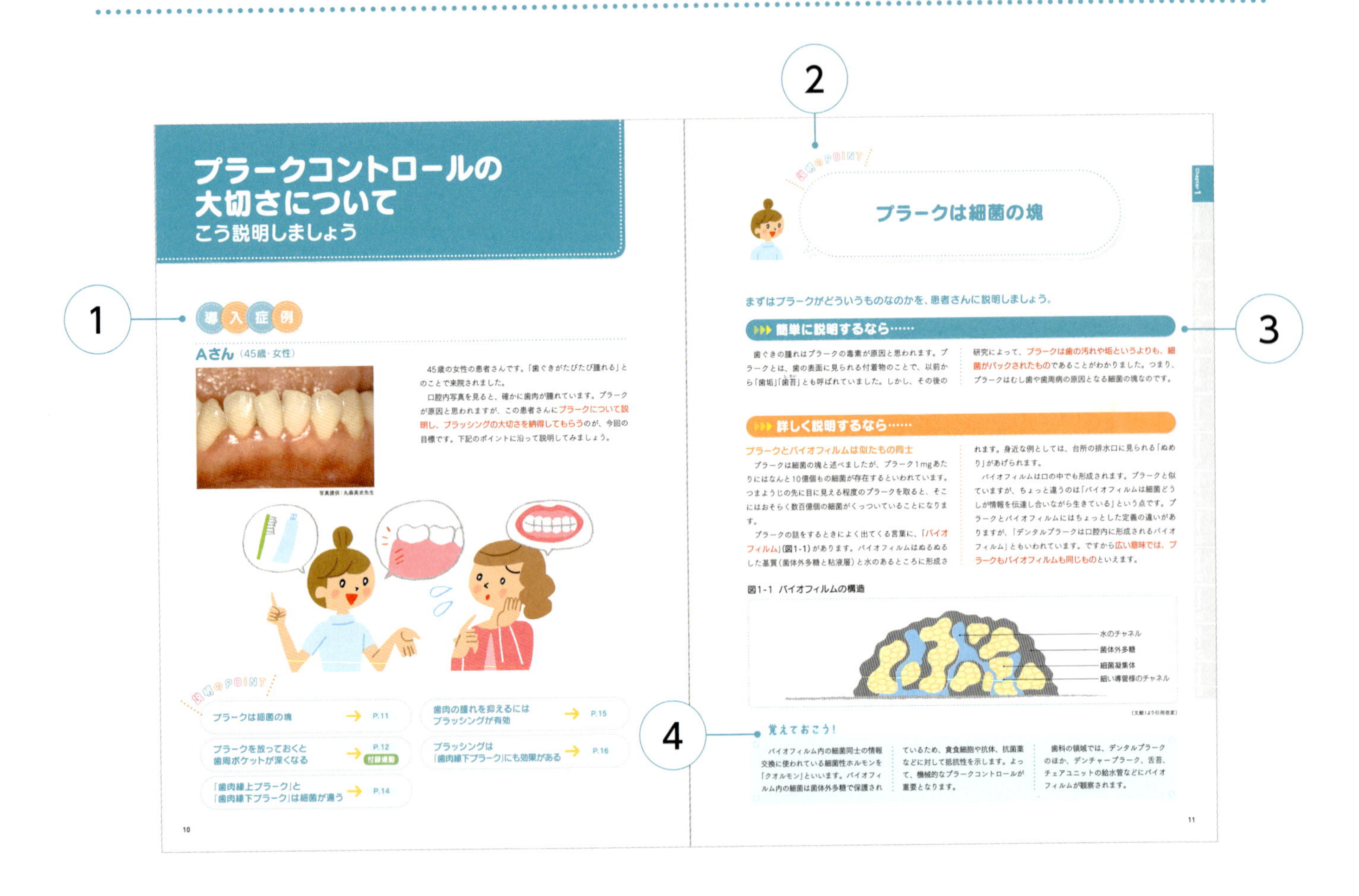


## プラークコントロールの大切さについて
### こう説明しましょう

導入症例

**Aさん**（45歳・女性）

写真提供：丸森英史先生

45歳の女性の患者さんです。「歯ぐきがたびたび腫れる」とのことで来院されました。

口腔内写真を見ると、確かに歯肉が腫れています。プラークが原因と思われますが、この患者さんにプラークについて説明し、ブラッシングの大切さを納得してもらうのが、今回の目標です。下記のポイントに沿って説明してみましょう。

説明のPOINT

- プラークは細菌の塊 → P.11
- プラークを放っておくと歯周ポケットが深くなる → P.12 付録連動
- 「歯肉縁上プラーク」と「歯肉縁下プラーク」は細菌が違う → P.14
- 歯肉の腫れを抑えるにはブラッシングが有効 → P.15
- ブラッシングは「歯肉縁下プラーク」にも効果がある → P.16

10

Chapter 1

説明のPOINT

## プラークは細菌の塊

まずはプラークがどういうものなのかを、患者さんに説明しましょう。

**▶▶▶ 簡単に説明するなら……**

歯ぐきの腫れはプラークの毒素が原因と思われます。プラークとは、歯の表面に見られる付着物のことで、以前から「歯垢」「歯苔」とも呼ばれていました。しかし、その後の研究によって、プラークは歯の汚れや垢というよりも、細菌がパックされたものであることがわかりました。つまり、プラークはむし歯や歯周病の原因となる細菌の塊なのです。

**▶▶▶ 詳しく説明するなら……**

**プラークとバイオフィルムは似たもの同士**

プラークは細菌の塊と述べましたが、プラーク1mgあたりにはなんと10億個もの細菌が存在するといわれています。つまようじの先に目に見える程度のプラークを取ると、そこにはおそらく数百億個の細菌がくっついていることになります。

プラークの話をするときによく出てくる言葉に、「バイオフィルム」(図1-1)があります。バイオフィルムはぬるぬるした基質（菌体外多糖と粘液層）と水のあるところに形成されます。身近な例としては、台所の排水口に見られる「ぬめり」があげられます。

バイオフィルムは口の中でも形成されます。プラークと似ていますが、ちょっと違うのは「バイオフィルムは細菌どうしが情報を伝達し合いながら生きている」という点です。プラークとバイオフィルムにはちょっとした定義の違いがありますが、「デンタルプラークは口腔内に形成されるバイオフィルム」ともいわれています。ですから広い意味では、プラークもバイオフィルムも同じものといえます。

図1-1 バイオフィルムの構造

水のチャネル
菌体外多糖
細菌凝集体
細い導管様のチャネル

（文献1より引用改変）

**覚えておこう！**

バイオフィルム内の細菌同士の情報交換に使われている細菌性ホルモンを「クオルモン」といいます。バイオフィルム内の細菌は菌体外多糖で保護されているため、貪食細胞や抗体、抗菌薬などに対して抵抗性を示します。よって、機械的なプラークコントロールが重要となります。

歯科の領域では、デンタルプラークのほか、デンチャープラーク、舌苔、チェアユニットの給水管などにバイオフィルムが観察されます。

11

### ① 導入症例

まず、実際の症例写真などによって、各Chapterにおいて説明が必要な患者さんがどのような人かを提示します。

### ② 説明のポイント

各Chapterのトピックを患者さんに説明するためのポイントを示しています。それぞれのポイントに沿って説明しましょう。

### ③ 患者さん説明用台本

説明のポイントを、話し言葉で記した台本です。そのまま覚えて説明に使えます。それぞれのポイントについて、以下の2種類の台本をご用意しました。

**▶▶▶ 簡単に説明するなら……**

詳しく聞かなくてもいい患者さんに、ポイントを押さえた最低限の必要情報を説明する

**▶▶▶ 詳しく説明するなら……**

詳細な説明を求める患者さんに、たとえ話や具体例を交えて説明する

患者さんの性格やチェアタイムに合わせて使い分けましょう。

### ④ 覚えておこう

説明のポイントに関連して、歯科医療従事者が知っておきたい専門的な情報をまとめました。患者さんに説明する必要はありませんが、頭に入れておくと役に立つ内容です。

本書は、歯科衛生士をはじめとする歯科医療従事者が業務に際して患者さんに説明する事項を、「患者さんへの説明用台本」というかたちでまとめたものです。確かな知識に基づいてポイントを押さえた説明を行うために、ご活用ください。

5

もう一歩深く!

発展講座

Chapter 1

歯肉の赤み(発赤)や腫れ(腫脹)はプラークのしわざですが、ここではもう少し深く、赤みと腫れがどのように生じるのかを見ていきます。患者さんに伝えるには少し専門的すぎますが、歯科医療従事者として頭の隅に入れておくようにしましょう。

正常

エナメル質
歯肉溝上皮
歯肉口腔上皮
付着上皮
歯肉血管叢
セメントエナメル境
歯槽骨

血管拡張・充血

プラーク
血管拡張・充血
炎症が起こると、組織に入る血液量は10倍に増える

歯肉の赤み(発赤)はこうして起こる

プラークが歯頸部に付着すると、歯肉組織内の細い血管において血管拡張と充血が起こります。血管が拡張する仕組みは以下のとおりです。まずプラーク内の内毒素によって、組織内の「ヒスタミン」などの炎症性物質(ケミカルメディエーター*と呼ばれます)がはたらいて、血管が広げられます。そうすると緩んだ血管に血液が流れ込みます。この状態を充血といいます。炎症の部分には通常の10倍以上の血液が流れ込みます。歯肉が赤く見えるのは、この充血が起こっているからです。

プラークによって歯肉が赤く見えるのには、もうひとつ理由があります。それは歯肉内の歯肉血管叢です(前述の歯肉組織内の血管とは別のものです)。歯肉付着上皮のすぐ下には、複雑な網目構造の細い血管があります。プラークが原因で炎症が起こると、プラークと非常に近い場所にある歯肉血管叢に大量(10倍以上)の血液が流れ込みます。つまり、血管内が大量の赤血球によって満たされるため、歯肉が赤く見えるのです。

「初診時に真っ赤になっていた歯肉が、ブラッシングやスケーリングによって1週間後には健康なピンク色に変化した」という経験はありませんか。これは、ブラッシングやスケーリングによって炎症の原因であるプラークが除去され、すぐそばにあった歯肉血管叢の血液量が正常に戻ったため、と考えられます。

*ケミカルメディエーター:炎症反応において重要なはたらきをする物質で、化学伝達物質ともいう。血管を拡張させたり、血管の透過性を高めたりする。ヒスタミン、セロトニン、プロスタグランジン、ロイコトリエンなどが知られている。

17

6

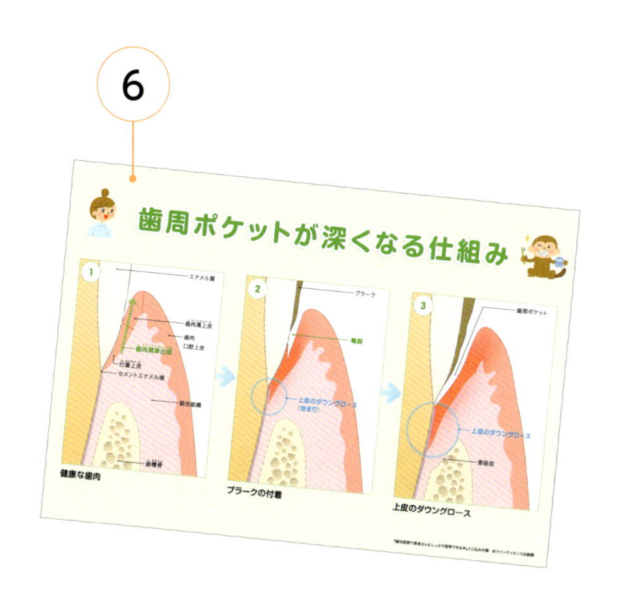


## 5 発展講座

各Chapterのトピック全体に関する、患者さん向けではないものの歯科医療従事者として知っておくべき情報や最新情報をまとめました。

## 6 患者さん説明用カード

巻末に、各Chapterを患者さんに説明する際に使える「説明用カード」をとじ込みました。イラストなどを用いたわかりやすい内容で患者さんの理解を助けます。切り離してご活用ください。

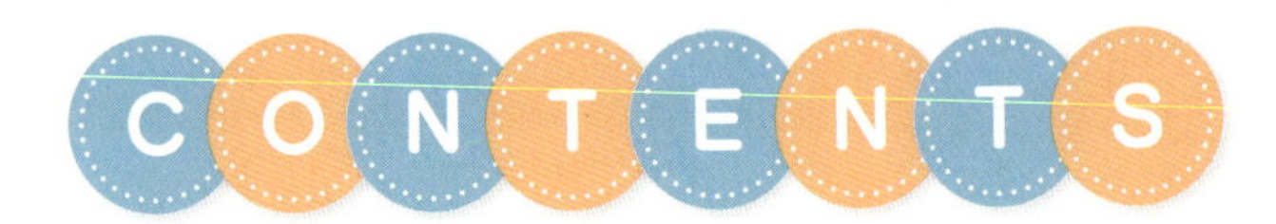

## Chapter5 フッ化物の安全性は、こう説明しましょう

浪越建男



## Chapter6 酸蝕歯が気になる患者さんに、こう説明しましょう

北迫勇一



## Chapter7 唾液の役割や唾液減少の原因を こう説明しましょう

伊藤加代子・井上 誠



## Chapter8 口臭が気になると訴える患者さんに こう説明しましょう

品田佳世子

## Chapter 13 ホワイトニングが気になる患者さんにこう説明しましょう

須崎 明



## Chapter 14 お子さんにMFTが必要な理由はこう説明しましょう

高橋 治・高橋未哉子



## とじ込み付録　説明用カード

# 執筆者一覧


朝波惣一郎　山王病院歯科口腔外科／歯科医師

伊藤加代子　新潟大学医歯学総合病院口腔リハビリテーション科／歯科医師

井上　誠　新潟大学大学院医歯学総合研究科摂食嚥下リハビリテーション学分野／歯科医師

北迫勇一　外務省大臣官房歯科診療所／歯科医師

倉治ななえ　クラジ歯科医院［東京都］／歯科医師

児玉実穂　日本歯科大学附属病院マタニティ歯科外来／歯科医師

小牧令二　美江寺歯科医院［岐阜県］／歯科医師

品田佳世子　東京医科歯科大学大学院口腔疾患予防学分野／歯科医師

下野正基　東京歯科大学／歯科医師

代田あづさ　日本歯科大学附属病院マタニティ歯科外来／歯科医師

杉田典子　新潟大学大学院医歯学総合研究科歯周診断・再建学分野／歯科医師

須崎　明　ぱんだ歯科［愛知県］／歯科医師

関野　愉　日本歯科大学生命歯学部歯周病学講座／歯科医師

高木景子　たかぎ歯科医院［兵庫県］／歯科医師

高橋　治　高橋矯正歯科クリニック［東京都］／歯科医師

高橋未哉子　高橋矯正歯科クリニック［東京都］／歯科衛生士

浪越建男　浪越歯科医院［香川県］／歯科医師

柳井智恵　日本歯科大学附属病院マタニティ歯科外来（口腔外科）／歯科医師

吉江弘正　新潟大学大学院医歯学総合研究科歯周診断・再建学分野／歯科医師

Chapter

# 1

# プラークコントロールの大切さについてこう説明しましょう

下野正基

# プラークコントロールの大切さについて
## こう説明しましょう

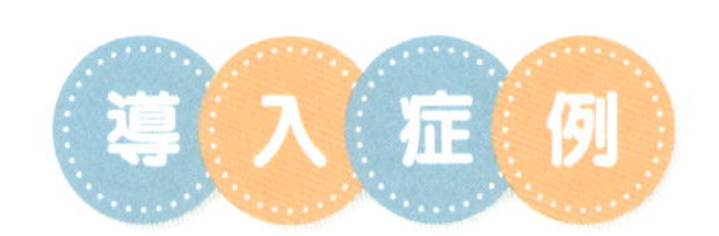


### Aさん（45歳・女性）

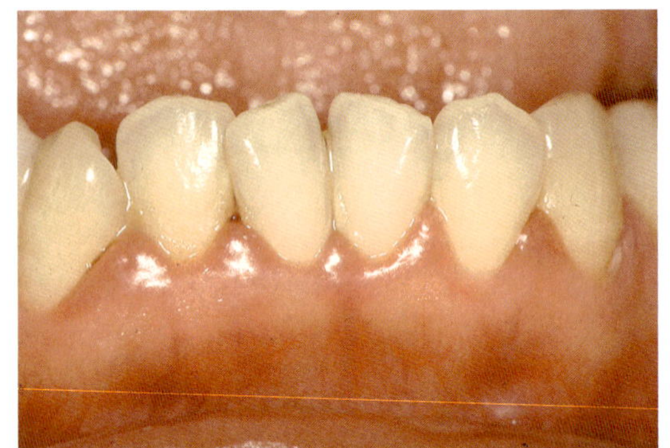

写真提供：丸森英史先生

45歳の女性の患者さんです。「歯ぐきがたびたび腫れる」とのことで来院されました。

口腔内写真を見ると、確かに歯肉が腫れています。プラークが原因と思われますが、この患者さんに**プラークについて説明し、ブラッシングの大切さを納得してもらう**のが、今回の目標です。下記のポイントに沿って説明してみましょう。

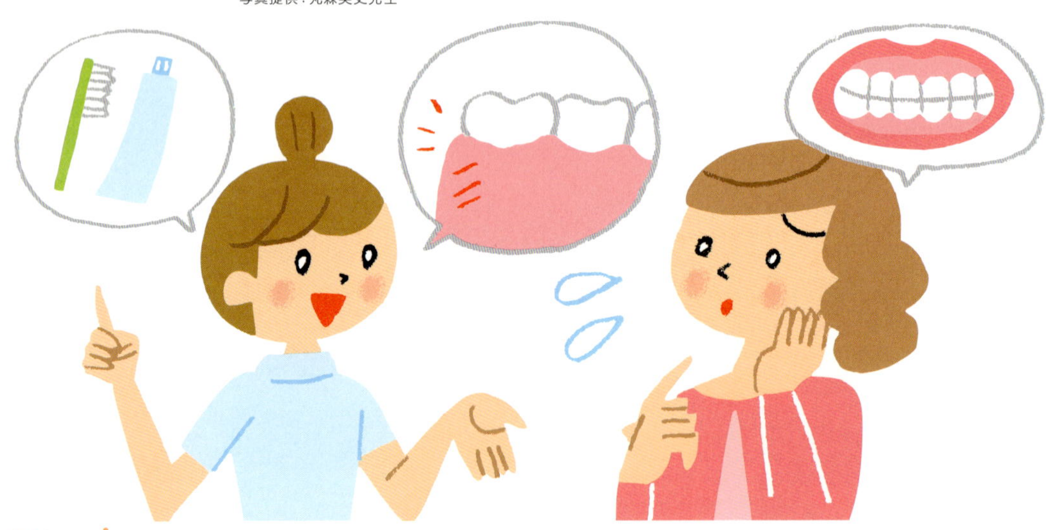

### 説明のPOINT

- プラークは細菌の塊 → P.11
- プラークを放っておくと歯周ポケットが深くなる → P.12 付録連動
- 「歯肉縁上プラーク」と「歯肉縁下プラーク」は細菌が違う → P.14

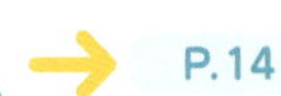

- 歯肉の腫れを抑えるにはブラッシングが有効 → P.15
- ブラッシングは「歯肉縁下プラーク」にも効果がある → P.16

説明のPOINT

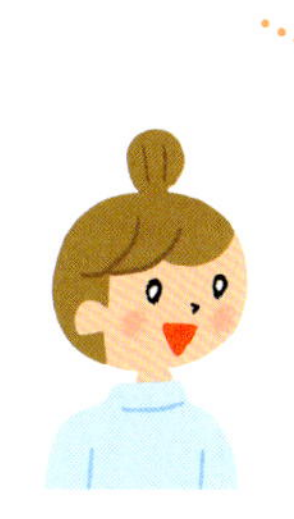

# プラークは細菌の塊

まずはプラークがどういうものなのかを、患者さんに説明しましょう。

## 簡単に説明するなら……

歯ぐきの腫れはプラークの毒素が原因と思われます。プラークとは、歯の表面に見られる付着物のことで、以前から「歯垢」「歯苔（したい）」とも呼ばれていました。しかし、その後の研究によって、**プラークは歯の汚れや垢というよりも、細菌がパックされたもの**であることがわかりました。つまり、プラークはむし歯や歯周病の原因となる細菌の塊なのです。

## 詳しく説明するなら……

### プラークとバイオフィルムは似たもの同士

プラークは細菌の塊と述べましたが、プラーク1mgあたりにはなんと10億個もの細菌が存在するといわれています。つまようじの先に目に見える程度のプラークを取ると、そこにはおそらく数百億個の細菌がくっついていることになります。

プラークの話をするときによく出てくる言葉に、「**バイオフィルム**」（図1-1）があります。バイオフィルムはぬるぬるした基質（菌体外多糖と粘液層）と水のあるところに形成されます。身近な例としては、台所の排水口に見られる「ぬめり」があげられます。

バイオフィルムは口の中でも形成されます。プラークと似ていますが、ちょっと違うのは「バイオフィルムは細菌どうしが情報を伝達し合いながら生きている」という点です。プラークとバイオフィルムにはちょっとした定義の違いがありますが、「デンタルプラークは口腔内に形成されるバイオフィルム」ともいわれています。ですから**広い意味では、プラークもバイオフィルムも同じもの**といえます。

**図1-1 バイオフィルムの構造**

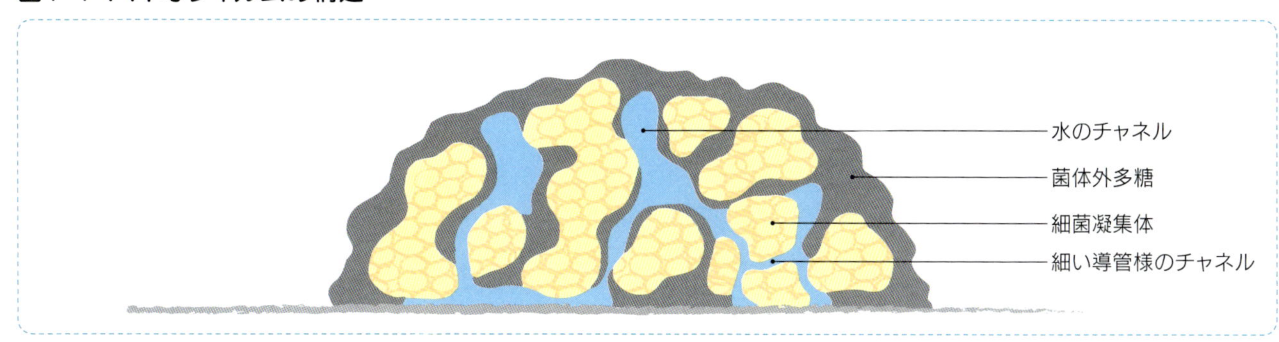


（文献1より引用改変）

### 覚えておこう！

バイオフィルム内の細菌同士の情報交換に使われている細菌性ホルモンを「クオルモン」といいます。バイオフィルム内の細菌は菌体外多糖で保護されているため、貪食細胞や抗体、抗菌薬などに対して抵抗性を示します。よって、機械的なプラークコントロールが重要となります。

歯科の領域では、デンタルプラークのほか、デンチャープラーク、舌苔、チェアユニットの給水管などにバイオフィルムが観察されます。

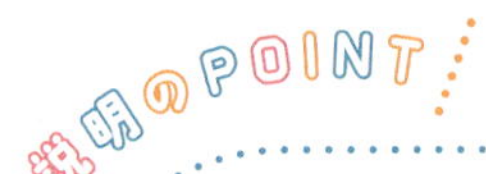


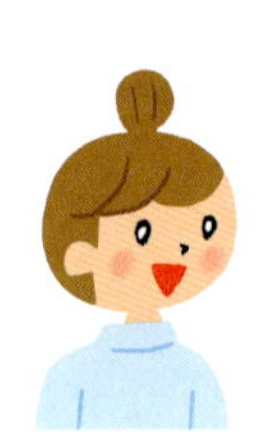

# プラークを放っておくと歯周ポケットが深くなる

**プラークについて理解してもらったら、次にその危険性を伝えましょう。**

## 簡単に説明するなら……

プラークを放っておくと、どんどん歯周ポケット（歯と歯ぐきの間にできたすき間）が深くなります。歯周ポケットが深くなると、プラークがたまりやすくなり、さらに歯周ポケットが深くなってしまいます。この悪循環を止めるには、ブラッシング（歯磨き）などのプラークコントロールが必須です。

## 詳しく説明するなら……

**プラークを放っておくと、歯周ポケットが深くなる！**

歯と接している部分の歯ぐきの細胞が、プラークの毒素によって破壊されると、歯と歯ぐきの間にすき間ができます。これがいわゆる歯周ポケットですが、そのすき間は歯ぐきが歯からペロンと剥がれてできたわけではなく、歯ぐきの細胞どうしが離れてできる亀裂なのです。ですから、亀裂の断面から体内に細菌が侵入しないように、歯ぐきの細胞がどんどん歯の根元の方へと下がっていきます。そしてその細胞がまたプラークにより破壊されると、さらに歯ぐきの細胞が根元の方へと下がっていきます。このため、**プラークを放っておくと、歯周ポケットが深くなっていく**のです。

### 覚えておこう！

歯周ポケットは、「歯肉の付着上皮（接合上皮）が歯のエナメル質やセメント質の表面から剥離して形成されたすき間」ではなく、「付着上皮の結合装置（デスモゾーム）が壊されて、細胞と細胞とが離れてできる亀裂」なのです。**ポケットは細胞と細胞の結合が壊れたために形成される**ので、歯のエナメル質やセメント質の表面には、付着上皮細胞が残っています。

プラークが歯肉内部の結合組織内に侵入するのを防ぐため、歯周ポケットの先端には必ず上皮細胞があります。上皮細胞は、プラークが増殖する外部環境と、血管を含む結合組織（つまり内部環境）の間の防波堤の役目をしています。細菌が血管のある結合組織内に侵入してしまうと、増殖して全身にまわり、菌血症や敗血症という死に至る状況に陥る危険性があります。そんなわけで、プラークの侵入を食い止めるため、歯周ポケットができるとその分だけ上皮は根尖側へ伸びて「**ダウングロース**（down-growth）」します。

「上皮のダウングロース」は細菌の侵入から生体を守るために、上皮細胞が必死に背伸びしている姿であると考えられます。

必死に背伸びしてダウングロースした上皮細胞のうち、プラークと接する部分の細胞は、プラークの刺激によって結合装置が壊されて亀裂ができますから、さらにポケットが深くなります。プラークをしっかりコントロールしないと、右図のような負の連鎖反応が起きてしまいます。**この連鎖反応によって、プラークがあると歯周ポケットがどんどん深くなっていく**のです。

## 歯周ポケットはこうやって深くなっていく

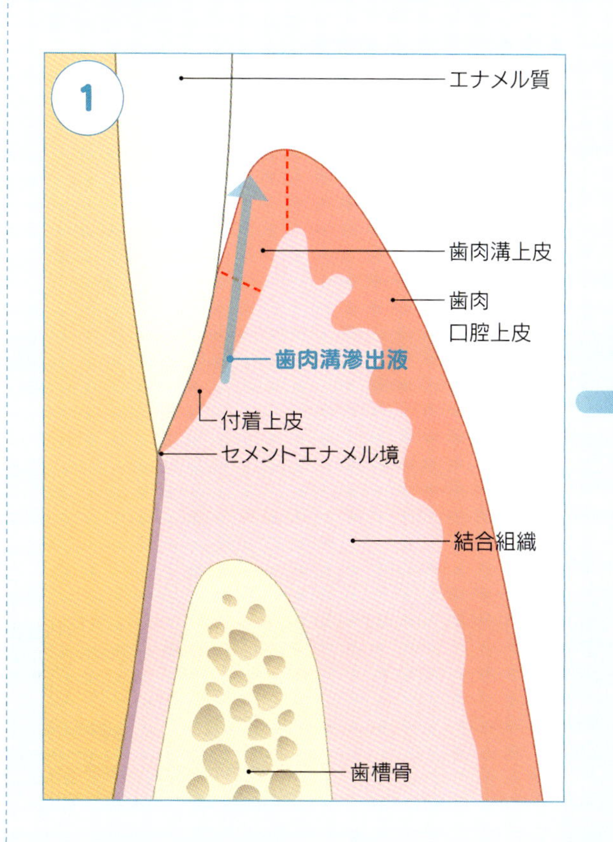


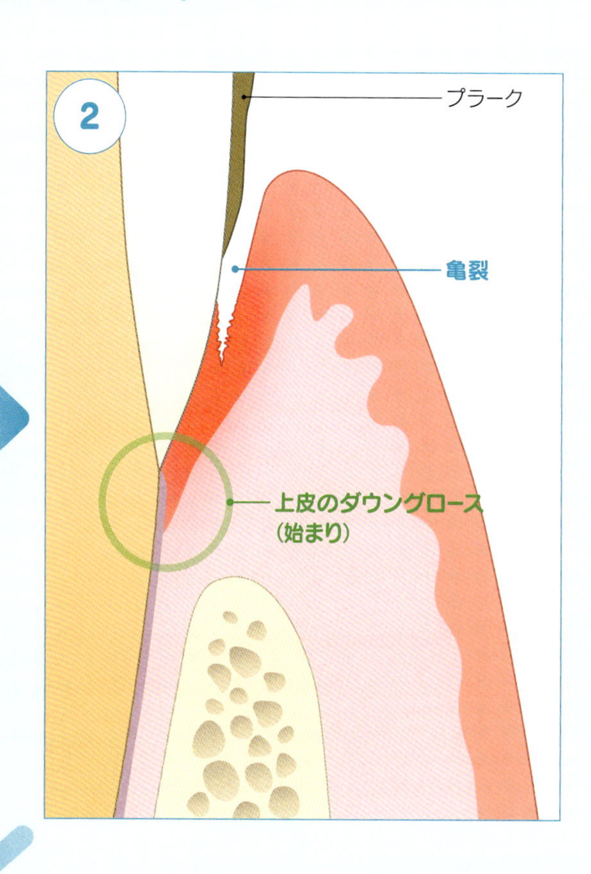


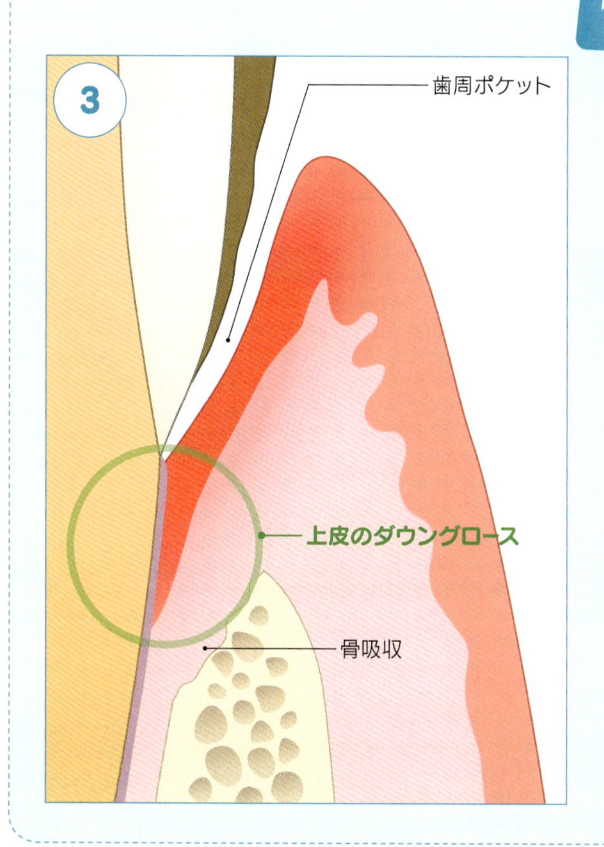


①健康な歯肉
↓
②プラークの付着
↓
Ⓐ
- 歯肉溝滲出液の産生が盛んになる
- ↓
- 歯肉溝滲出液中の好中球がタンパク質分解酵素を放出
- ↓
- 付着上皮細胞間の結合装置（デスモゾーム）の破壊
- ↓
- 細胞間に亀裂が発生＝歯周ポケットが深くなる

↓
③上皮のダウングロース

※ポケット底部でもⒶのサイクルが起きている

とじ込み付録で説明しよう！

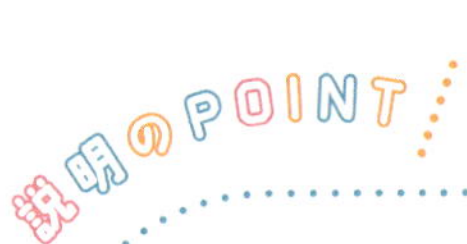


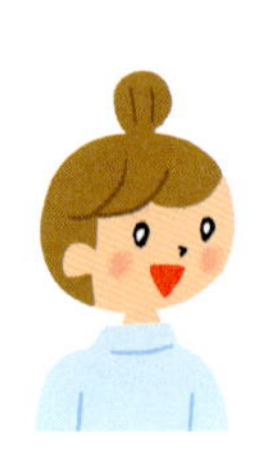

# 「歯肉縁上プラーク」と「歯肉縁下プラーク」は細菌が違う

プラークには2種類あります。それぞれの特徴を理解してもらうのも大切です。

## 簡単に説明するなら……

プラークには、歯ぐきより上の歯の部分（歯冠側）につくものと、歯周ポケットの奥深くにある歯の根っこ（歯根側）につくものがあります。どちらも同じものですが、生息している細菌と存在の仕方が違います。

歯冠の表面につくものを「歯肉縁上プラーク」、歯根につくものを「歯肉縁下プラーク」と呼びます。**歯肉縁上プラークは歯肉炎の、歯肉縁下プラークは歯周炎の原因となります。**

## 詳しく説明するなら……

### 歯肉縁上プラークと歯肉縁下プラーク

プラークには、歯ぐきより上の歯の部分（歯冠側）にプラークがくっつく歯肉縁上プラークと歯周ポケットの奥深くにある歯の根っこ（歯根側）にプラークがくっつく歯肉縁下プラークがあります。

歯肉縁上プラークは細菌の塊で、歯肉炎を引き起こします。細菌の塊の中にはレンサ球菌、放線菌、グラム陽性桿菌が多く見られます。コーンコブ（corncob）と呼ばれるトウモロコシの穂軸（cob）に似た構造も認められます。

これに対して歯肉縁下プラークは、歯周ポケット内でバイオフィルムを形成しています。このバイオフィルムの中には、歯周病原菌と呼ばれる特別な細菌が増殖しており、歯周病原菌のいくつかが集まって歯周組織を破壊します。**歯肉縁下プラークの中に潜んでいる細菌がもっとも危険です**から、徹底的に排除する必要があるのです。歯肉縁上・縁下プラークの違いは下表のようにまとめることができます**（表1-1）**。

**表1-1　歯肉縁上プラークと歯肉縁下プラーク**

| | 歯肉縁上プラーク | 歯肉縁下プラーク |
|---|---|---|
| 臨床的特徴 | 歯肉縁よりも歯冠側にあり、外から見える。染出液で赤く染め出される。 | 歯肉縁より歯根側の歯周ポケット内にあり、外から見えない。歯周ポケット内でバイオフィルムを形成する。 |
| 構成する細菌 | ●レンサ球菌　●放線菌<br>●グラム陽性桿菌 | ●グラム陰性嫌気性球菌　●桿菌<br>●スピロヘータ　※いわゆる歯周病原菌 |

### 覚えておこう！

歯肉縁下プラークを構成する歯周病原菌**（表1-2）**は、どれも舌を噛みそうなくらい長い名前です。いちばん長い「アグレガティバクター・アクチノミセテムコミタンス」は、これまでに4回も名前が変更されました。長い名前をやっと覚えたら名前が変わり、新しい名前をやっと覚えたらまた変わるという、研究者泣かせの細菌です。

**表1-2　歯肉縁下プラークを構成する細菌**

- ポルフィロモナス・ジンジバリス（*P. g.* 菌）
- アグレガティバクター・アクチノミセテムコミタンス（*A. a.* 菌）
- タンネレラ・フォーサイシア
- プレボテラ・インターメディア
- トレポネーマ・デンティコラ
- フゾバクテリウム・ヌクレアタム
- カンピロバクター・レクタス

説明のPOINT

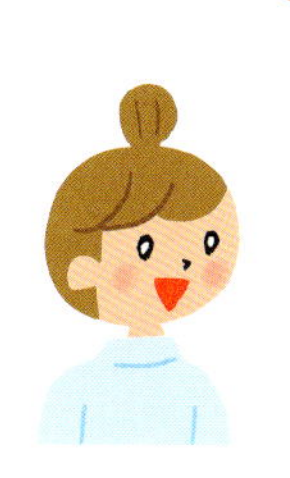

# 歯肉の腫れを抑えるには ブラッシングが有効

続いて、ブラッシングによるプラークコントロールの効果を説明しましょう。

## 簡単に説明するなら……

ブラッシングにより、細菌の塊であるプラークの付着を防ぐことができます。プラークの毒素は歯ぐきの腫れの原因となりますので、**プラークの量を減らせば、腫れも治まる**のです。

## 詳しく説明するなら……

### 実験でブラッシングの効用が判明

今から50年ほど前、デンマークの有名な先生が、プラークと歯肉炎の関係についてある実験をしました。実験に協力したのは歯学部の学生さんたちで、彼らに2週間、歯を磨かないで過ごしてもらい、プラークの状態（プラークの量と細菌の種類）と歯肉炎の状態を調べました**（図1-2）**。すると1週間も経たないうちに、学生さんに歯肉炎の症状が見られるようになりました。しかし、それから2週間後に彼らが**ブラッシングを再開すると、症状が見られなくなった**そうです。このほかにも、さまざまな研究を通して、ブラッシングがプラークの減少に有効であることがわかっています。

**図1-2 プラーク指数と歯肉炎指数の相関**

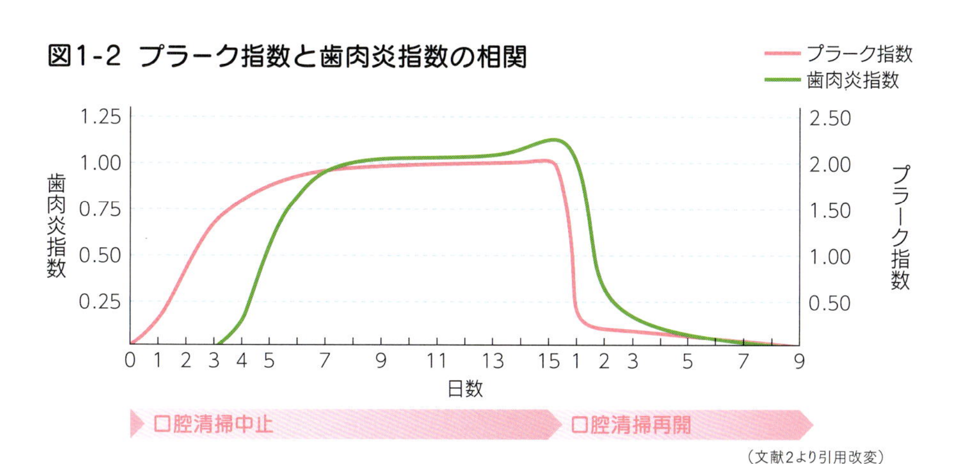


（文献2より引用改変）

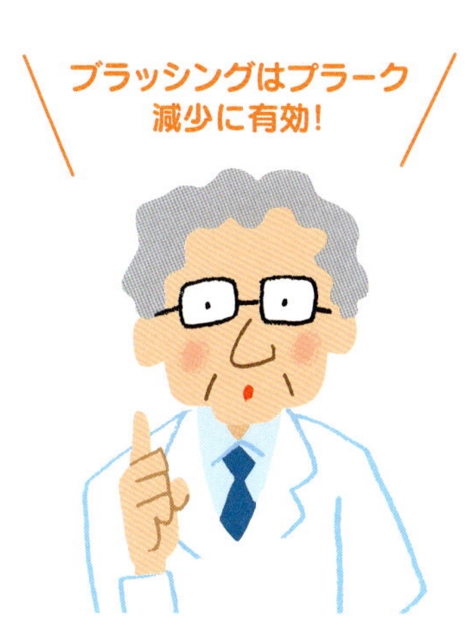


### 覚えておこう！

実験を行ったのは、デンマーク王立歯科大学のLöeという教授です。学生14人に2週間、歯を磨かないように指示し、実験的に歯肉炎をつくり出しました。プラークはブラッシング中断後、3日目から2週間後まで増え続けたのですが、ブラッシングを再開するとたちまちプラークの量は減少しました。

プラーク内の細菌は、はじめは球菌や桿菌が中心で、3日目からは糸状菌が、7日目からはラセン状菌とスピロヘータが増加。歯肉炎はブラッシング中断後5日目から認められるようになりましたが、ブラッシングを再開すると、これらの細菌は見られなくなりました。

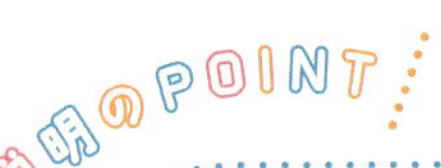


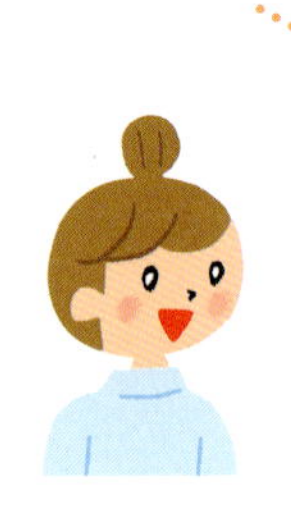

# ブラッシングは「歯肉縁下プラーク」にも効果がある

ブラッシングが縁下プラークのコントロールにも有効であることを知ってもらいましょう。

## 簡単に説明するなら……

歯肉縁上プラークの抑制には、ブラッシングが有効です。しかし、歯の根元の歯周ポケット内に存在する歯肉縁下プラークには、歯ブラシの毛先は届きません。では、ブラッシングは歯肉縁下プラークには効果がないのか、と思うかもしれませんが、歯肉縁上プラークが増えないようにすれば、歯肉縁下プラークも増えないようにできるのです。

## 詳しく説明するなら……

### 歯肉縁上プラークのコントロールがカギとなる

30年ほど前に、サルを使った実験で、「ブラッシングによって歯肉縁上プラークをコントロールすると、歯肉縁下プラークは増えない」ことが明らかになりました。

実験は、まず、複数のサルの歯肉縁上・縁下プラークをきれいに除去します。そして、一方のグループはそのまま放置、もう一方のグループは歯肉縁上プラークを取るためにブラッシングを行います。すると、ブラッシングを行わなかったグループでは、ほぼすべてのサルに歯肉縁下プラークが形成されていたのに対し、ブラッシングを行ったグループでは、歯肉縁下プラークの形成は見られなかったそうです。つまり、**歯肉縁上プラークをしっかりコントロールすれば、歯肉縁下プラークの増殖も抑えられる**のです。

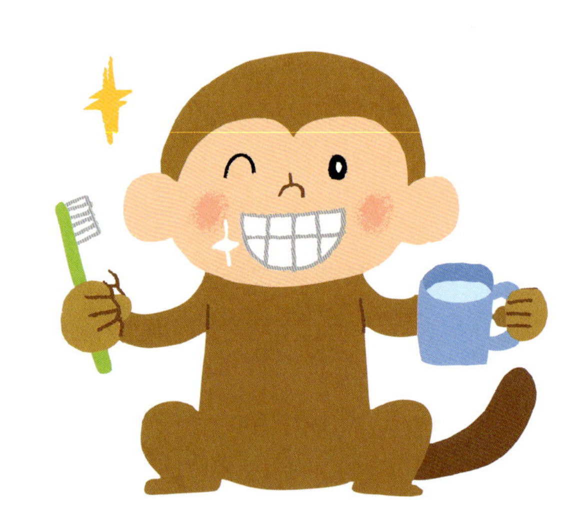

### 覚えておこう!

実験は1981年にWaerhaugという研究者により行われました。またSmulowらによる別の研究でも、PMTCによる歯肉縁上プラークのコントロールによって、歯肉縁下プラークの細菌数が減少することが明らかにされています（**表1-3**）。

さらに、歯肉縁上・縁下プラークがきちんと除去されたあと元の状態に戻るまでには、歯肉縁上プラークでは24時間、歯肉縁下プラークでは1年かかるといわれています。

**表1-3 歯肉縁上プラークと歯肉縁下プラークの関係**

| グループ | | 1 | 2 | 3 | 4 |
|---|---|---|---|---|---|
| 実験開始時の処置 | | 縁上プラークと縁下プラークにPMTC | 縁上プラークのみにPMTC | 縁上プラークと縁下プラークにPMTC | PMTCは行わない |
| 実験開始から20日間の処置 | | 縁上プラークのみにPMTC | 縁上プラークのみにPMTC | PMTCは行わない | PMTCは行わない |
| 歯周ポケット内の細菌 | スピロヘータ | 減少 | 減少 | 減少 | 変化なし |
| | 総細菌数 | 減少 | 減少 | 増加 | 変化なし |

（文献3より引用改変）

もう一歩深く！

# 発展講座

歯肉の赤み（発赤）や腫れ（腫脹）はプラークのしわざですが、ここではもう少し深く、赤みと腫れがどのように生じるのかを見ていきます。患者さんに伝えるには少し専門的すぎますが、歯科医療従事者として頭の隅に入れておくようにしましょう。

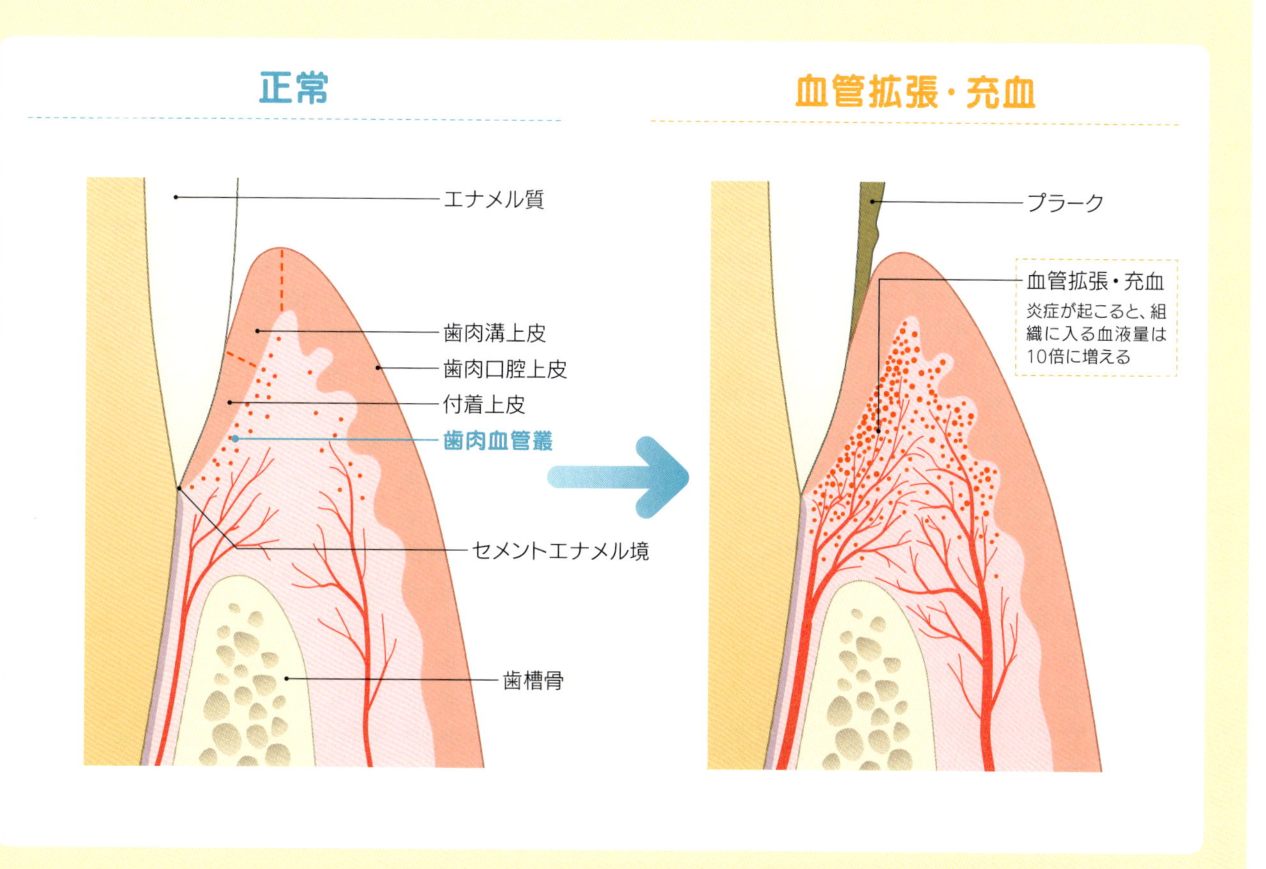


## ▶▶▶ 歯肉の赤み（発赤）はこうして起こる

プラークが歯頚部に付着すると、歯肉組織内の細い血管において**血管拡張と充血**が起こります。血管が拡張する仕組みは以下のとおりです。まずプラーク内の内毒素によって、組織内の「ヒスタミン」などの炎症性物質（ケミカルメディエーター*と呼ばれます）がはたらいて、血管が広げられます。そうすると緩んだ血管に血液が流れ込みます。この状態を充血といいます。炎症の部分には通常の10倍以上の血液が流れ込みます。**歯肉が赤く見えるのは、この充血が起こっているから**です。

プラークによって歯肉が赤く見えるのには、もうひとつ理由があります。それは歯肉内の**歯肉血管叢**です（前述の歯肉組織内の血管とは別のものです）。歯肉付着上皮のすぐ下には、複雑な網目構造の細い血管があります。プラークが原因で炎症が起こると、プラークと非常に近い場所にある歯肉血管叢に大量（10倍以上）の血液が流れ込みます。つまり、**血管内が大量の赤血球によって満たされるため、歯肉が赤く見える**のです。

「初診時に真っ赤になっていた歯肉が、ブラッシングやスケーリングによって1週間後には健康なピンク色に変化した」という経験はありませんか。これは、ブラッシングやスケーリングによって炎症の原因であるプラークが除去され、すぐそばにあった歯肉血管叢の血液量が正常に戻ったため、と考えられます。

＊ケミカルメディエーター：炎症反応において重要なはたらきをする物質で、化学伝達物質ともいう。血管を拡張させたり、血管の透過性を高めたりする。ヒスタミン、セロトニン、プロスタグランジン、ロイコトリエンなどが知られている。

正常

浮腫

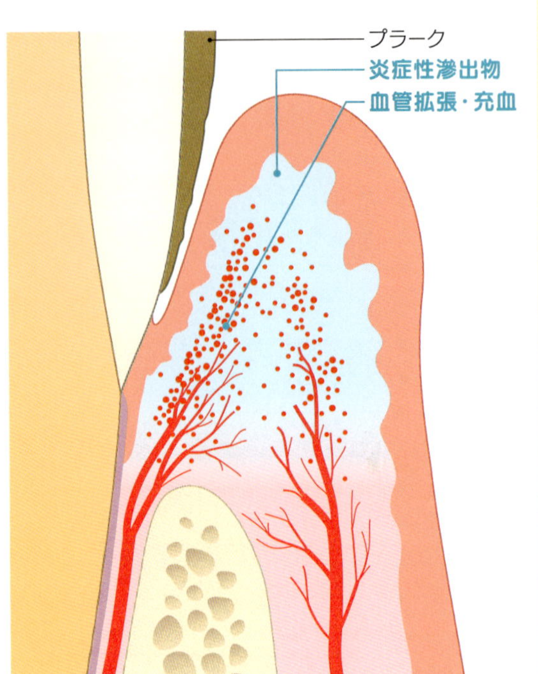


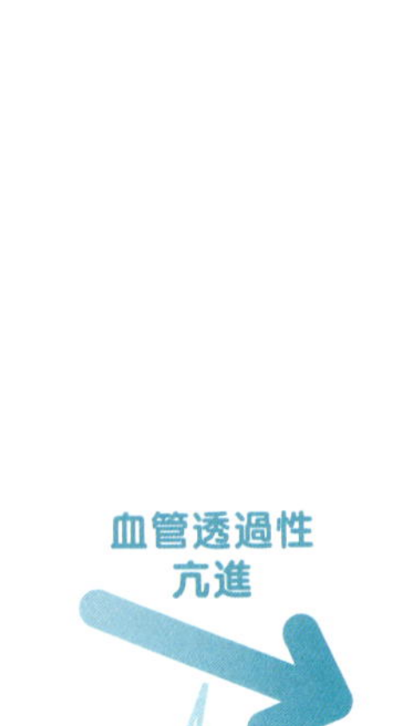


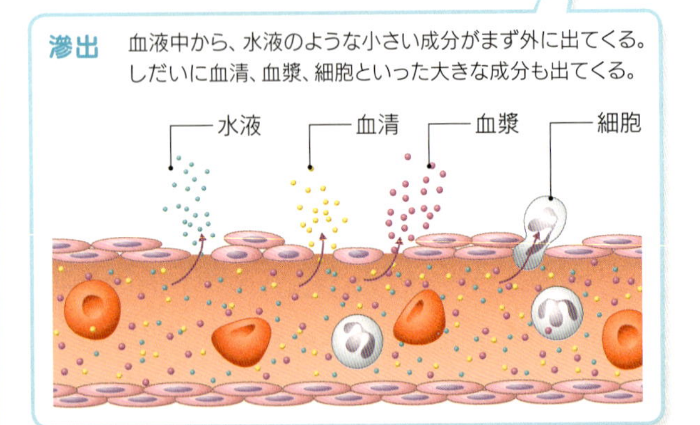

滲出
血液中から、水液のような小さい成分がまず外に出てくる。
しだいに血清、血漿、細胞といった大きな成分も出てくる。
水液
血清
血漿
細胞


## ▶▶▶ 歯肉の腫れ(浮腫)はこうして起こる

プラークが歯頚部に付着すると、歯肉組織内の細い血管が充血すると同時に、血管の透過性が高くなります。透過性が高くなることを**血管透過性亢進**といいますが、これは血管内の物質(血液成分)が血管壁から外に漏れやすくなることを意味します。

血管の内側には血管内皮細胞があって、内皮細胞同士が手をつなぐようにして血管の「腔」を作っています。ところが、プラークの刺激によってケミカルメディエーターが作られると、これが内皮細胞にはたらき、細胞が縮んだり、壊れたりします。その結果、隣の細胞と繋がっていた「手」の部分が離れて、細胞と細胞の間にすき間ができます。すき間は少しずつ広くなる(血管透過性亢進)のですが、このすき間を通って血液成分が血管の外に漏れ出ていきます(これを**滲出**といいます)。

はじめはすき間が狭いので、出ていくのは分子量の小さな液状成分ですが、すき間が広がるにつれて、分子量の大きな血清成分や血漿成分に加え、細胞成分である好中球やマクロファージも漏れ出ていきます。たくさんの液状成分や血清・血漿成分が血管の外に出て、その部位に溜まると組織は腫れていきます(これを**浮腫**といいます)。

つまり、歯肉が腫れるのは、プラークの毒素によって血管の透過性が高まった結果、**液状成分が血管の外に漏れ出て、浮腫を生じるから**なのです。

〈引用文献〉
1. 森嶋清二, 恵比須繁之. バイオフィルム感染症としての歯周病. In:ライオン歯科衛生研究所(編). 新しい健康科学への架け橋. 歯周病と全身の健康を考える. 東京:医歯薬出版, 2004;38-46.
2. Theilade E, Wright WH, Jensen SB, Löe H. Experimental gingivitis in man. II. A longitudinal clinical and bacteriological investigation. J Periodontal Res 1966;1:1-13.
3. Smulow JB, Turesky SS, Hill RG. The effect of supragingival plaque removal on anaerobic bacteria deep periodontal pockets. J Am Dent Assoc 1983;107(5):737-742.

Chapter

# 2

# 歯石がついているとなぜよくないか こう説明しましょう

下野正基

# 歯石がついているとなぜよくないか
## こう説明しましょう

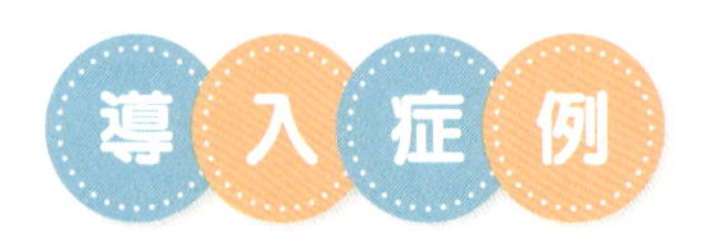


※プロービングチャートの空欄は、2mm以下のポケットを示します。
○出血　○排膿

### Aさん（33歳・女性）

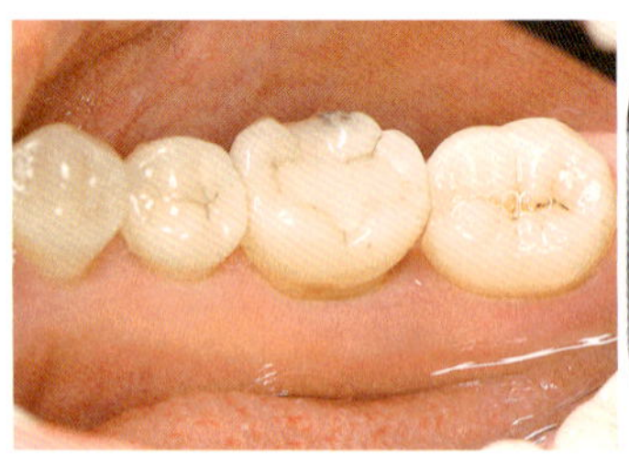

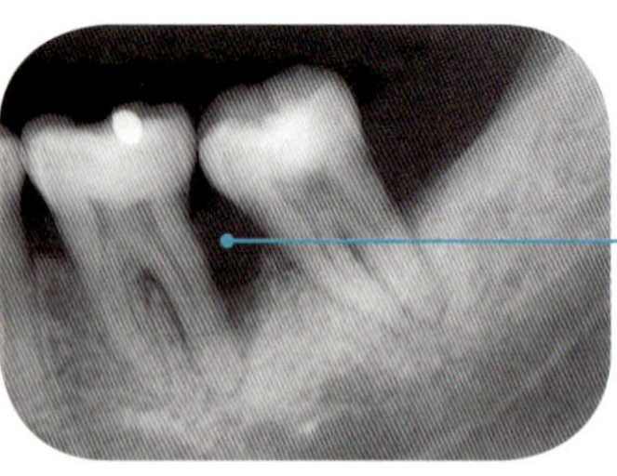


| ポケット | ③○④⑧⑩ | ④④4⑥⑧ |
|---|---|---|
| | 3○⑧⑫⑫ | ⑦⑤⑥⑨⑨ |
| 部位 | 6 | 7 |

### Bさん（70歳・女性）

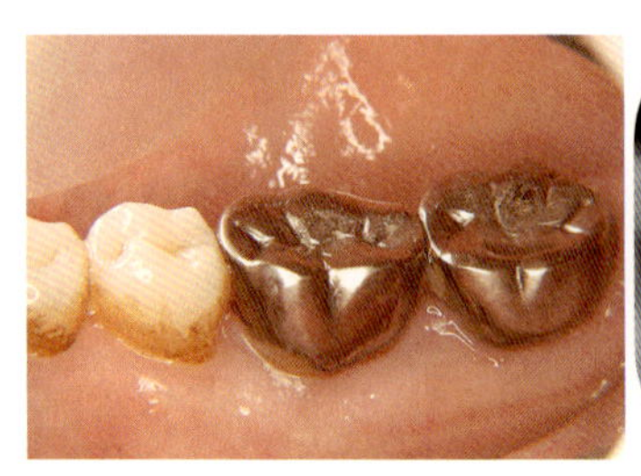

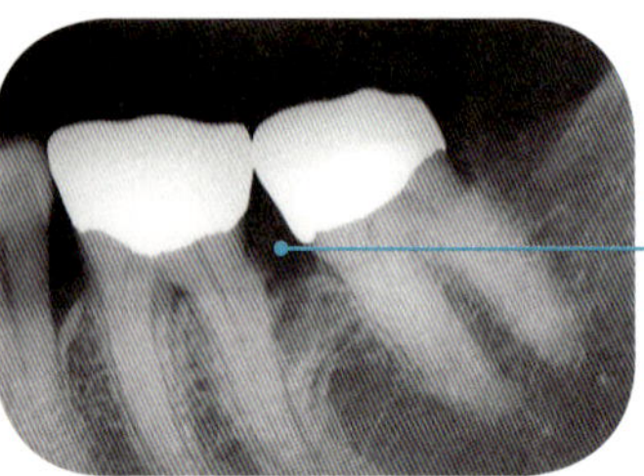


| ポケット | ④○○⑧⑧ | ⑤ 4 4 |
|---|---|---|
| | ⑥⑧ | 5 4○○○ |
| 部位 | 6 | 7 |

初診で来院したAさんとBさん。2人とも一見きれいな口腔内ですが、エックス線診査とプロービングで、実は大臼歯部に歯周病が進行していることがわかりました。共通点は、ともに歯肉縁下歯石が⌜6遠心に確認されることです。

さて、あなたは歯科医療従事者として、歯石と、歯石除去の重要性について、下記のポイントをどのように説明しますか。

説明のPOINT

- 歯石はプラークの中の細菌によりつくられる → P.21
- 「歯肉縁上歯石」と「歯肉縁下歯石」は付着力が違う → P.23 付録連動
- 歯石を除去しないとプラークが付着しやすくなる → P.22
- 歯周ポケット内に歯石があると、炎症は治まらない → P.24

写真提供：山岸貴美恵先生

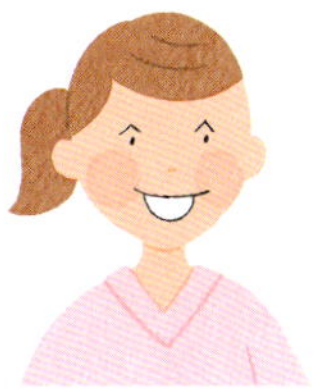

説明のPOINT

# 歯石はプラークの中の細菌によりつくられる



**まずは歯石ができる仕組みを、患者さんに説明しましょう。**

## ▶▶▶ 簡単に説明するなら……

歯石はプラークによってつくられます。プラークとは細菌の固まりで、歯にくっついたプラークは、そのうち死んで固くなります。このプラークの死がいに、さらに別のプラークがくっつくことで、徐々に歯石が大きくなっていくのです。

## ▶▶▶ 詳しく説明するなら……

### 細菌が死んで石灰化し、歯石となる

歯石は唾液によってつくられるわけではなく、実はプラークの中の細菌によりつくられます。つまり、**プラーク細菌がなければ歯石は形成されません**。

歯石形成の最初のステップは、プラークの中の細菌が歯とくっつくことです。歯にくっついた細菌は2週間くらいのうちに死んで石灰化します。石灰化した細菌同士がくっついて歯石のコア（芯）になります。そのコアにまた別の細菌がくっついて、歯石は少しずつ大きくなっていくのです（**図2-1**）。

いずれにしても、プラークだけでなく歯石をつくらせないためにも、ブラッシングなどによるプラークコントロールが大切です。

**図2-1 歯石のできる仕組み**

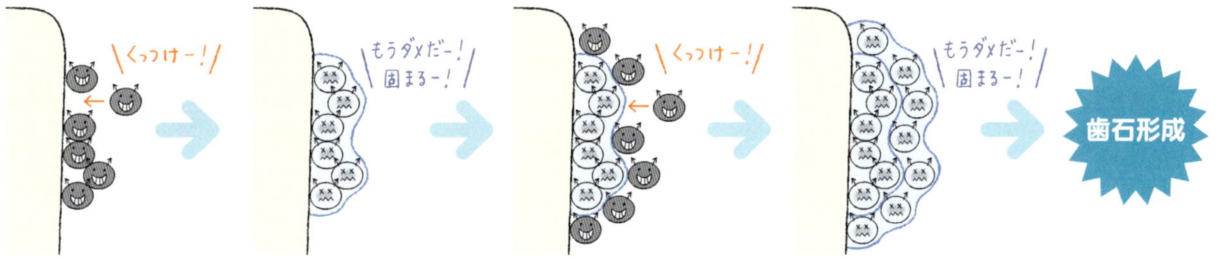

### 覚えておこう！

プラーク細菌のうちで、もっとも強く石灰化するのは「コリネバクテリウム・マツルショッティイ（*Corynebacterium matruchotii*）」と呼ばれる細菌です。細菌の名前はどれも長くて、覚えるのがとても大変です。コリネバクテリウムは除去しても除去しても懲りずに増えてくる細菌ですから、「懲りねえ（ない）バクテリア」と覚えましょう。ほかに放線菌、レンサ球菌も歯石の原因となります。

歯石がつくられるきっかけは細菌のはたらきなのですが、歯石を大きく成長させるのには、唾液が重要なはたらきをしています。唾液のpHが上昇して口腔内がアルカリ性に傾くと、先ほどの「懲りねえバクテリア」などの石灰化が促進され、歯石がどんどん大きくなるのです。

つまり、**細菌が歯石形成の最初のきっかけをつくり、唾液は歯石が大きくなる助けをしている**、といえます。

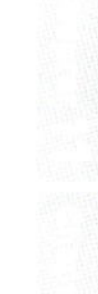

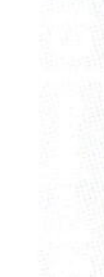

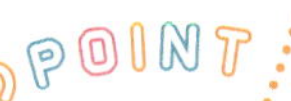


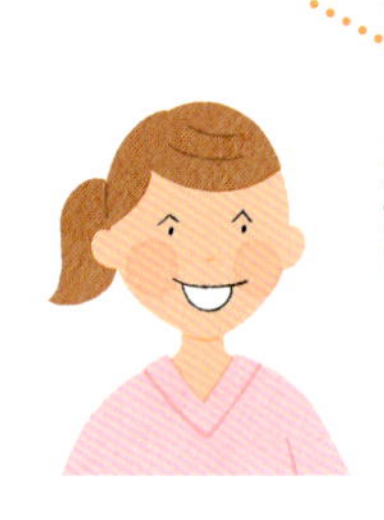

# 歯石を除去しないと プラークが付着しやすくなる

次に、歯石とプラークの関係を理解してもらいましょう。

## 簡単に説明するなら……

ザラザラした歯石の表面には、プラークがくっつきやすくなります。細菌の固まりであるプラークは、周囲の歯ぐきのトラブルの元です。また、歯石自体が歯ぐきを傷つけてしまうこともありますので、歯石は除去しなければなりません。

## 詳しく説明するなら……

### 歯石の周りに大量のプラークがくっつく

歯石は、歯周組織と接触するプラークの量を増やすはたらきをしています。歯石ができると、その周りに大量のプラークがくっつくことになります。歯石を見つけたら、その周りには、よく見えなくても、ものすごい量のプラークがくっついていると考えてください。

**歯石の周りにくっついているプラークが歯ぐきを攻撃するために、歯ぐきに赤みが生じたり、腫れができたりします。**さらに、歯石自体が歯ぐきの組織を傷つけることもあり、その傷が潰瘍につながることもあります。このような理由から、スケーリングなどで歯石を除去することは大事なのです。

### 覚えておこう！

#### 歯石を構成する成分

歯石の約80％は無機質、残りの約20％は有機質と水からできています。無機質はリン酸カルシウム、リン酸マグネシウム、炭酸カルシウムからなり、有機質成分は菌体で、内毒素も含まれています。歯石の有機質成分はプラーク内の細菌と変わらないのですが、歯石内の細菌は死んでいることが多いため、その影響はプラーク内の細菌よりも弱いと考えられます。

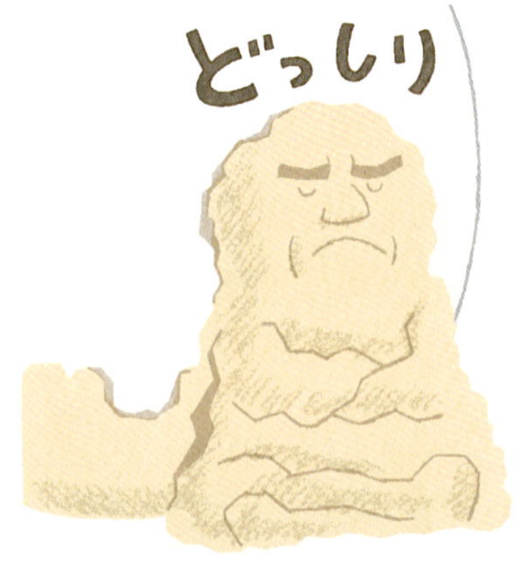


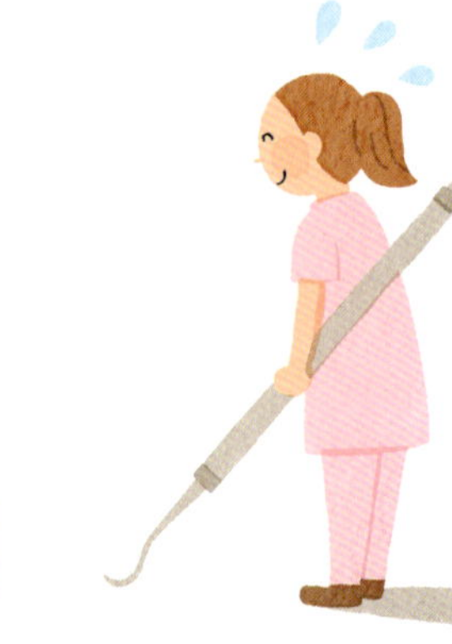

#### 硬い歯石は頑固おやじ？

細菌はわずか2週間で石灰化します。細菌の石灰化が終わると、その周りにまた細菌が集まり、これが新たに石灰化して、層状に大きな歯石を形成していきます。石灰化のスピードは速いのですが、歯の表面に強くくっついた硬い歯石になるには１ヵ月以上もかかります。

臨床の現場で簡単に除去できる歯石に出会ったら、「この歯石は新しい」と思ってやさしく取り扱って下さい。反対に、頑固でなかなか取り除くことができないときは、「頑固おやじみたいな古い歯石め」と考え、根気よく処理してください。頑固おやじと同じように、古い歯石はこちらのいうことを素直に聞いてくれませんので、心して扱いましょう。

説明のPOINT

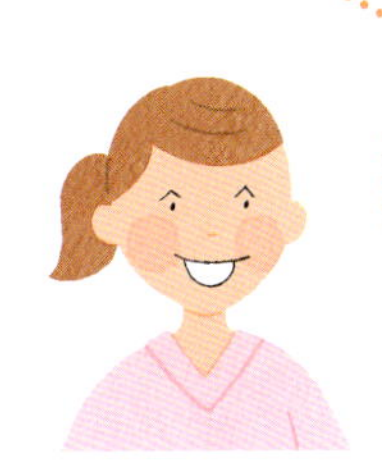

# 「歯肉縁上歯石」と「歯肉縁下歯石」は付着力が違う



**歯石の種類を理解してもらえば、患者さんのスケーリングに対する意識も変わることでしょう。**

## ▶▶▶ 簡単に説明するなら……

歯石とひとことで言ってきましたが、じつは「歯肉縁上歯石」と「歯肉縁下歯石」の2つがあります。歯ぐきより上の歯の部分（歯冠側）にあるのが歯肉縁上歯石、歯周ポケットの奥深くにある歯の根っこ（歯根側）にあるのが歯肉縁下歯石です。

それぞれ歯とくっつく力が違うため、除去のしやすさも異なります。

## ▶▶▶ 詳しく説明するなら……

### 歯肉縁下歯石は取り除きにくい

プラークに歯肉縁上プラークと歯肉縁下プラークがあるように、歯石もつくられる場所によって、違う名前が与えられています。歯ぐきより上の歯の部分（歯冠側）にあり、外から確認できるのが歯肉縁上歯石。歯周ポケットの奥深くにある歯の根っこ（歯根側）、つまり外から確認できないのが歯肉縁下歯石です（**図2-2**）。

歯肉縁上歯石は、黄白色をしており、成長すると数本の歯にまたがって形成され、大きな固まりとなります。**歯肉縁上歯石は歯とくっつく力が弱く、スケーリングによって簡単に除去できます。**

一方、歯肉縁下歯石は、褐色や暗褐色のものが多く、強く石灰化していて非常に硬いのが特徴です。**歯肉縁下歯石は歯のセメント質にがっちりくっついているので、簡単には除去できません。**

**図2-2 歯肉縁上歯石と歯肉縁下歯石**

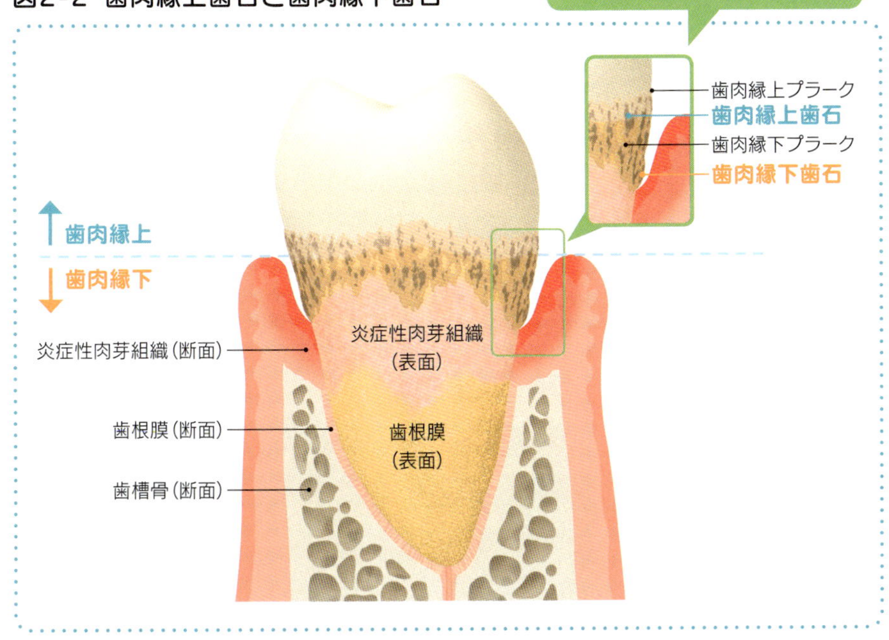


**歯肉縁上歯石**

| | |
|---|---|
| 色 | 黄白色 |
| 石灰化の度合い | 弱い（比較的軟らかい） |
| 歯との付着 | 弱い |

**歯肉縁下歯石**

| | |
|---|---|
| 色 | 褐色・暗褐色 |
| 石灰化の度合い | 強い（非常に硬い） |
| 歯との付着 | 強い |

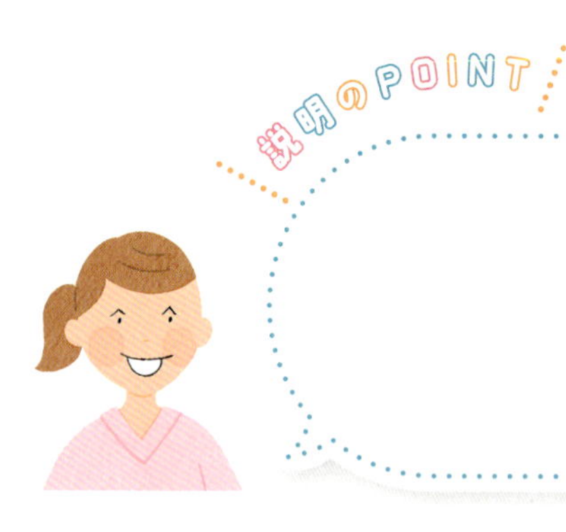


# 歯周ポケット内に歯石があると、炎症は治まらない

歯周ポケット内の歯石が治療にどのような影響を及ぼすかも、知ってもらいましょう。

## 簡単に説明するなら……

「歯周ポケット内に歯石が残っている」ということは、「歯周ポケット内に大量のプラークがある」ということです。歯石自体の害はそれほど大きくなくても、その周りに大量のプラークがくっついていると、プラークの毒素により炎症が起こります。つまり、歯周ポケット内の歯石がなくならないと、いつまでたっても炎症は治まらないのです。

## 詳しく説明するなら……

### プラークコントロールがカギとなる

歯周ポケット内に大量のプラークがあると、プラーク内の細菌が繰り返し繰り返し歯周組織を刺激します。それによって、以下のような反応が起こります(図2-3)。

このように**炎症は「ドミノ倒し」のように次から次へと連鎖的に起こります**ので、これを止めるために、原因となるプラーク、そしてそのすみかとなる歯石の除去が重要なのです。

図2-3 炎症の連鎖反応

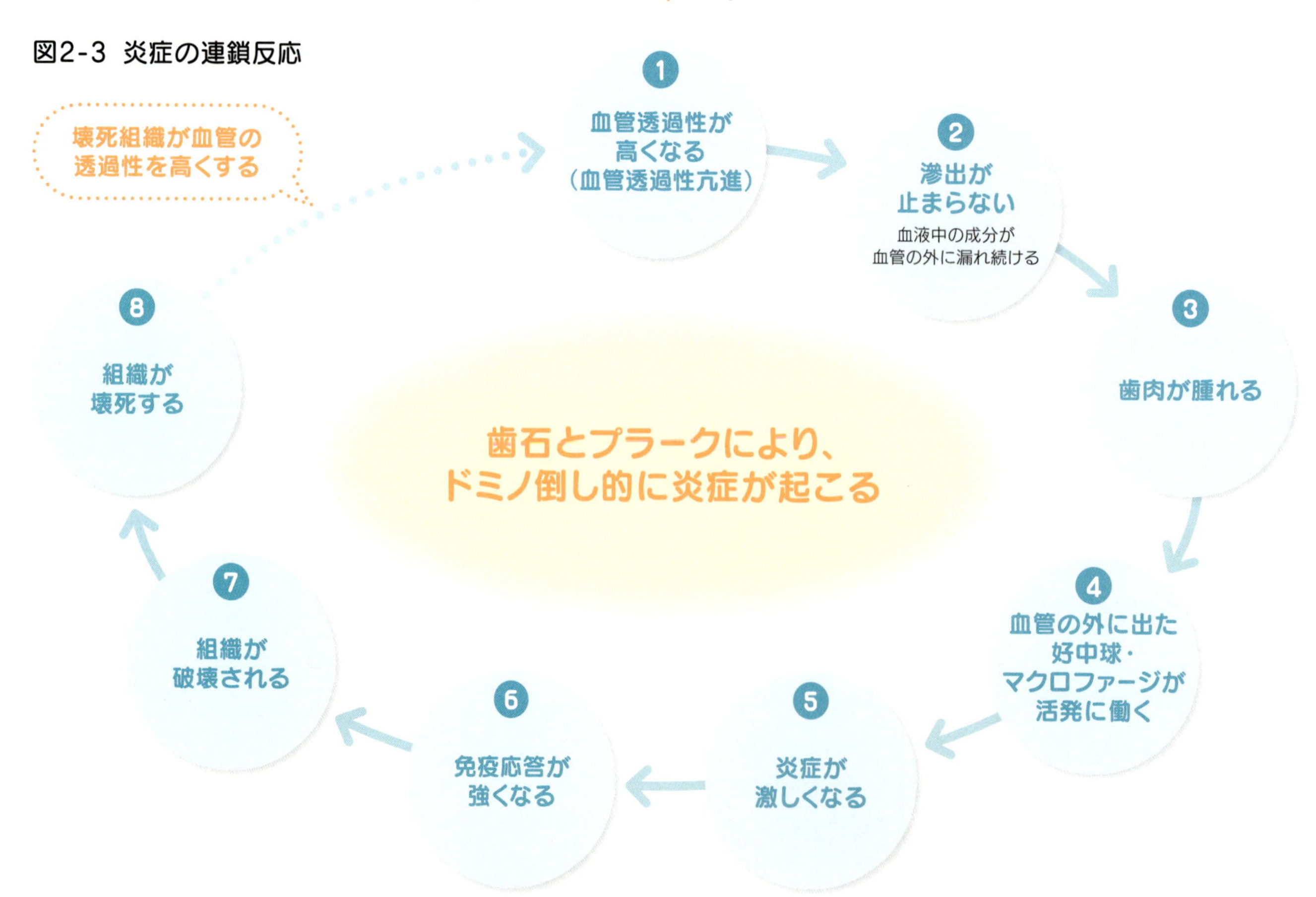


※血管透過性亢進と歯肉の腫れについては、P.18で詳しく解説しています。

# 実際の症例で見てみよう

P.20で紹介したAさんとBさんの再評価時の口腔内です。2人の歯周基本治療の結果には差が見られます。Aさんはポケットがなくなり、歯肉の炎症も改善してきましたが、Bさんはポケットが残っており、炎症も改善されていないようです。

## Aさん
（33歳・女性）

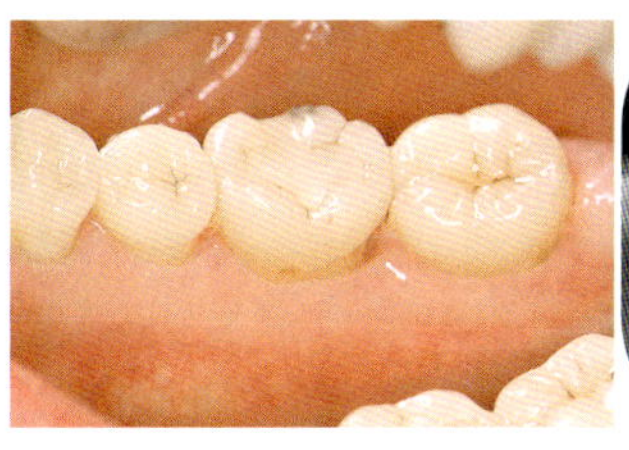

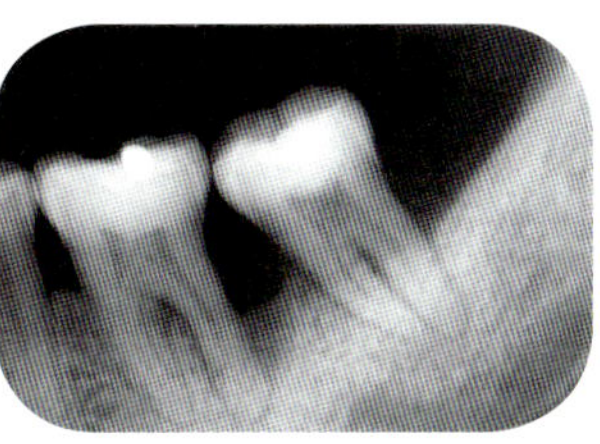

約1年後

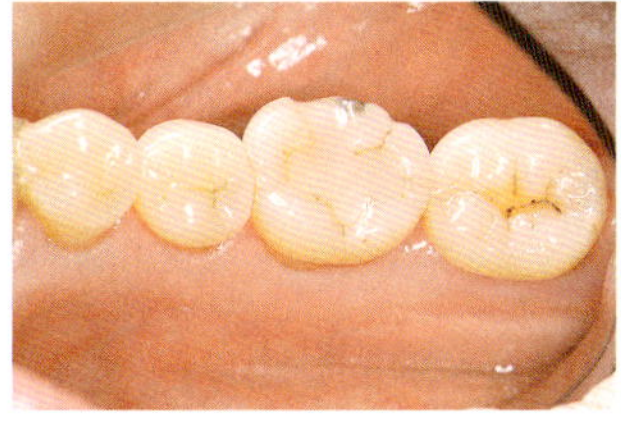

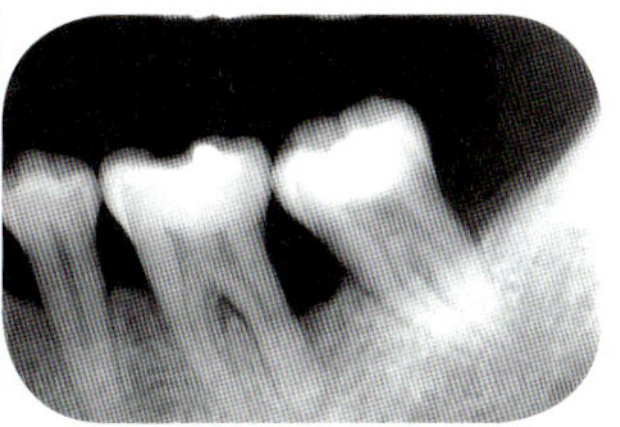

| ポケット | | |
|---|---|---|
| | | |
| 部位 | 6 | 7 |

## Bさん
（70歳・女性）

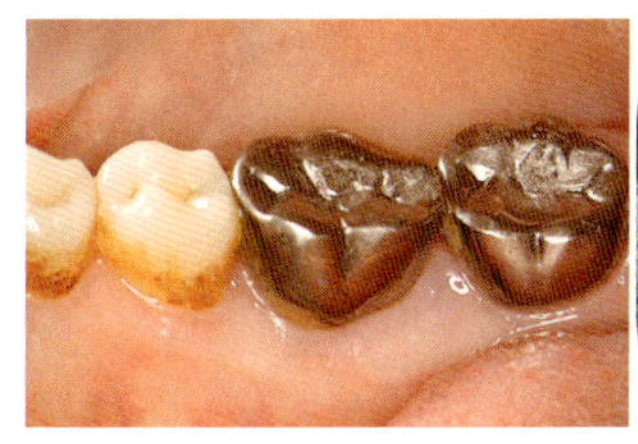

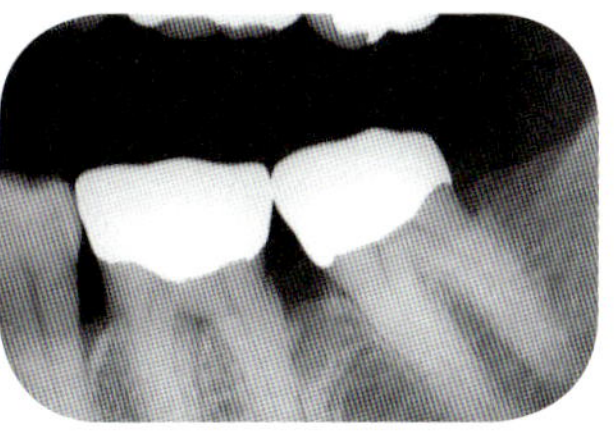

| ポケット | ④ | |
|---|---|---|
| | ⑥⑥ | |
| 部位 | 6 | 7 |

フラップ手術

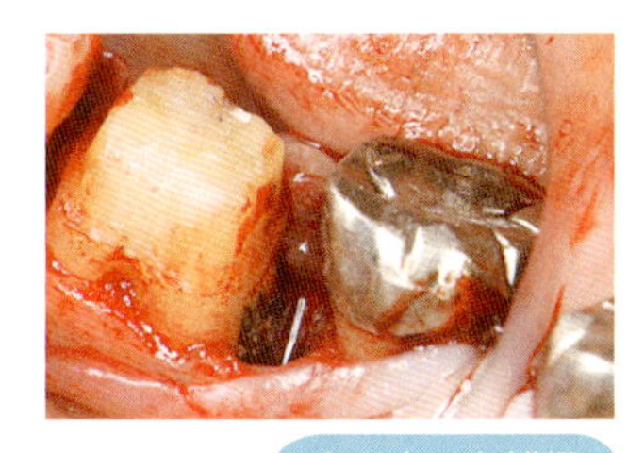

Bさんには、再評価時に再度SRPを行い、約7週間後にもう一度再評価しました。依然として症状は改善せず、フラップ手術をすることになったのですが、ポケット内の歯石（およびプラーク）は、かなり強く歯根面とくっついていますね。この歯石を確実に除去するために、フラップ手術はベストの処置だったと思います。

手術から4年後

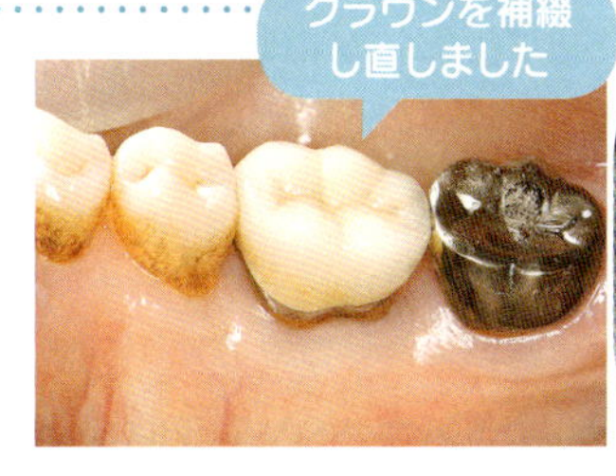


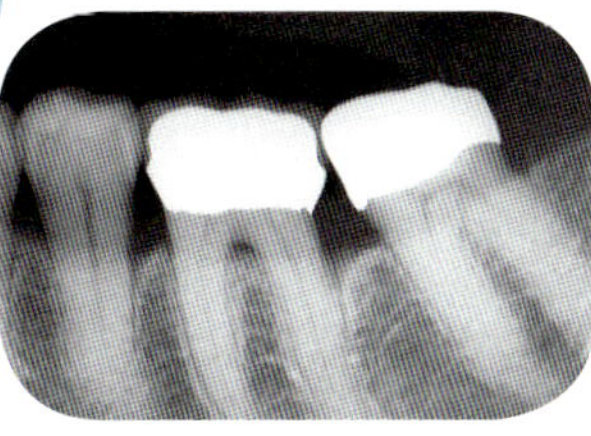

| ポケット | | |
|---|---|---|
| | | |
| 部位 | 6 | 7 |

歯石が完全に除去され、術後4年が経過しました。炎症は改善され、歯槽骨の再生も非常に良好です。

このような良好な歯周組織の状態を維持するためには、プラークコントロールを定期的にチェックする必要があります。プラークコントロールが不十分であれば、たちまちプラークが増え、歯石が形成され、それらが刺激となって「炎症の連鎖反応」が起こり、骨吸収など、歯周組織の破壊が引き起こされます。そうならないように、プラークコントロールをチェックするためのメインテナンスは絶対必要だといえますね。

写真提供：山岸貴美恵先生

# 発展講座

炎症について触れたついでに、体内の免疫システムのはたらきと、歯科衛生士の皆さんにはおなじみのBoP（プロービング時の出血）についても理解を深めておきましょう。歯科医療従事者として頭の隅に入れておくとよいでしょう。

## 知っておこう、免疫の話

プラークが原因となって、歯肉の充血（発赤）、腫れ（浮腫）が起こることはChapter.1（P.9～18）で述べたとおりです。血液中の液成分が血管の外に出る現象（滲出）に続いて、細胞成分の滲出が起こります。細胞成分は、**好中球**、**マクロファージ**、**リンパ球**、**形質細胞**の順番に炎症局所に現れます。これらの細胞は生体を守るために働きます。

### 免疫システムが動き出す

最初に炎症の現場に出てくる**好中球**は、プラーク内の細菌を貪食します。貪食は生体防衛のための反応のひとつです。

その次に現れる**マクロファージ**は細菌を貪食するだけでなく、細菌という「敵」が侵入してきたことを「免疫システム」に連絡する重要な役目（抗原提示）をもっています。敵が侵入したという情報を受けて、**Tリンパ球**が司令塔となり、免疫システムが動き始めます。

続いて**Bリンパ球**が増殖し、**形質細胞**に変化（分化）して**免疫グロブリン**（抗体）をつくります。この免疫グロブリンが敵（細菌）を一気に排除するのです。

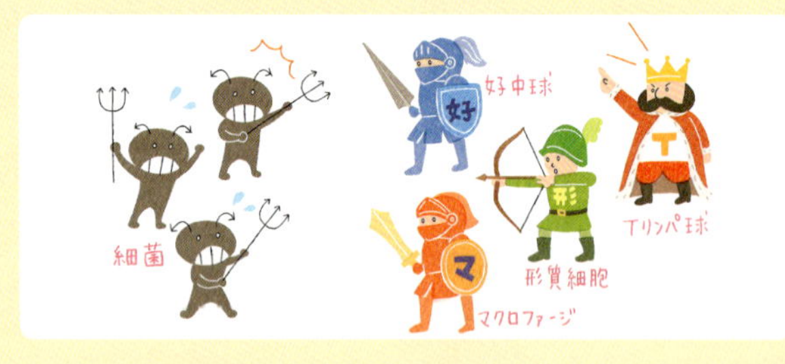


### もろ刃の剣のサイトカイン

免疫システムでは、敵を排除する反応が起こると同時に、マクロファージやリンパ球が**サイトカイン**という免疫調節物質を産生します。

さて、このサイトカインですが、困ったことに骨吸収などで歯周組織を破壊するのです。つまり、生体防御のために現れたマクロファージやリンパ球により生体を守るためにつくられたサイトカインが、**結果的に歯槽骨を吸収し、歯周組織を破壊してしまう**のです。

「生体を防御するはずのマクロファージやリンパ球が、どうして歯周組織を破壊してしまうのか？」と疑問に思う人もいるかもしれません。生体からみると、細菌の排除と歯槽骨の吸収は矛盾しているように見えます。細菌の排除は生体にとってプラスだけれど、歯槽骨の吸収はマイナスではないか、と考えますよね。

### 健康な組織も犠牲になる

いつまでたってもプラークが除去されないと、歯肉の局所では免疫反応に参加するマクロファージやリンパ球がどんどん増えていきます。免疫グロブリン（抗体）をつくる形質細胞もますます増えていきます。しかしもともと歯肉は、このような炎症反応や免疫反応が起こることを想定してつくられておらず、予備の“空き地”といえるものはないのです。

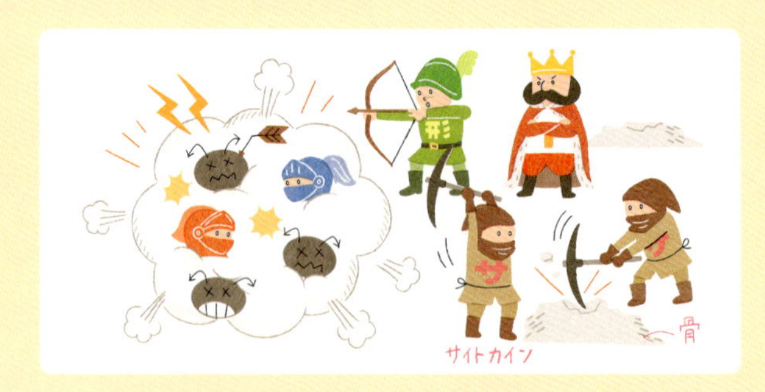


炎症が慢性化して、免疫反応が広い範囲に及ぶと、細菌をやっつけるために現れた大量のマクロファージやリンパ球、形質細胞のためのスペースが必要になります。このスペース確保のために、マクロファージやリンパ球がサイトカインをつくって、健康な骨組織や結合組織を破壊するのです。**歯肉での緊急事態に対処するために歯槽骨を吸収し、結合組織を破壊している**のです。

プラークが完全に除去されると、大量のマクロファージやリンパ球、形質細胞は消えて、炎症とそれにともなう免疫反応は治まります。そうしてから、歯周組織では復興のための建築（つまり再生）が始まります。

## ▶▶▶ BoPの意味するところ

歯周ポケットを顕微鏡で慎重に観察すると、歯根表面にプラークが付着しており、歯周ポケットの中にも侵入しています。歯周ポケットを囲む組織には、ものすごい数のリンパ球と形質細胞が帯状に集まっているのもわかります（炎症性細胞浸潤）。これらの細胞は、プラークとプラーク由来の内毒素が生体内に侵入しないように、抗体をつくって一生懸命戦っているのです **(図2-4)**。

### ポケット内で毛細血管が露出している

歯周ポケットと、歯肉に帯状に集まったリンパ球と形質細胞との間には、普通はポケット上皮が見られます。しかし、炎症が強く、急激（活動期）であったために、ポケット上皮が壊されています。さらに、リンパ球や形質細胞の集合した部分には毛細血管がたくさん見られます。これは、出血はないものの、上皮が壊されて血管がポケットに露出していることを意味します。

この病態は潰瘍と同じですから、プロービングを行なうと**露出した毛細血管が引っかかれるため、出血します**。これがプロービング時の出血、つまりBoPであるといえます。

### 転んですりむいた手のひらと同じ

ポケット内の急激で強い炎症は、路上で転んで激しく手をすりむいたときと似ています。この場合、手のひらの皮膚がポケット上皮にあたります。血がにじんでいる手のひらを金属の棒でこすると、当然出血しますよね。手のひらの傷口は時間が経つと、“かさぶた”ができて血は止まりますが、“かさぶた”をひっかくとまた出血してきます。

**ポケット内に強い炎症があると、ポケット上皮はなかなか再生されません**ので、プロービングによる出血はいつ起こってもおかしくない状態です。ただ、歯肉には分布する神経が少ないため、金属の棒でこすっても（プロービングをしても）、傷だらけの手のひらをこすったときのような痛みはありません。しかし、路上で転んだときの汚れに比べると、プラークが残っているポケット内は、何万倍、いや何百万倍も汚れていると想像できます。

**BoPは、歯周ポケット周囲の炎症が激しく活動していることを意味しています**。ですから、できるだけ速やかにプラークを除去する必要があります。

一方、ポケットがあり、プロービングをしても出血しない場合は、ある程度炎症が抑えられてポケット上皮が形成されている状態と考えられます。プロービングの後、しばらく経ってから「じわっ」と出血する場合は、上皮がいくらか形成されているものの、プラークが残存しているため、一部の血管がポケットに露出している状態と推測できます。

**図2-4 歯周炎の病理組織像**

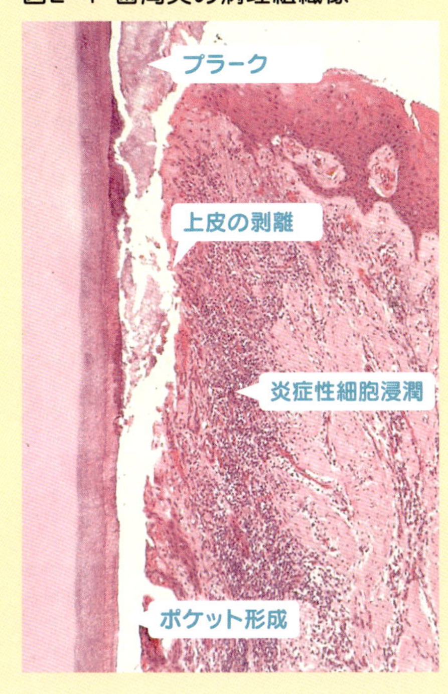


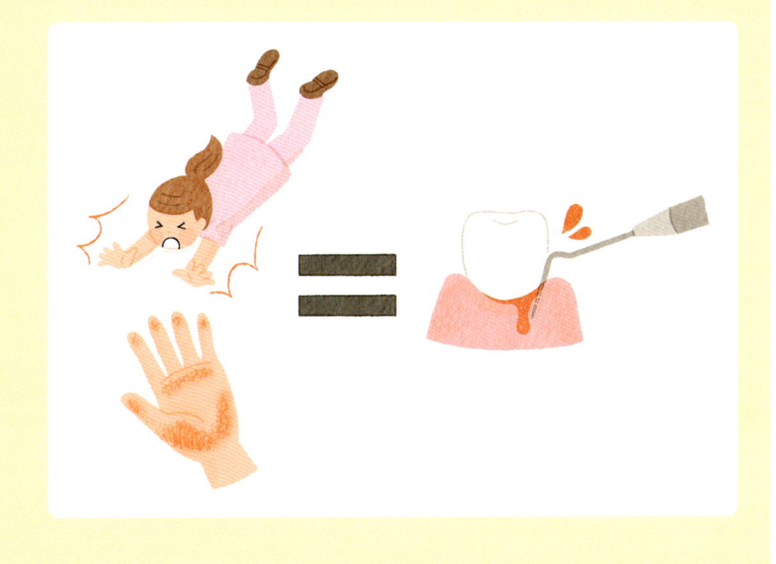

〈参考文献〉下野正基．やさしい治癒のしくみとはたらき 歯周組織編．東京：医歯薬出版，2013；69．

Chapter

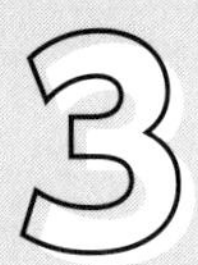

# 歯周病をどのように治すかはこう説明しましょう

関野 愉

# 歯周病をどのように治すかは
## こう説明しましょう

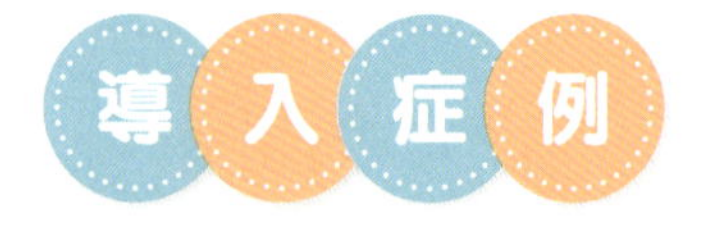


### Aさん（50歳・男性）

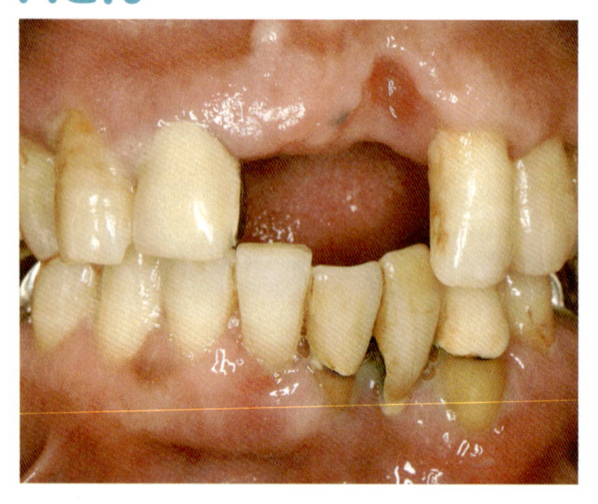

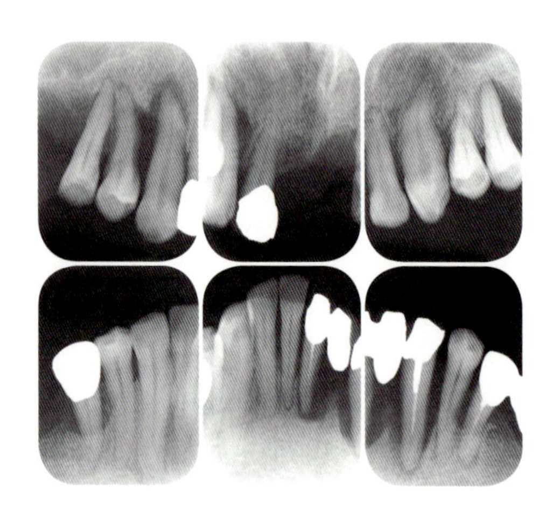

50歳の男性の患者さんです。ブラッシング時の出血が気になるとのことで来院されました。全顎的に歯の動揺が起きています。

口腔内写真をみると炎症症状が著明で、エックス線写真では、高度な骨吸収がところどころにみられ、プロービングデプスが6mmを超える部位も多数ありました。

この患者さんに歯周病の病態と、治療の進み方を無理なく理解してもらうには、どのような説明をすればよいでしょうか。いっしょに学んでいきましょう。

### 説明のPOINT

- 歯周病の原因はプラーク → P.31 付録連動
- 歯周治療にはプロケアとセルフケアが欠かせない 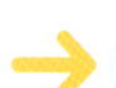 P.32
- 治療後は歯肉がヒリヒリしたり歯がしみることがある 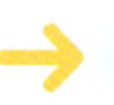 P.33
- メインテナンスで再発を防ぐ 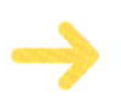 P.34

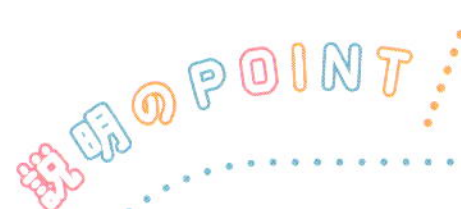


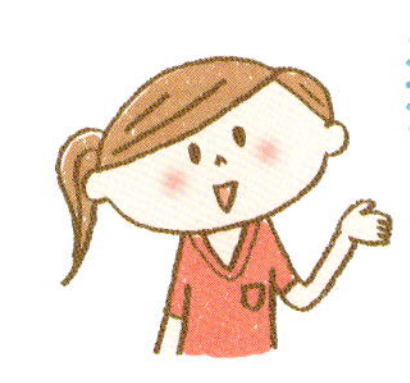

# 歯周病の原因はプラーク



**歯周病の知識は歯科医療従事者の基本です。きちんと説明できているか確認しましょう。**

## 簡単に説明するなら……

歯周病は、プラークという、歯にくっつく細菌の固まりにより引き起こされます。プラークにより歯ぐきに炎症が起こると、歯と歯ぐきの境目の溝（歯肉溝）が深くなって、いわゆる歯周ポケットができます。このポケットの中にまでプラークの細菌が入り込んでしまうと、歯ぐきの深い部分にも炎症が広がります。やがて炎症は歯を支えている骨（歯槽骨）などの組織に近づき、骨が吸収されていきます。症状の進行とともに歯がぐらついていき、最終的には抜けてしまいます。

## 詳しく説明するなら……

### 歯肉炎と歯周炎の違いを明確に

人の口の中にはおびただしい数の細菌がいます。ブラッシング（歯磨き）がうまくいっていないところには、細菌が集まってきて細菌の固まりができます。これが歯垢、あるいはプラークと呼ばれているものです。これが歯と歯ぐきの境目の部分に長い間くっついていると、歯周病菌といわれるものが増えてきます。それらの菌は、主に血液中のタンパクなどを養分としているので、毒素を出して体の組織内に入り込もうとします。

人間の体は内部に外敵が入りこもうとした場合、白血球をはじめとした「防衛軍」をその場所に動員します。そこで**体と細菌が戦うわけですが、戦場となった歯ぐきは、「焼け野原」のような状態になります。この状態が「炎症」**で、実際には歯ぐきが腫れたり、出血しやすくなります。始めの段階では、歯の周囲の骨までには炎症は進んでいません。この段階が「歯肉炎」です。

「防衛軍」がなんとか細菌の侵入を食い止めようとしても、プラーク細菌が増えれば体の方はだんだん不利になって後退していきます。結果、歯ぐきが下がり、歯周ポケットができてしまうのです。

ポケットができると細菌はさらに暴れるようになり、炎症はより深いところまで進んでいき、やがて歯を支えている骨などの部分に近づきます。すると**歯を支える骨は炎症から逃げようとして、吸収されていきます。これが「歯周炎」です**。この状態になるとさらにポケットは深くなり、炎症も拡大し、やがては歯の根元まで進んでいき、最終的には歯が抜けてしまうのです。

とじ込み付録で説明しよう！

### 覚えておこう！

歯周病には「歯肉炎」と「歯周炎」が含まれますが、両者の違いをもう少しみてみましょう。

「歯槽骨の吸収が起こるのが歯周炎である」という表現がよく用いられますが、正確にいえば、「歯肉炎＋アタッチメントロス（付着の喪失）」が歯周炎の定義です。歯槽骨、歯根膜、セメント質といった「付着器官」の喪失が歯周炎の特徴です。

アタッチメントロスにともない、歯周ポケットが出現します。さらに、歯肉が薄い前歯部唇側面などでは、歯肉退縮という形で病状が進行することもあります。その場合、歯肉が退縮した分、ポケットはあまり深くなりませんが、「BoPがある＝炎症がある」ということですので、診断は「歯周炎」となります。

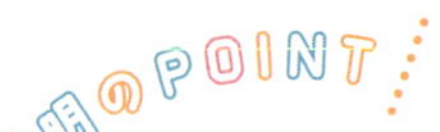


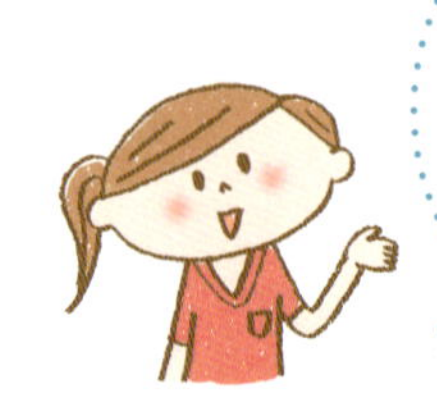

# 歯周治療には プロケアとセルフケアが 欠かせない

**歯周病を治すには、歯科医院での治療とケアだけでなく、患者さんのセルフケアが不可欠です。**

## 簡単に説明するなら……

プラークや歯石は、目に見える部分だけでなく、外から見えないポケットの奥深く（歯肉縁下）にもくっついています。この部分は歯ブラシが届きにくいため、ブラッシングだけではいつまでたっても炎症が治まらず、歯周病も治りません。

そこで、プラークや歯石を歯科医院で除去する必要があります。ただ、歯科医院で除去したからそれで終わりというわけではなく、その後も毎日しっかりとブラッシングすることが大切です。

## 詳しく説明するなら……

### 歯科医院にできること、できないこと

家庭でのブラッシングでは、歯ぐきより上の歯の部分のプラーク（歯肉縁上プラーク）は取れても、歯周ポケットの奥のプラークや歯石（歯肉縁下プラーク・歯肉縁下歯石）は取れません。炎症の原因となるプラークがくっついたままだと、歯周病はいつまでも治りませんし、進行するおそれもあります。また、ゴツゴツとした歯肉縁下歯石があると、その周りにプラークがくっつきやすくなります。

**これらを除去し、歯ぐきの健康を取り戻すのが歯科医院の仕事です。**実際には、スケーラーという器具を歯周ポケットに挿入して、歯の表面からプラークや歯石をていねいに取り除いていきます。

しかし、取り除いたからといって、それだけで歯周病が治るわけではありません。歯周病の治療においては、まず患者さんが自分の手で歯を清潔に保てるようにならなければいけません。そのために、歯科医院ではブラッシングの仕方を指導しています。**普段のブラッシングができていないと、プラークがまた歯ぐきに入り込み、炎症が再発してしまう**のです。

歯科医院のプロフェッショナルケアと、患者さんのセルフケア。この2つが歯周病の治療には不可欠です。歯科医院でプラークと歯石を除去してもらったあとも、きちんとブラッシングを続けていきましょう。

### 覚えておこう！

歯肉縁下インスツルメンテーションの一種である「ルートプレーニング」は、歯科衛生士の皆さんにもおなじみですが、除去の程度について、覚えておいてほしいことがあります。

従来は、「歯周病に罹患したセメント質には細菌由来の内毒素が入り込んでいるので、すべて除去しなければならない」と考えられていました。したがって、キュレットを用いてストロークするときには、金属音がするまで完全にセメント質を除去するというやり方が主でした。

しかし、実際には大部分の内毒素はセメント質の表層に限局しているので、過剰なルートプレーニングについては、考え直す必要があります。歯質が損われたり、破折や根面う蝕などの偶発症を生じるリスクを高めてしまうおそれがあるためです。

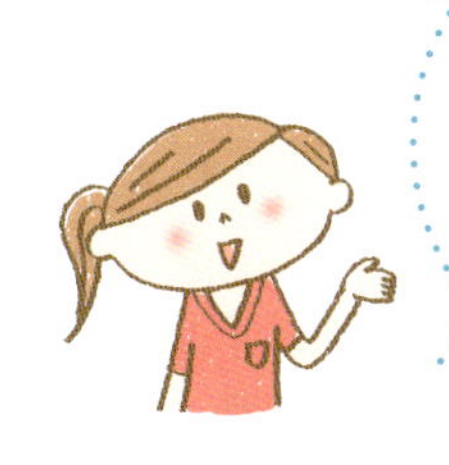

説明のPOINT

# 治療後は歯肉がヒリヒリしたり 歯がしみることがある

治療後に歯がしみたり、歯肉が下がって見えるのは、異常なことではないと伝えましょう。

## 簡単に説明するなら……

ポケットの奥深くのプラークや歯石を除去したあとに、歯ぐきがヒリヒリしたり、冷たいものが歯にしみることがあります。これは異常なことではなく、除去の際に歯ぐきに傷がついたり、歯の表面がほんの少し削れてしまうためです。また、歯ぐきが下がってしまったように見えるのも正常な反応で、腫れがひいて炎症が治まったサインです。

## 詳しく説明するなら……

### 違和感があるわけを説明してあげよう

炎症を起こしている組織の中に器具を入れて治療をするため、治療直後は歯ぐきの内部が傷つき、ヒリヒリ痛むこともあります。ブラッシングをしたときに血が出るなら、軟らかめの歯ブラシで磨いてください。

歯石は歯にこびりついているので、取るときにどうしても歯の表面をわずかに削ってしまいます。そのため、冷たいものを飲んだりすると、歯がしみることがあります（知覚過敏）。これもよくあることですので、しばらくはブラッシングをするときにぬるま湯でうがいをするなどして対応してください。ふつうは数日で治まりますが、長く症状が続く場合には、歯科医院で薬を塗布できます。

治療によって歯ぐきの腫れがひき、引き締まってくると、歯ぐきは下がったように見えます。**これは病的な状態ではなく、歯ぐきが治療に反応し、炎症が改善したことを示すサイン**と考えてください（図3-1）。

図3-1 治療前後の歯肉の状態

治療前

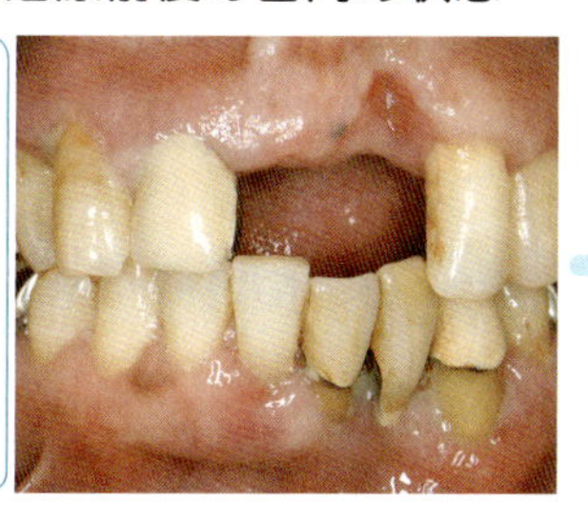

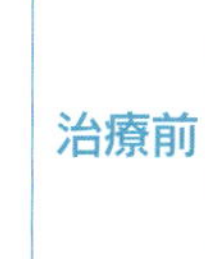

治療後

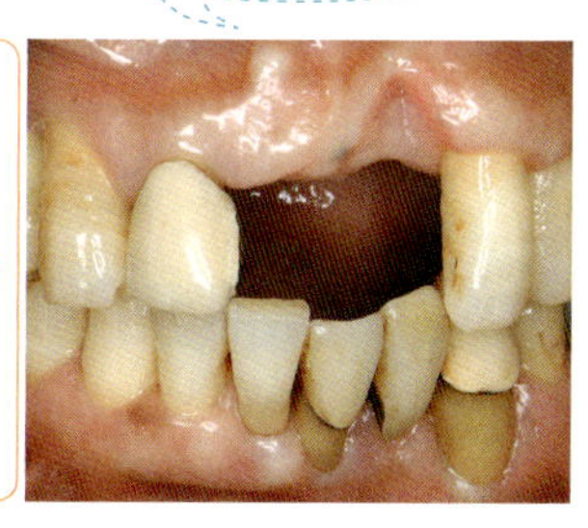

歯肉の炎症症状の改善とともに歯肉退縮がみられる

### 覚えておこう！

知覚過敏は、歯肉縁下の治療後によくみられます。少しでも発症を抑えるには、ブラッシングを徹底することです。ブラッシング指導の期間を長めに設定して、辺縁歯肉の退縮がある程度治まってから除去を行うのがひとつのコツです。超音波スケーラーは手用スケーラーよりも歯質の削除量が少なく、知覚過敏の発症が少ないというデータもあるので、一考の価値があるでしょう。

また、事前にプロービングを行ってポケットの深さを確認し、BoPがある歯面にのみ治療を施すことで、過剰なインスツルメンテーションが避けられます。

それでも知覚過敏が発症した場合には、やはりブラッシングを徹底します。それで自然に治らないときは、フッ化物の歯面塗布も有効です。最終手段は抜髄ですが、歯の予後を考えると極力避けたいところです。

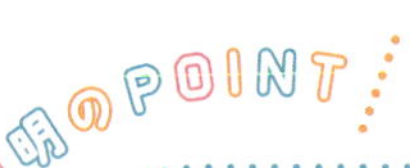


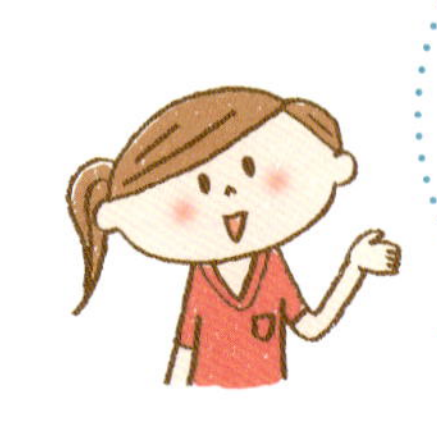

# メインテナンスで再発を防ぐ

**歯周病は一度良くなっても再発する危険性があります。定期的なメインテナンスの重要性を伝えましょう。**

## 簡単に説明するなら……

ひととおりプラークや歯石の除去が終わったら、しばらくようすをみて再検査します。歯周炎が治まっていれば、ひとまず「治った」ということになります。あとは定期的にメインテナンスを続けて、歯ぐきの健康状態を保っていきます。

しかし、歯の形は複雑ですから、プラークや歯石が取りきれていない場合もあります。結果、その場所は歯周病が治りきらないことが多く、その場合はもう一度、治療をすることになります。

## 詳しく説明するなら……

### 定期的なチェックでお口の健康を保つ

歯周病が広範囲に及んでいる場合、プラークや歯石は一度では取りきれませんので、4～6回にわけて除去します。ひととおり処置が終わったら、歯ぐきの傷がふさがるまでの期間をおいてから再検査します。その時に、ポケットがなくなり血が出なくなっていれば、ひとまずは「治癒した」といえます。

その後は、2～3ヵ月に一度のペースでメインテナンスを行って、歯周炎が再発していないかをチェックしていきます。きちんとブラッシングができているかを確認したり、歯のクリーニングをしたりします。

しかし、歯によっては複雑な形をしているものもあります。たとえば奥歯は根っこが2、3本あって、根っこと根っこの間についた歯石は取るのがとても難しいのです。ですから、一度の治療では十分にプラークや歯石が除去しきれないことも多々あります。

その場合は、もう一度同じ治療を繰り返すか、歯ぐきを切り開いて歯についた汚れをとる「フラップ手術」を行うことがあります。どちらの場合でも、治療の効果は患者さんの日々のブラッシングの質に大きく左右されます。**歯周病の治療は、患者さんの協力があって初めて成り立つのです。**

### 覚えておこう！

歯周病治療の成否を左右する要因はさまざまです。まずは当然のことながら、術者の技術があります。そして、患者自身によるブラッシングのクオリティーがあります。歯肉縁下のプラークや歯石の除去により、ポケット内の細菌叢は変化し、いわゆる悪玉菌が減少しますが、ブラッシングが不十分だと4～8週間ほどで後戻りしてしまいます。治療が済んだからといって、ブラッシング指導をおざなりにしてはいけません。

また、大臼歯などの複根歯は、やはり単根歯よりも治癒が劣ります。これはアクセスの問題や根分岐部、グルーブ（根面溝）などの解剖学的形態が大きく影響しています。そのほか、喫煙も治療成績に悪影響を及ぼしますし、血糖コントロールが不良な糖尿病患者も、治療成績が悪くなると考えられています。

# 発展講座



## 歯周炎は「部位特異性」の疾患

歯周炎はいわゆる「部位特異性」という性質をもちます。この「部位」は「歯面」のことですので、「部位特異性」の意味するところは、「歯周炎は歯面によって進行の程度が異なる」ということです。

よく、少数歯に限局して歯周炎が進行しているケースを「部位特異性の歯周炎」だという誤解がありますが、「部位特異性の歯周炎」という診断名があるわけではありません。このような場合、学術的には「限局型」と呼ぶべきでしょう。また、限局型だからといって「咬合が関与している」ともかぎりません。歯周炎が部位特異的に進行する要因自体は、まだはっきりとわかっていないのです。

歯周炎の部位特異性という性質から、歯周病の検査では、歯面ごとに状態を確認するプロービングが行われます。臨床的には、プロービング時に出血がある（BoPが認められる）場合は、その部位の歯肉に炎症が存在することを意味します。逆にいうと、治療によりBoPが消失すれば、歯周病はひとまず治癒したということになります。

いずれにせよ、歯周炎の場合、患者さん単位、一歯単位のみならず、歯面ごとに状態をチェックし、治療する必要があります。

## 沈着物はどこまで除去すればよい？

歯肉縁下歯石は、「プラークリテンションファクター*」であり、これをどれだけ除去できるかが、治療成功の鍵となるといえます。

では、治療において、何を目安に歯石が取れたと判断すればよいのでしょうか。標準的なのは、プローブで根面を探って歯石を探知する方法です。ざらつきが感じなくなるまで歯石を除去できれば治療完了となりますが、たとえ熟練した術者による判断だとしても、実際には微量の歯石が残っていることがほとんどです。残存歯石がプローブの先端より小さければ探知できないのですから、無理もないことです。

エックス線写真で歯石を判断する方法もありますが、エックス線写真の性質上、隣接面しかわからず、量や角度によっても認識しづらくなります（**図3-2**）。また、マイクロスコープで根面を直接のぞいたとしても、平滑面はよく見えますが、根分岐部のように解剖学的に複雑な形態をしているところは、確認が非常に難しいです。

歯石を完全に取りきるというのは、とても困難です。しかし大事なのは、歯石はあくまでプラークリテンションファクターであって、歯石自体が悪いわけではないということです。

歯石が少量残っていても、歯周炎は改善します。歯周炎は常在菌を原因としているため、宿主と細菌のバランスによって発症するかどうかが決まります。したがって、歯石が少量残っていても、その表面に付着しているプラークの量が、疾患を起こす「閾値」を下回っていれば、治癒が起こります。

ですが、現実問題として、その「閾値」を見極めることは難しく、どの程度歯石が残っていても治癒が起こるのかを判断する基準もありません。実際的には、根面をプローブで探りながら極力歯石を取るようにして、再評価時にBoPが生じたかどうかで最終的な判断をすべきです。

**図3-2 エックス線写真では歯石は確実にはわからない**

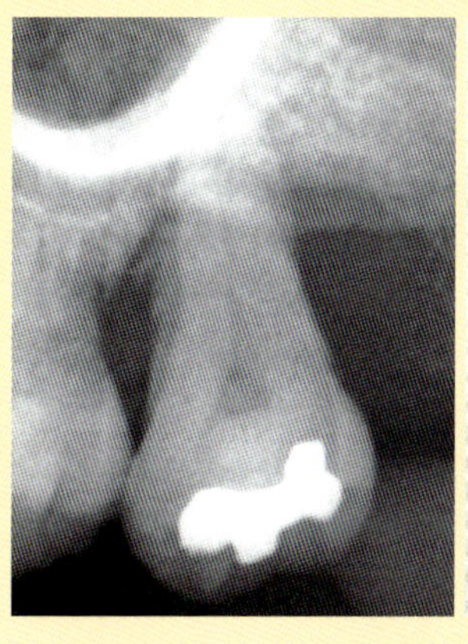

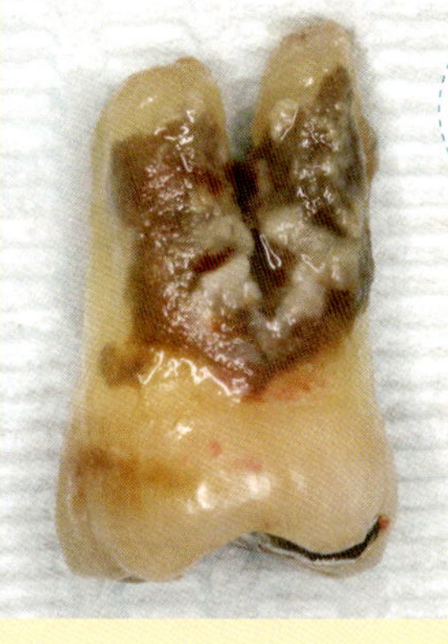


＊プラークリテンションファクター：プラークの付着をまねく要因。

Chapter

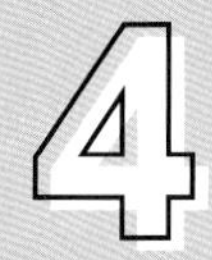

# う蝕のリスクは人によって異なります 患者さんのリスクに沿った説明をしましょう

小牧令二

# う蝕のリスクは人によって異なります 患者さんのリスクに沿った説明をしましょう

う蝕は多因子疾患であり、生活習慣病でもあります。その原因に対する根本的な処置は、各因子に対するアプローチと、生活習慣を変容させる心理学的アプローチです。予防や治療を成功させるためには、患者さん自身がう蝕に対する正しい知識をもち、自らのリスクに応じた行動を起こす必要があります。

予防には、患者さんのリスクに応じた説明が必要となりますが、そのためには、患者さんの「う蝕リスク」を評価する必要があります。

まずは視診によりDMFT指数を確認して、その患者さんが低リスクか高リスクかを大まかに推測します。エックス線検査（バイトウィング法）で隣接面の初期う蝕の有無をみれば、推測の精度が増すでしょう。リスクの高い患者さんには、プラーク指数（PCR）の計測と問診で、ブラッシングやフッ化物の使用状況と食生活を把握すれば、どのようなリスクに気をつけてもらうかが見えてきます。

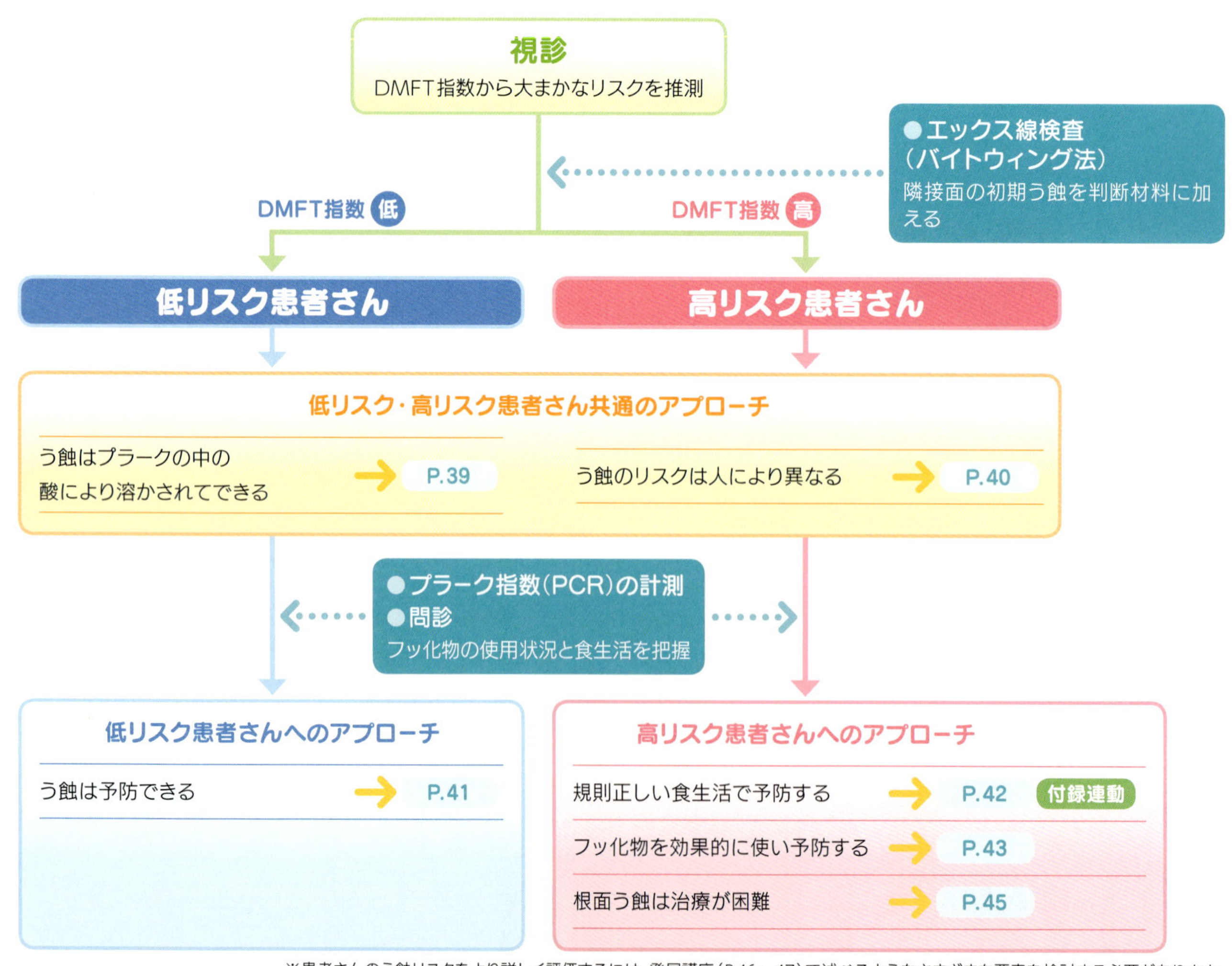


※患者さんのう蝕リスクをより詳しく評価するには、発展講座（P.46〜47）で述べるようなさまざまな要素を検討する必要があります。

低リスク・高リスク患者さん共通のアプローチ

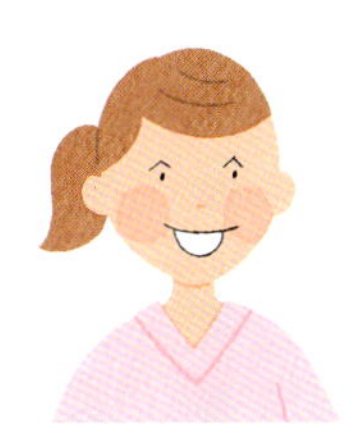

# う蝕はプラークの中の酸により溶かされてできる



まずは、う蝕の基本的な仕組みをきちんと理解してもらいましょう。

## ▶▶▶ 簡単に説明するなら……

歯の表面についた歯垢はプラークといい、おびただしい数の細菌が集まってできたものです。プラークの中のむし歯菌は、砂糖などの炭水化物を分解して酸をつくります。この酸によって歯の表面のカルシウムが溶け出し、穴が開いてできるのがむし歯です。

## ▶▶▶ 詳しく説明するなら……

### プラークの中の酸が歯を溶かす

歯の表面についたプラークの中のむし歯菌は、砂糖などの炭水化物を分解して酸をつくります。その酸によってプラークの中、つまり歯の表面は酸性になり、カルシウムが溶け出します。これを「脱灰」といいます。酸は唾液の作用によって中和され、再びカルシウムが歯の表面に戻ります。これを「再石灰化」といいます。歯の表面では、つねにこの脱灰と再石灰化が繰り返されています。**頻繁に砂糖などを摂り続けていると脱灰が進み、歯の表面が柔らかくなり、最後には穴が開いてむし歯ができます。**

むし歯菌は常在菌といって誰のお口の中にも存在しています。ただ、むし歯菌がいればすぐにむし歯になるというわけではありません。**むし歯菌のえさとなる砂糖や炭水化物があって、時間が経過することで初めてむし歯ができます。**しかし、歯の表面がフッ化物（フッ素）で強化されていたり、唾液の酸を中和する能力が高かったりすれば、むし歯の発症は防げます。このように、むし歯はたくさんの要因が影響して発症するのです。

### 覚えておこう！

一般的なう蝕は多因子疾患であり、生活習慣に左右される生活習慣病です。う蝕の発症にはKeyes（カイス）の輪で示される「宿主」「細菌」「食事」の3つの因子に加え、時間、年齢、社会経済環境、全身疾患、知識レベルなどの因子が関与します（**図4-1**）。

「宿主」では、歯面の抵抗性と唾液による保護作用が関与します。「細菌」では、う蝕はミュータンス菌などの特定の細菌のみで引き起こされるのではなく、プラークという細菌の集合体による複合感染として考えます。「食事」に関しては、炭水化物、特に糖質の量だけでなく、飲食回数、時間、そして食物の性状も影響します。

図4-1 う蝕発症の要因

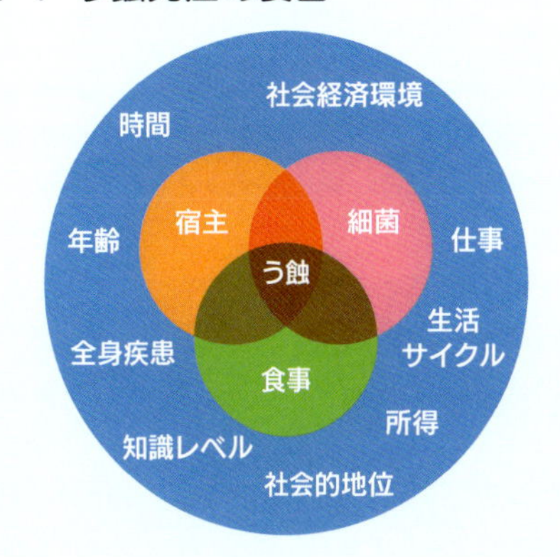

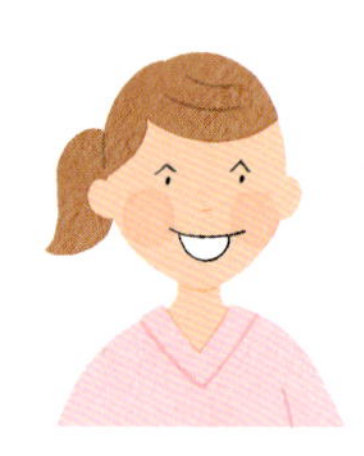

低リスク・高リスク患者さん共通のアプローチ

# う蝕のリスクは人により異なる

人によって、う蝕のなりやすさには差があります。リスクの高い人は特に注意を要します。

## 簡単に説明するなら……

風邪をひきやすい人は、マスクをしたりうがいをしたりと、一般の人よりも予防を心がけます。むし歯も病気なので、たとえ同じ食事、同じ生活習慣をしていても、なりやすい人、なりにくい人がいます。むし歯のなりやすさを調べて、患者さん自身の状況にあわせたオーダーメイドの予防を考えていきましょう。

## 詳しく説明するなら……

### 個々人のリスクにあわせた予防計画を

むし歯のなりやすさを、私たちは「う蝕リスク」と呼んでいます。リスクが低ければ基本的な予防法でよいのですが、リスクが高い人は、ほかの人よりも予防に力を入れなくてはなりません。しかし、リスクが高い人すべてに同じような方法を行えばよいかといえば、そうではありません。**リスクを高めている要因は人によって異なりますので、それぞれの人に合わせたアプローチが必要です。**

よく診査して、リスクに合わせた予防計画を立てていきましょう。変えられるリスクがあるなら、どのように変えていくのか、変えられないリスクがあるなら、それに代わる方法はないのかを、いっしょに考えていきましょう。

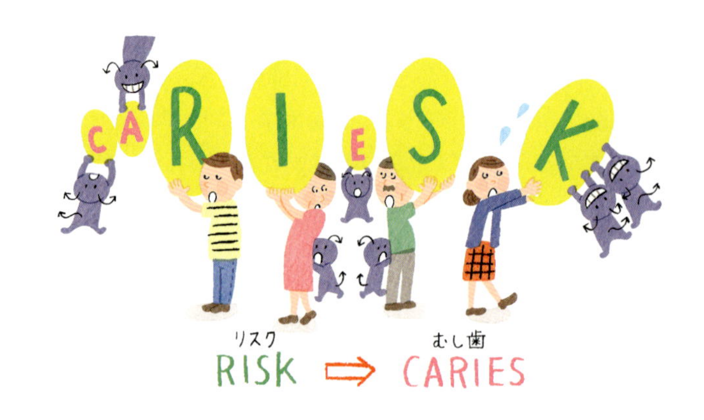


### 覚えておこう！

う蝕予防に関心が高ければ、それ自体がリスクの低下につながります。逆に、リスクの高い人は、関心が低いことがよくあります。

予防への関心を高めるには、心理学的な手法も有効です。たとえば、「○△さんは」と名前を呼んで、「あなたは特別です」と印象づけます。あるいは、「風邪のように」といった比喩を用いて、歯科の専門的な内容を一般的な内容に置き換えてイメージしやすくさせます。予防に成功した患者さんの例を用いて、前向きな結果をイメージさせるのもよいでしょう。

また、指示ではなく提案となるような言い回しをしたり、複数の提案をして患者さん自身に選択させることで、「自分が選んだ」と印象づけさせることも大切です。

高リスク患者さんでは、う蝕発症の3つの主要因（「宿主」「細菌」「食事」）のほかに、関係する他の要因も考慮します。何がリスクを高めているのか、それらは変えられるリスクなのか、変えられないリスクなのかを検討しましょう。

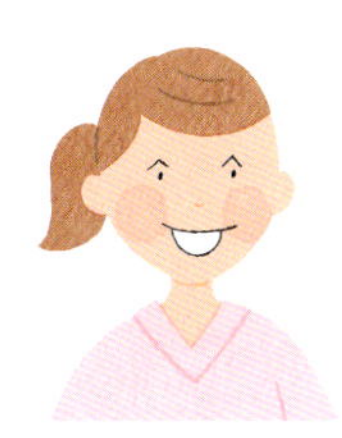

# う蝕は予防できる



低リスクの患者さんには、基本的な予防法で十分な効果が見込めることを伝えましょう。

## 簡単に説明するなら……

むし歯菌のえさとなる砂糖などを減らすこと、ブラッシング（歯磨き）でむし歯菌を減らすこと、フッ化物を使用して歯を強くすること——むし歯の基本的な予防法は、この3つがポイントです。具体的には、間食の回数を減らした規則正しい食生活と、1日2〜3回の、食後と寝る前のフッ化物入り歯磨き剤を使ったブラッシングを心がけましょう。

## 詳しく説明するなら……

### 食事とフッ化物が基本

むし歯菌のえさとなる砂糖などを減らすには、摂取量を減らすことも大切ですが、**飲食の回数や、お口の中に残りにくいものを選ぶなどの配慮も必要です。**スポーツドリンクや缶コーヒー、果物などに含まれる糖分にも注意してください。

ブラッシングでは、ていねいに磨くのに加え、フッ化物を使用しましょう。フッ化物は歯質を強くするだけでなく、再石灰化を促進します。フッ化物がお口の中に長く残っているほど、再石灰化は促進されます。ですから、できるだけフッ化物をお口の中に残すようにするため、**ブラッシングの後はお口をゆすがないようにするか、ごく少量の水で1回だけゆすぐようにします。**

### 低リスク患者の例

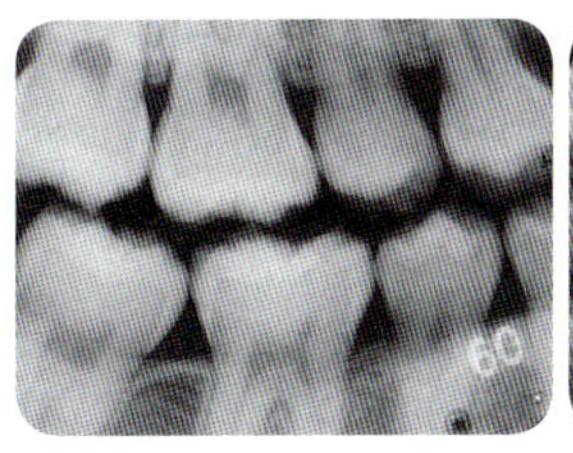


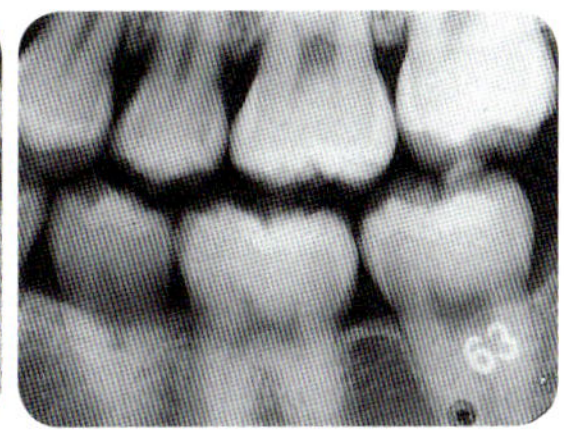


21歳男性。DMFT指数は0、PCRは12.5%、間食は決められた時間に1日1回、フッ化物配合歯磨剤を使用したブラッシングを1日2回行っている。低リスク患者のため特別な対応は必要なく、一般的な予防法で十分な健康が得られている。ただし、年齢的に、生活環境の変化など、今後のリスクの変化に注意を要する。

### 覚えておこう！

う蝕は「脱灰と再石灰化をくり返すプロセス」といわれています。予防のためには、脱灰の時間を短くし、再石灰化の時間を長くします。

予防の大きな因子となるのが「食事」で、なかでも飲食回数がもっとも影響しているとされます。しかし、臨床研究で食事について証明することは難しく、エビデンスレベルの高い研究はありません。その反面、フッ化物はよく研究され、効果が証明されています。歯面の抵抗性を高めるだけでなく、再石灰化を促進します。

「リスクのない人はいない」「誰でも少なからずリスクを有している」という前提で考えましょう。基本的な予防においては、予防行為が多くの人々の日常に正しく取り入れられるために、安全、簡便、安価で、特別な機材や薬剤を要せず、誰もがどこでも行える方法を提案することが大切です。それにより、1人の患者さんから、家族、恋人、友人、職場へと多くの広がりが期待できます。

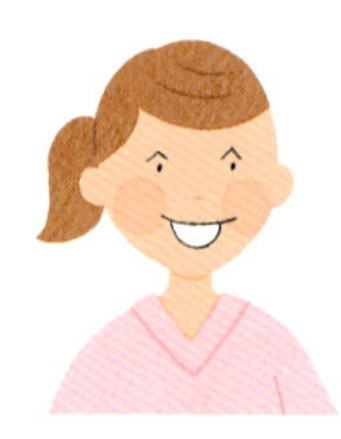

高リスク患者さんへのアプローチ

# 規則正しい食生活で予防する

予防における大きな因子のひとつが「食事」です。ポイントを押さえて改善を促しましょう。

## 簡単に説明するなら……

ブラッシングでお口の中の細菌を取り除くことは大切ですが、細菌をゼロにすることはできません。残った細菌にえさを与えれば、また増えてしまいます。細菌が特に増えやすいタイプの人は、細菌にえさを与えないように、規則正しい食生活を心がけましょう。

## 詳しく説明するなら……

### 食べ物の選び方をアドバイスしよう

食生活からむし歯のリスクを改善するポイントは、「砂糖の量」「飲食回数」「時間」「何を食べるか」の4つです。まずは間食の回数を減らしましょう。回数を減らせば自然と量も減ってきます。どうしても回数を減らせないときは、キシリトールなどの代用糖を使ったノンシュガーのお菓子にしましょう。

次に、規則正しい食生活をしましょう。時間を決めておくことも重要です。ダラダラ食いは避け、食べる／食べないのオン・オフをしっかり切り替えましょう。おやつは、キャラメルよりはチョコレートを選ぶ、キャンディーは噛んで食べるなど、お口の中から早くなくなるものを選びます。スナック菓子のような、甘くないけれどお口の中に残りやすいものには要注意。果物やスポーツドリンク、野菜ジュース、缶コーヒーなどには、意外に糖分が含まれていることがありますので気をつけましょう。

**高リスク患者の例**

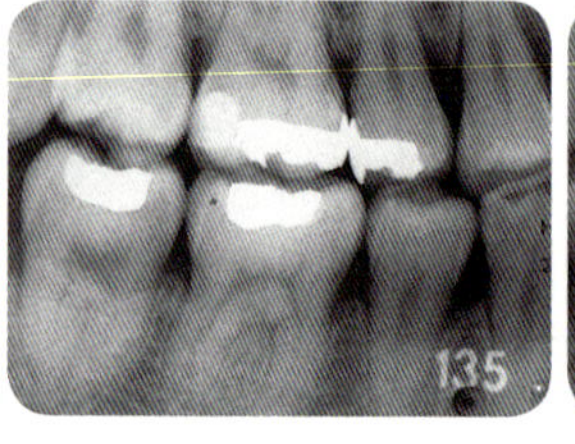

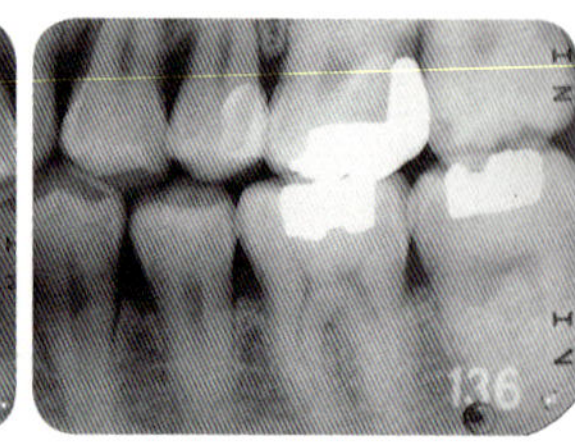

37歳男性。DMFT指数は10、PCRは15.5%、フッ化物配合歯磨剤を使用したブラッシングは1日2回行っている。缶コーヒーを1日に2本飲んでいる。この年齢におけるDMFT指数から、初診の段階ではカリエスリスクは高いと評価される。PCRと問診からリスクを高めている要因は「食事」と推察される。指導の第一段階として、より詳しい食事記録と、それに対する食事指導が必要となる。

とじ込み付録で説明しよう！

### 覚えておこう！

食事に関するリスクが高い患者さんには、毎日の食事を記録してもらい、問題点を自覚してもらいましょう。記録してもらうことで、果物、野菜ジュースや寝酒など、患者さんがふだん気づいていない糖質の摂取が発見できることもあります。問題点を確認したら、どこを改善できるかを患者さんに決めてもらいます。

その際には、食品の種類によって、停滞性の高低（どの程度お口の中に残りやすいのか）を説明したり、代用糖を用いたお菓子、チーズやソーセージなど糖質を含まない食品への変更を提案するのもよいでしょう。

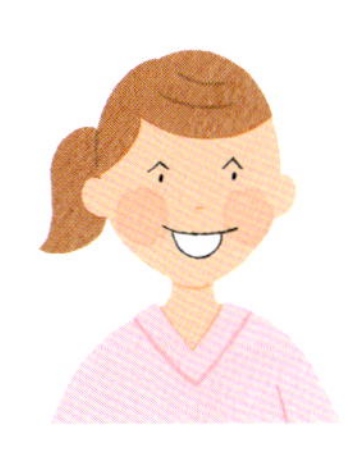

高リスク患者さんへのアプローチ

# フッ化物を効果的に使い予防する



## 高リスク患者さんには、低リスク患者さんよりもフッ化物の使用を強調しましょう。

### 簡単に説明するなら……

食事をした後のお皿は、時間が経つと汚れが落ちにくくなります。ブラッシングも同じで、食事をしたらすぐに行いましょう。また、手荒れがひどい人は、お皿を洗ったあとにハンドクリームを使って手を保護します。それと同じように、むし歯ができやすい人は、フッ化物入り歯磨き剤を使ってブラッシングした後は、お口をゆすぐ回数を少なくして、あえてフッ化物をお口の中に残すようにしましょう。そうすれば、フッ化物が細菌から歯を保護してくれるのです。

### 詳しく説明するなら……

#### 「イエテボリ法」を試してもらおう

飲食をすると、糖分がプラークの中に取り込まれ、細菌により分解されます。その際、プラーク内のpHは酸性に傾きますが、その値は飲食後10分程度がもっとも高くなり、その後60分ほどかけて徐々に中和されていきます。

強い酸性になる前に、食後早めにブラッシングをして、細菌の塊であるプラークと、えさとなる糖分を取り除きましょう。唾液には酸を中和して歯を守る作用があるのですが、寝ているうちは唾液の分泌量が減りますので、寝る前のブラッシングは重要です。

ブラッシングの際は再石灰化を促進させるために、フッ化物入り歯磨き剤を使いましょう。**磨き方としては、歯の健康の先進国であるスウェーデンのイエテボリ大学で発案された「イエテボリ法」(Göteborg Technique®) がおすすめです。**余裕があれば、ブラッシングとブラッシングの間に、フッ化物洗口をプラスするとよいでしょう。

#### イエテボリ法でのブラッシングのしかた

イエテボリ法を指導する際には、患者さんにその場で行ってもらうことが重要ですが、日本の臨床の現状として、診療室の中で歯磨剤を用いてブラッシングしてもらうことはほとんどありません。その場で磨いてもらうことで重要性を強調しましょう。

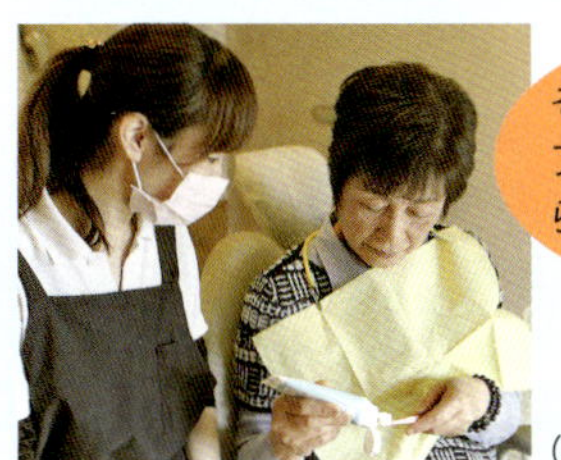

その場で患者さんにブラッシングしてもらいながら指導する

(許可を得て撮影・掲載)

1. フッ化物配合歯磨剤を歯ブラシ面いっぱいにつける(6歳未満は量と濃度に注意)。
2. 口腔内全体に広がるように2分間ブラッシング。
3. 泡を吐き出さずに10ccほどの水を口に含む。
4. 30秒間、泡と水を口腔内で混ぜ合わせ、歯間部を行き来させるように洗口してから吐き出す。うがいはせず、2時間は飲食をしない。就寝前のブラッシングの場合は、そのまま就寝する。

口に含む水の量は、「おちょこ一杯」や「手のひらですくったくらい」のようにイメージしやすい表現で説明する

口をゆすがないと気持ち悪いという人には、何もつけずに磨いた後に、フッ化物配合歯磨剤をつけて、イエテボリ法で磨いてもらう

## 覚えておこう！

### 図4-2 飲食後のプラーク内のpHの変化

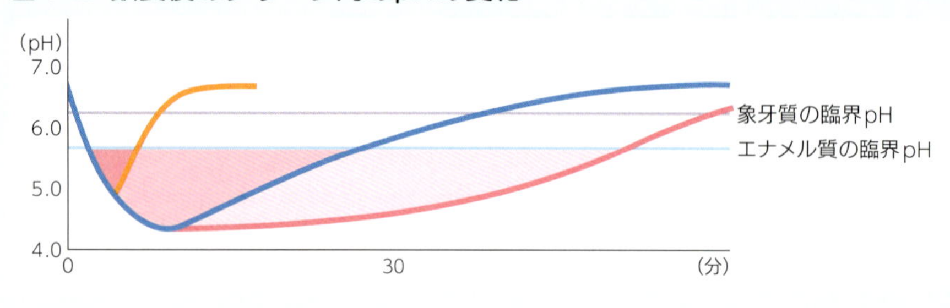


### 図4-3 フッ化物の使用によるpHの変化

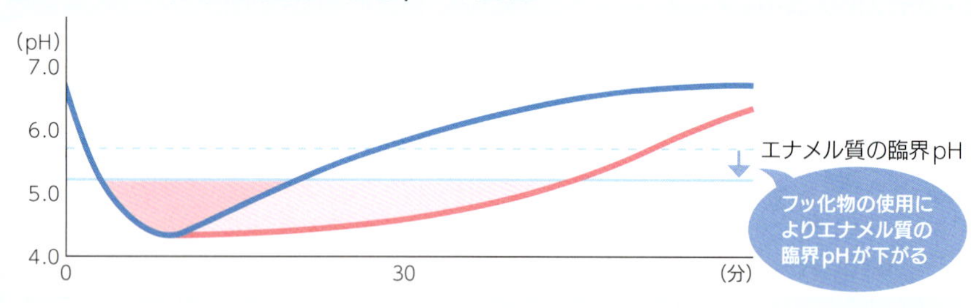


### 図4-4 ノンシュガーのガムによるpHの変化

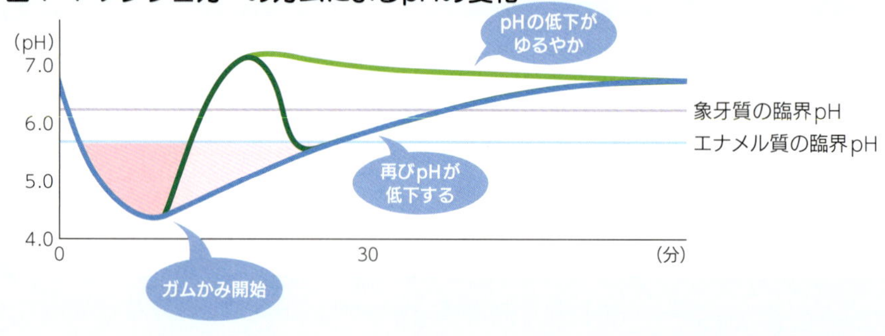


### プラーク内のpHの変化

う蝕の発症と各種予防法の効果について、「プラーク内のpHの変化」を模式的に表わす「ステファンカーブ」で説明します。

一般的に、口腔内全体では、酸性の飲食物を摂取すると、ほんの一瞬pHが低下しますが、唾液の作用でただちに中和されるので、歯面が脱灰することはほとんどありません。しかし、歯面に付着したプラーク内では、糖質がプラーク内に取り込まれるとミュータンス菌や乳酸桿菌、アクチノマイセスのような細菌が糖を分解して酸をつくるため、pHの低下が続きます。

pHは飲食直後から低下し始め、約10分で下限に達します。プラーク内は唾液の影響、つまり緩衝作用（中和）を受けにくいため、低いpHを維持しながら徐々に回復し、約60分で元に戻ります。曲線と「エナメル質の臨界pH」の線に囲まれた面積（ピンク色の部分）が広いほど、脱灰は多くなります **(図4-2〜4)**。

飲食後すぐにブラッシングを行いプラークを除去すれば、歯面が唾液にさらされて脱灰が停止し、再石灰化が始まります。さらにブラッシング時にフッ化物を継続的に使用すれば、歯面の臨界pH値を低下させ、脱灰量を減らすことができます **(図4-3)**。

逆に、停滞性の高い食品 **(付録参照)** を摂取したり、加齢などによる口腔周囲筋や神経反射などの機能の低下や、唾液の減少が起こったりすると、pHの回復が遅れてしまうので脱灰量は多くなります **(図4-2、3)**。

また、歯根面が露出すると、臨界pH値がエナメル質より3倍も高い象牙質では、脱灰量はさらに多くなります **(図4-2〜4)**。

飲食後にノンシュガーのガムを噛むと、唾液の分泌が促進され、糖質の口腔内からの排出が促進されるとともに、唾液の緩衝作用でpHの回復が早まります。しかし、噛む時間が10分程度では、噛み終わったあとに再びpHが低下し始めます。pH値の回復を維持し、再石灰化を促進するには、20分以上噛み続けるように指導しましょう **(図4-4)**。

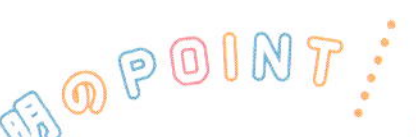




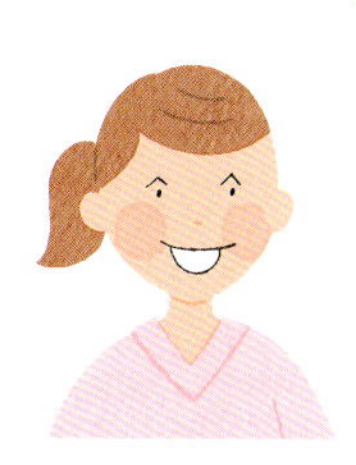

# 根面う蝕は治療が困難



**根面が露出すると、さらにう蝕のリスクが高まります。高齢患者さんは特に注意が必要です。**

## 簡単に説明するなら……

歯の根っこ（歯根）の部分は、健康な状態では歯ぐきに包まれていますが、歯周病などにより歯ぐきが下がると、むき出しになってしまいます。歯の根は、歯の上部のように硬いエナメル質の層で覆われていません。ですから、むし歯菌の酸の影響を受けやすく、一度むし歯になると治療も難しいのです。

## 詳しく説明するなら……

### 歯の根のむし歯は歯の喪失につながる

歯の根がむき出しになるということは、いわば家の土台がむき出しになっているようなものです。むし歯菌という“シロアリ”に土台が食べられてしまわないように、いっそう予防に力を入れなくてはなりません。

歯の根のむし歯は、いったんでき始めるとその後も増え続け、予防することが難しくなります。また、症状が出にくく発見が遅れることもしばしばです。治療も難しく、再発も多く、進行すると歯冠と呼ばれる歯の頭の部分がなくなり、歯の根だけになってしまい、結果的に歯を失う可能性が高くなります。

### 覚えておこう！

超高齢社会となった日本では、今後、根面う蝕が大きな問題となってくると思われます。徹底したプラークコントロールと食事指導、中程度濃度のフッ化物使用が推奨されていますが、高齢者の生活習慣を変えるのは非常に困難であり、市販のフッ化物の濃度にも上限があります。

**高齢患者さんには、根面う蝕ができる前から、正しい予防習慣を身につけてもらうことが大切**です。

**根面う蝕の高齢患者の例**

79歳男性。65歳で仕事を退職し、その数年後から根面う蝕が多発し始めた。充填、抜髄、補綴を繰り返したものの、二次う蝕で補綴物が脱離し残根となり、十数年の間に6本が抜歯となった。プラークコントロールにムラがあり、フッ化物の使用も1日1回にとどまる。特に退職後から気力が衰え、悪化のスピードも早くなってきている。

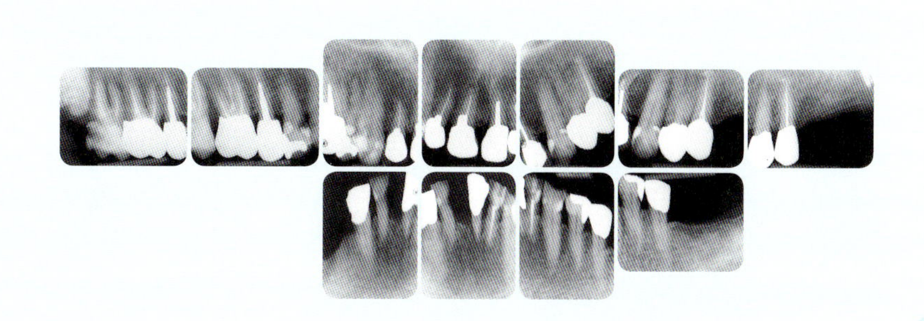

もう一歩深く！

# 発展講座

P.38では簡単なスクリーニングのしかたを述べましたが、患者さんのう蝕リスクを実際に評価する際には、以下の点も考慮しなくてはなりません。

## う蝕リスクの評価のしかた

### DMFT指数と年齢

う蝕を予防するには、すべての患者さんにリスク評価を行わなければなりません。評価項目の中で、**患者さんのリスクをもっとも端的に表しているのは、過去のう蝕経験、すなわちDMFT指数です。これは視診やバイトウィング法で簡単に評価できます。**

しかし、DMFT指数だけではリスクは十分に評価できません。**図4-1**（P.39）のように、う蝕罹患率が低下した現在の若年層は、DMFT指数が低いからといって、必ずしもリスクが低いとはかぎりません。隠れたリスクが存在する可能性を念頭に、継続した管理が必要となります。また、**図4-5**のように、「早期発見・早期治療」の時代を過ごした中高年層では、本来リスクが低い人でもDMFT指数が高くなっていることがあります。

**図4-5 DMFT指数は高いが低リスクの患者の例**

74歳女性。DMFT指数は21で、歯周治療、歯内療法および修復処置終了後。メインテナンス開始時には高リスクを疑ったが、その後14年間、二次う蝕は2歯のみで、それ以外は健康を維持した。「早期発見・早期治療」が基準とされていた時代に切削治療を受けているため、DMFT指数とカリエスリスクの間に矛盾が生じたが、長期に経過を観察することで、正しいリスクを知ることができた。

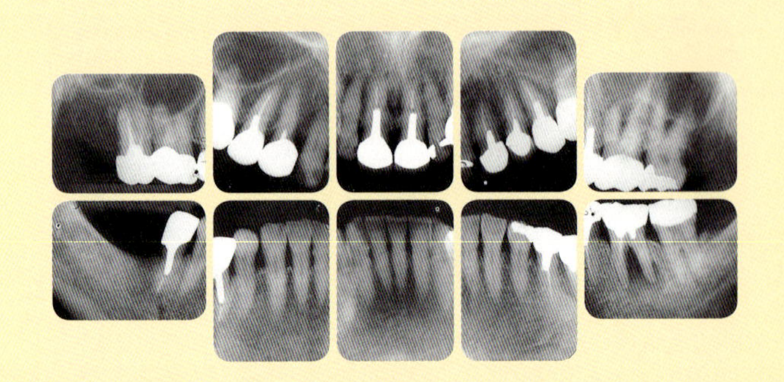

### サリバテスト

たいていは、丹念な問診や視診、エックス線検査でリスクの評価は可能ですが、右の場合にはサリバテスト（唾液検査）が有効となります。

- **各評価項目に矛盾がある場合**
  食事やフッ化物の使用に問題はないはずなのに、DMFT指数が高い場合など
- **高リスク患者のリスクを高めている要因を知る場合**
- **高リスク患者の予防効果を継続的に比較・評価する場合**

### 集団全体のリスク

予防に熱心な歯科医院には、予防に熱心な（＝リスクが低い）患者さんが集まる傾向があります。**リスクを考える際には、患者さん個人だけでなく、あなたがケアを提供している集団全体にも目を向けましょう。**つまり、周辺の住民や来院患者層のう蝕罹患率によって、予防計画を変える必要があるということです。

リスクが平均して高い集団では、本当はリスクが高いのにリスクが低く見えてしまう「偽陰性」の患者さんが多くなる傾向があるため、より積極的なアプローチが必要となります。

一方、リスクが平均して低い集団では、大多数の患者さんにはできるだけ時間やコストをかけないような方法を選択し、一部の高リスクの患者さんに時間やコストを集中すべきです。

### う蝕の活動性

初期う蝕病変が多ければ、DMFT指数は高くなり、リスクが高いと評価されます。**しかし、初期う蝕病変が活動性であれば、予防ではなく、非侵襲的な治療を行うことになります。**初期う蝕病変の活動性を評価するのは難しく、経時的に病変の表面の状態（歯面の粗造感や硬さ、色、う窩の有無）を丹念に審査することが必要です。隣接面のように視診で確認できない部位については、規格的なバイトウイング法によるエックス線検査を合わせて行い、透過像の拡大の有無により確認します。

評価の結果、活動性の初期う蝕病変なら、非侵襲的な治療として継続した指導・管理を行い、活動性を停止させます。非侵襲的な治療が効果を上げ、活動性が停止したなら、高リスク患者として予防計画を立てていきます。残念ながら活動性が停止しなければ、侵襲的な充填修復治療を選択することになります。



## おわりに

日本においては、歯科大学にカリオロジーのみを専門に扱う講座はなく、各分野の専門家や臨床家から、いろいろな意見が発信されているのが実情です。予防医学的に見ても、ポピュレーションストラテジー（一般集団に対する戦略）とハイリスクストラテジー（高リスク患者さんに対する戦略）の区別が明確でなく、ポピュレーションストラテジーで対応できるような低リスク患者さんが、歯科医院で高リスク患者さん向けの予防処置を受け、医療コストを高めています。

インターネットなどから得られる玉石混淆の情報をうのみにして、誤った予防や過剰な予防をする人もいれば、予防自体に無関心な人もおり、口腔の健康格差はさらに広がっているといえます。私たち歯科医療従事者は、う蝕予防を行ううえで何が大切なのか、得られる多くの情報を自分自身で考え、よく吟味して臨床に生かしていかなければなりません。

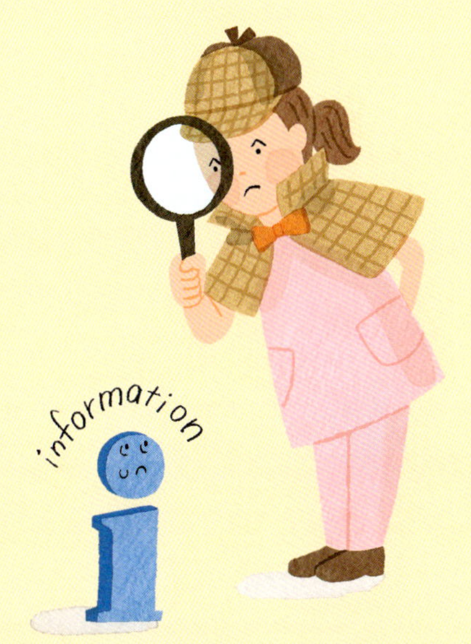


〈引用文献〉
1. Kashket S, Van Houte J, Lopez LR, Stocks S. Lack of correlation between food retention on the human dentition and consumer pereption of food stickinesss. J Dent Res 1991；70(10)：1314-1319.

〈参考文献〉
1. Sjögren K, Birkhed D, Rangmar S, Reinhold AC. Fluorid in the interdental area two different post-brushing water rinsing procedures. Caries Res 1996；30(3)：194-199.
2. RM Stephan. Intra-oral hydrogen-ion concentrations associated with dental caries activity. J Dent Res 1944；23：257-266.

Chapter

5

# フッ化物の安全性は、こう説明しましょう

浪越建男

# フッ化物の安全性は
## こう説明しましょう

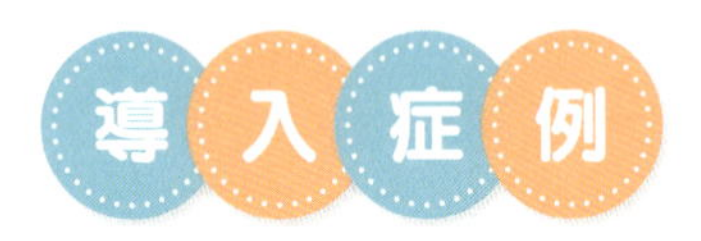


### Aさん（4歳・男児）

初診時（2007年5月）

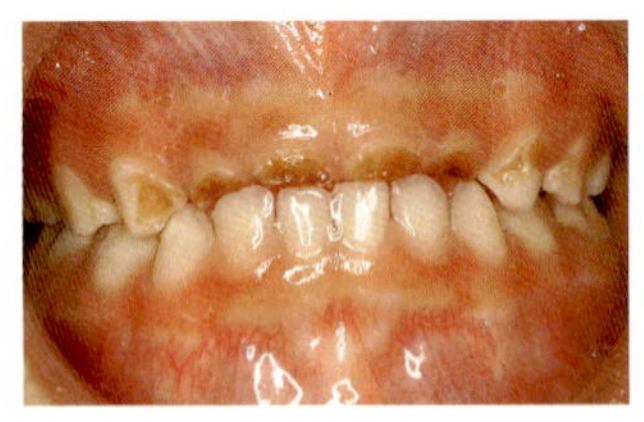
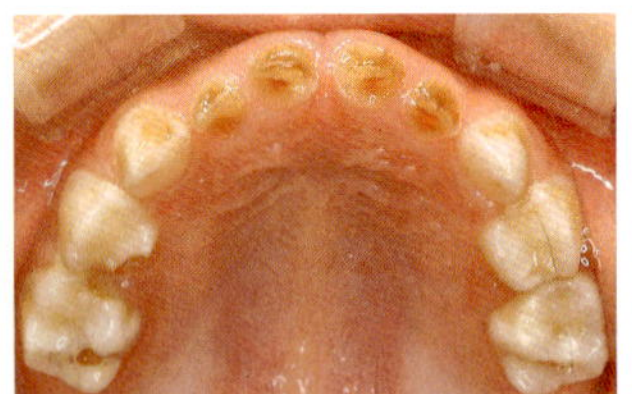
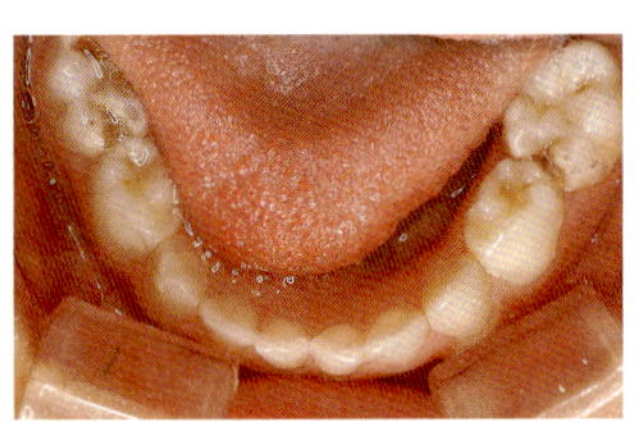

下顎前歯部6本をのぞくすべての歯がう蝕になっている（DMFT＝14）。上顎前歯は残根状態であり、さまざまな条件を考えると、治療のために長期間通院するのは難しいと思えた。

7年後（2014年6月）

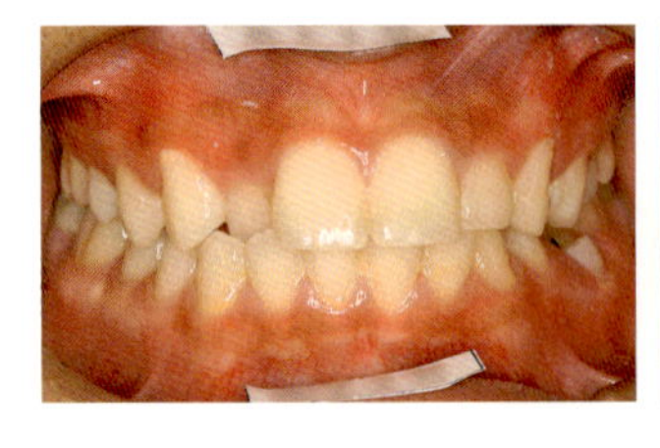
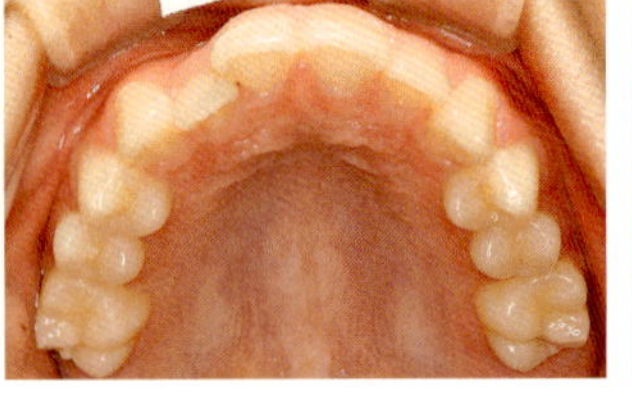
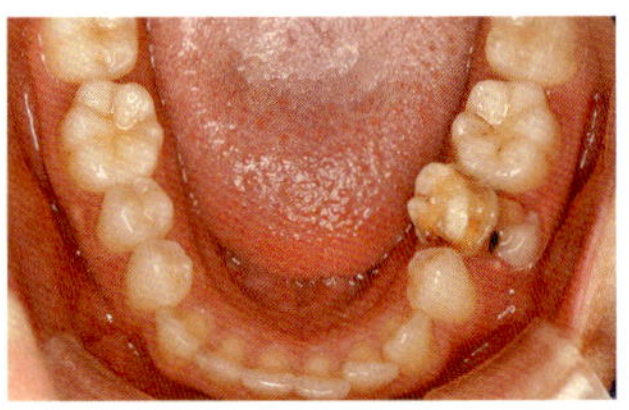

下顎左側第二小臼歯の萌出交換が終われば、カリエスフリーの永久歯列が完成する。

この症例は、当院（香川県三豊市）に来院したお子さんの4歳のときと11歳のときの口腔内写真です。4歳時（乳歯列期）には、ほとんどすべての歯がう蝕でした。父母の口腔に対する意識は低く、家庭の事情を考慮すると、十分な治療処置やケアが受けられる環境にいる子どもではないということは、想像に難くありませんでした。しかしそれにもかかわらず、永久歯ではカリエスフリーの歯列が完成しています。これは、香川県の幼稚園や小学校で実施されている集団的フッ化物洗口のおかげです。これがフッ化物の適正な応用がもたらす効果です。この事例をふまえて、お子さんを連れてこられた保護者の方に、フッ化物の利用について説明する際のポイントをお教えします。

説明のPOINT

- フッ化物洗口は国内で広まり始めている → P.51
- フッ化物は"世界の常識" → P.52
- フッ化物には「局所応用」と「全身応用」がある 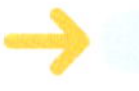 P.53
- フッ化物は低濃度で高頻度の使用が効果的 → P.54
- フッ化物の安全性は科学的根拠に裏付けられている  P.55

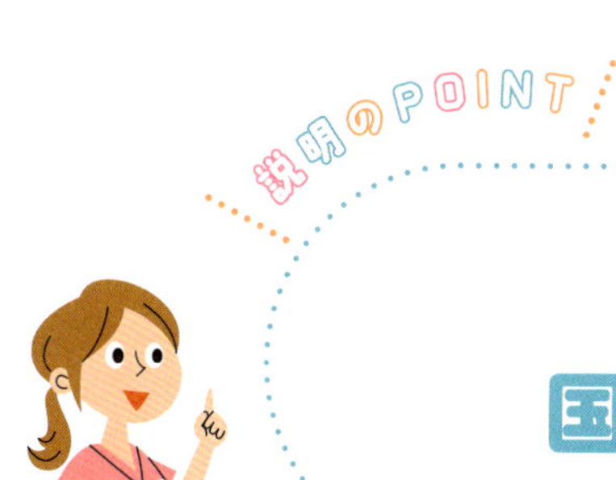


# フッ化物洗口は国内で広まり始めている



**フッ化物応用によるう蝕予防は、はっきりとした成果をあげていることを説明しましょう。**

## 簡単に説明するなら……

日本のむし歯予防では、これまでブラッシング（歯磨き）・甘味制限・定期健診の3点が強調されてきましたが、実はこれらは科学的根拠に乏しいと指摘されています。対して、フッ化物（フッ素）の適正な応用は、むし歯予防に有益であることが科学的にも統計的にも実証されています。

## 詳しく説明するなら……

### 集団的フッ化物洗口でむし歯数が激減

新潟県では、1970年から学校などでの集団的フッ化物洗口を始めました。集団的フッ化物洗口が始まる前の3歳時には、1人平均むし歯数は、都道府県のなかでも中ほどの順位なのですが、幼稚園や小学校での集団的フッ化物洗口を経た12歳では、**1人平均むし歯数は大幅に減少し、14年連続で全国1位**となっています。また、県内の公立小学校すべてにフッ化物洗口を導入した佐賀県でも、1人平均むし歯数が3歳から12歳で大きく減少しています（**図5-1**）。現在、**国内では約127万人の子どもにフッ化物洗口が実施されており、市・県単位での普及拡大が各地で予定**されています。

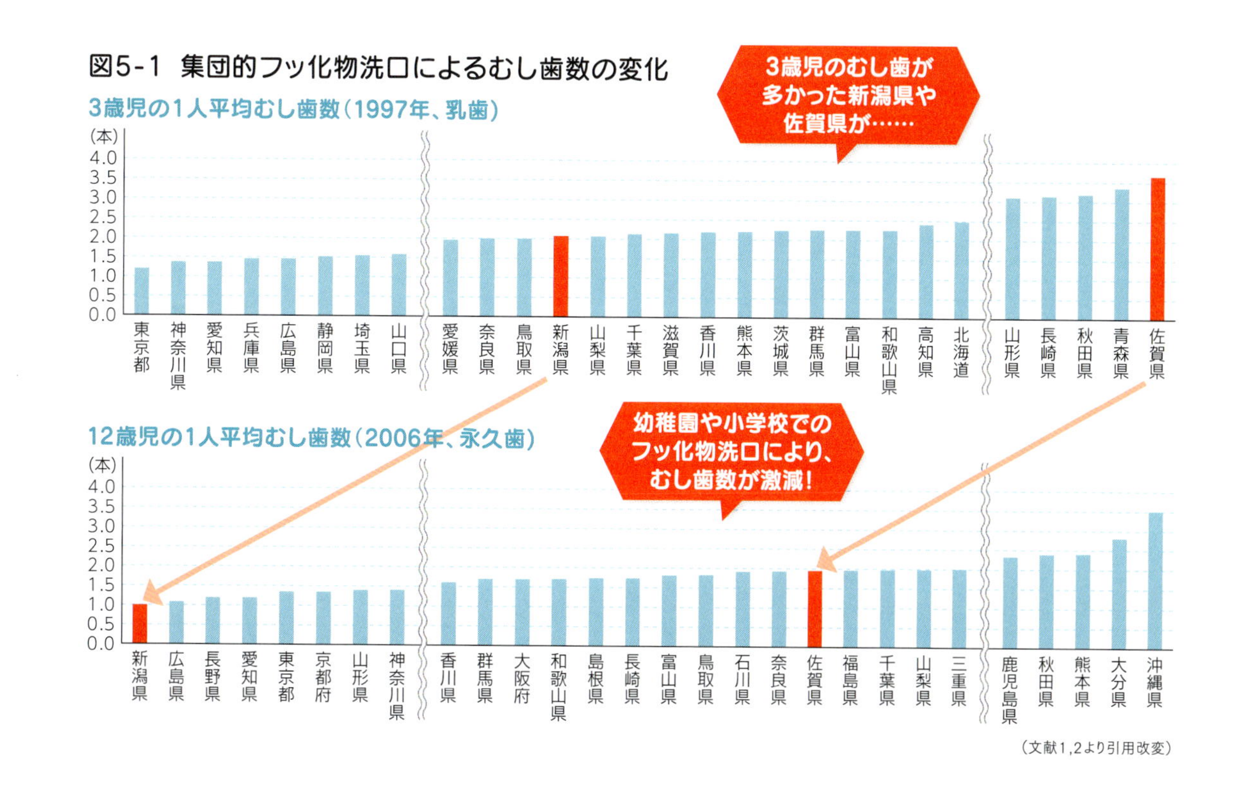


図5-1　集団的フッ化物洗口によるむし歯数の変化

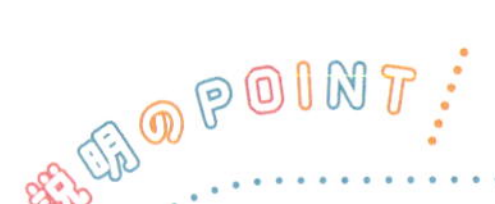


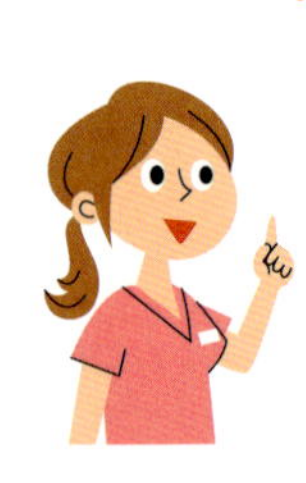

# フッ化物は"世界の常識"

**フッ化物は、日本だけでなく世界各国でも積極的に利用されていることを伝えましょう。**

## 簡単に説明するなら……

フッ化物の利用は、海外では約70年前から着々と拡大し、成功を収めています。むし歯予防におけるフッ化物の適正な応用は、まさに“世界の常識”なのです。ただし、海外でのフッ化物応用には、日本にはない「水道水フロリデーション」というものがあります。

## 詳しく説明するなら……

### 水道水フロリデーションって？

地球上の水の中には必ずフッ化物が含まれていますが、その濃度はまちまちです。あるとき、フッ化物濃度1ppm*程度の水で暮らす地域の住民にはむし歯が少ない、ということが発見され、飲料水にはむし歯予防に最適なフッ化物濃度があるということがわかりました。その考えに基づいて生まれたのが、**適正なフッ化物濃度の天然水、あるいは適正な濃度になるよう浄水場で調整した水道水を利用した「水道水フロリデーション」**です。

自然を模倣したこの方法には、「地域すべての人々の歯の健康づくりに生涯を通じて有効である」という公衆衛生的特徴があります。1945年1月に米ミシガン州グランドラピッズで初めて実施されて以来、世界保健機関（WHO）、米疾病予防管理センター（CDC）、国際歯科連盟（FDI）ほか150以上の専門機関が推奨し、今なお継続実施され、拡大し続けています。2012年の報告では、米国、オーストラリア、カナダ、韓国など**54ヵ国以上、4億4,000万人が、水道水フロリデーションの恩恵を受けています**（表5-1）。

**表5-1　世界の水道水フロリデーション実施状況**

天然の水道水フロリデーション：41ヵ国以上、約6,000万人
調整された水道水フロリデーション：27ヵ国以上、約3億8,000万人
いずれかの水道水フロリデーション：54ヵ国、約4億4,000万人

**人口の50%以上がフロリデーションの恩恵を受けている国**

| 国名 | 実施人口 |
|---|---|
| シンガポール | 100% |
| 香港 | 100% |
| ブルネイ | 95% |
| ガボン | 86% |
| オーストラリア | 80% |
| マレーシア | 75.5% |

| 国名 | 実施人口 |
|---|---|
| アイルランド | 73% |
| イスラエル | 70% |
| チリ | 70% |
| アメリカ合衆国 | 66% |
| ニュージーランド | 61% |

（英国フロリデーション協会「one in a million（2012）」より引用改変）

### 覚えておこう！

実は、日本でもかつて水道水フロリデーションが行われたことがあります。1952年、京都大学医学部の美濃部 玄教授を中心とするグループによって、京都市山科地区で実施されました。開始から11年後の結果をみると、世界の他の地域と同様にう蝕の抑制に効果を上げていました。しかし残念ながら、期限付き委託研究であったことと、地域の浄水場の拡張工事により、1965年に中止となりました。

ちなみに現在でも、日本の中の米国である米軍基地（三沢、横田、横須賀、厚木、嘉手納）では、水道水フロリデーションが実施されています。

＊ppmは「100万分のいくつ」という割合を示す数値。水や空気中の濃度を表すために用いられる。水1ℓ中に1mg含まれていれば1ppmとなる。

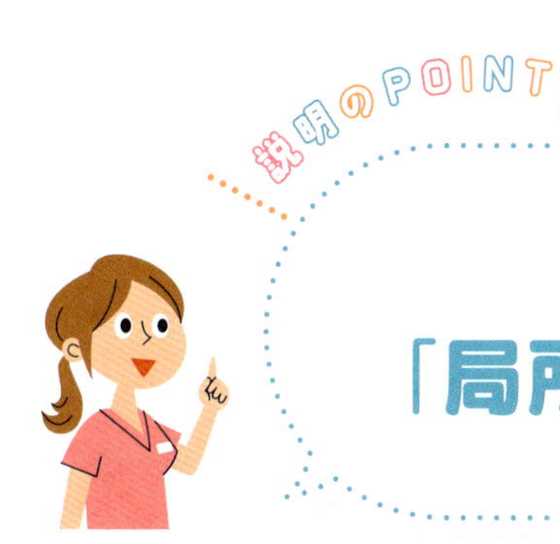


# フッ化物には「局所応用」と「全身応用」がある

ここで、フッ化物の応用の仕方について説明しておきましょう。

## 簡単に説明するなら……

むし歯予防におけるフッ化物利用法には、**歯の表面に作用する「局所応用」と、歯の形成期にはむし歯抵抗性の高い歯を形成し、同時に歯の表面にも作用する「全身応用」**があります。局所応用はフッ化物配合の歯磨き剤やフッ化物洗口、フッ化物塗付などです。一方、全身応用は、水道水フロリデーションをはじめ、フッ化物錠剤、フッ化物添加食塩（ソルトフロリデーション）などが挙げられます。

## 詳しく説明するなら……

### 局所応用には、歯磨き剤や洗口剤を

局所応用では、唾液とプラーク中に供給された低濃度のフッ化物が脱灰（歯のミネラル分が溶け出すこと）を抑えて、再石灰化（溶け出したミネラル分が唾液の力で元の状態に戻ること）を促進します。一方、全身応用では、フッ化物は血液を介して体内に取り込まれ、歯が生え始める前の期間には、歯の構造の一部となり、歯質の強化につながります。

水道水フロリデーションが実施されている国では、生まれた時より水道水から適切なフッ化物を摂取（全身応用）できるので、むし歯になりにくい歯が育ちます。しかし日本においては、フロリデーションが未実施であり、フッ化物を摂取できる錠剤も販売されていません。ですから、歯が生え始める時期（生後約6ヵ月）から高齢者（歯が1本でも残っている場合）まで、フッ化物配合歯磨き剤やフッ化物洗口剤を工夫して使用することになります。

### 覚えておこう！

図5-2 小児期のフッ化物洗口が成人期にもたらす効果

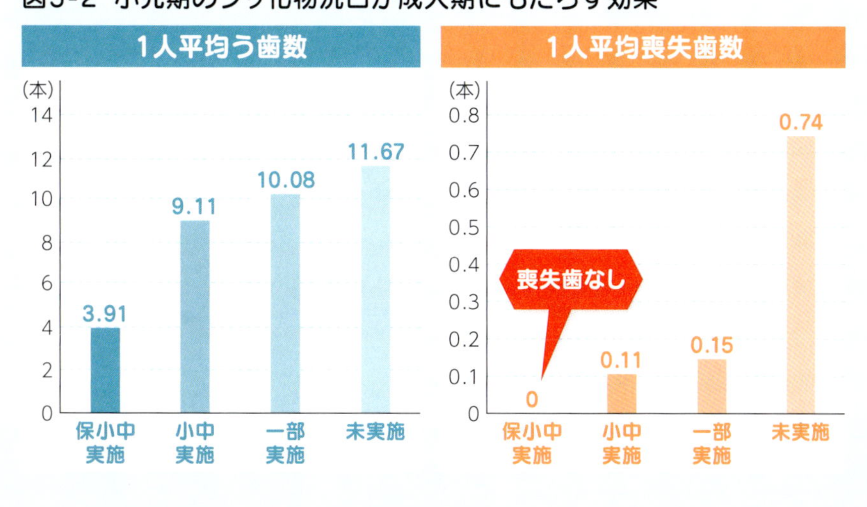


※対象は、新潟県弥彦村で平成15年度に乳幼児健診を受診した母親87名（平均年齢31.6歳）。フッ化物洗口の経験別に4群に分け、歯科健診結果を比較した。（文献3より引用改変）

47年の歴史をもつ、新潟県の集団的フッ化物洗口の成果を示すものとして、「小児期のフッ化物洗口が成人期にもたらす効果」という調査があります**（図5-2）**。これによると、保育園や小中学校（4～15歳）で集団的フッ化物洗口を行っていた子どもは、約32歳の時点でのう蝕の経験本数が、未実施者の3分の1となり、喪失した永久歯数もゼロでした。小児期からのフッ化物応用の必要性を強く訴える内容です。

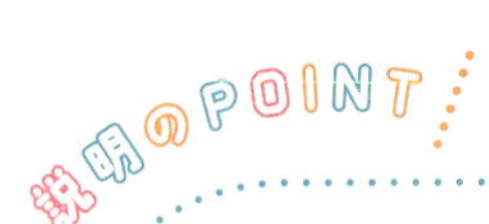


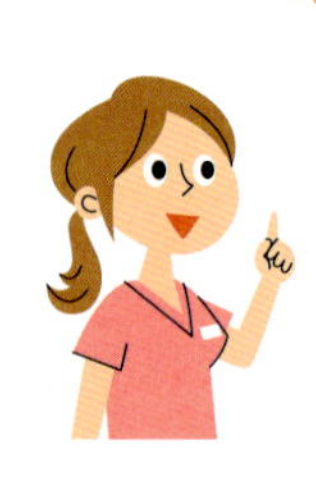

# フッ化物は低濃度で高頻度の使用が効果的

フッ化物がう蝕を予防する仕組みも、説明できるようになっておきましょう。

## 簡単に説明するなら……

効果的なフッ化物応用の原則は「低濃度」を「高頻度」で使用することであるといわれています。歯科医院では、定期健診時に高濃度のフッ化物を歯面に塗布することもありますが、それだけでは十分とはいえません。

低濃度・高頻度の使用を達成するためには、家庭での継続的なフッ化物応用が鍵となります。また、体に取り込まれたフッ化物は、血液から唾液を介して局所的にも作用しますが、この作用は生涯続きます（図5-3）。

## 詳しく説明するなら……

### 「低濃度」で「高頻度」が大切

1950年までは、フッ化物の作用は全身的、あるいは歯が生え始める前にはたらくと信じられていました。その後の研究により、低濃度フッ化物イオンが、歯の表面や結晶周辺に存在し、脱灰を抑制し、再石灰化を促進することが判明しました。ただし、口腔内でその効果を発揮するためには、フッ化物イオン濃度が最低でも0.03〜0.5ppmは必要と考えられています。ところが、生理的な唾液中の濃度は0.02ppm未満です。**この足りない濃度を補うのがフッ化物応用の目的で、そのためには「低濃度」を「高頻度」に応用するのが大切**です。

**図5-3 フッ化物の全身への作用と局所への作用**

**局所作用**（歯の表面に直接作用）

**全身作用**（血液・唾液を介して）

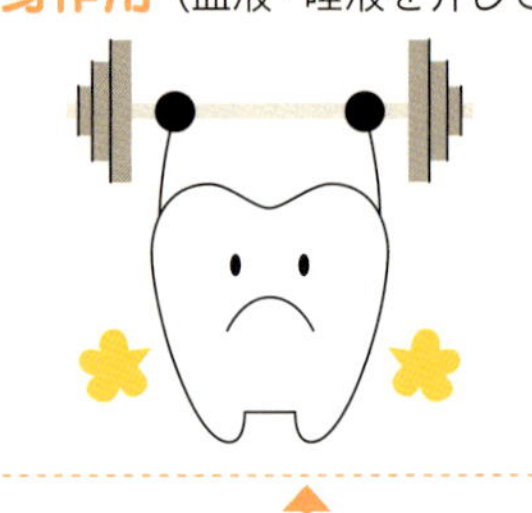

**局所応用**
1. フッ化物配合歯磨剤
2. フッ化物洗口
3. フッ化物歯面塗布

**全身応用**
1. 水道水フロリデーション
2. 食塩・牛乳のフッ化物濃度調整
3. フッ化物錠剤、液剤（ドロップ）

（米テキサス州保健省制作の小学生向け健康教育用教材より引用改変）

### 覚えておこう！

歯面に高濃度フッ化物を塗布すると、唾液由来の$HPO_4^{2-}$（リン酸水素イオン）、タンパク質などが吸着され、$CaF_2$様物質（フッ化カルシウムに似た生理作用をもつ有機化合物）として存在することになります。$CaF_2$様物質は、一般的な口腔内環境の中性領域では難溶解性ですが、エナメル質表面のpHが低下すると溶解し、低濃度ながら長期間にわたって$Ca^{2+}$（カルシウムイオン）や$F^-$（フッ化物イオン）の供給源となります。すなわち、高濃度フッ化物であっても、最終的には低濃度$F^-$として、う蝕予防に寄与するといわれています。

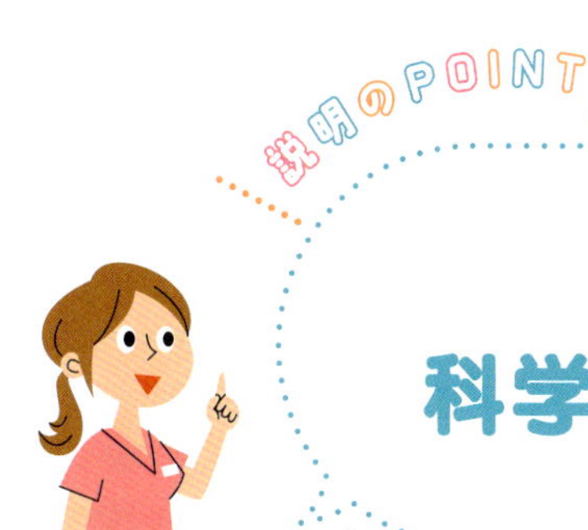


# フッ化物の安全性は科学的根拠に裏付けられている



## インターネットで騒がれる「フッ化物の安全性」。どう判断すべきでしょうか。

### 簡単に説明するなら……

フッ化物の利用に関しては、インターネットなどで安全性を懸念する声が聞こえます。全身応用である水道水フロリデーションをターゲットにし、そこから局所応用に結びつけるような誤った情報が流される場合が多いようですが、それらの不安はその都度、追加研究によって否定され、フッ化物応用の安全性を確かなものにしてきました。

### 詳しく説明するなら……

#### 信頼できる機関の正しい情報から判断を

フッ素は、自然界では他の元素と化学結合し、フッ化物として地殻、土壌、海水、大気中に存在します。土壌中には約280ppm、海水中には約1.3ppmのフッ化物が含まれていて、濃度の違いはあれども、地球上の水、すべての食べ物や飲み物には必ずフッ化物が含まれています。

1945年にグランドラピッズで、初めて水道水フロリデーションが実施されて以来、あらゆる角度から継続的に調査・研究が積み重ねられてきました。信頼できる査読制度によって支持された何万もの研究論文が、水道水フロリデーションの安全性を裏付け、その結果がフッ化物応用全体の安全性につながっています。

インターネットには誤った情報と正しい情報が混在しています。不安を抱かせる言葉にとらわれ、フッ化物という有益なものを十分に利用しなかったためにむし歯を発症するというのは、もったいないことです。信頼できる専門機関の正しい情報に耳を傾けるようにしましょう。

とじ込み付録で説明しよう!

#### 覚えておこう!

インターネットの情報が誤解を招いた一例として、「フッ化物と子どもたちのIQ(知能指数)の関連性」を挙げてみましょう。数年前話題になり、当院の患者さんからも「フッ化物を使うと知能が下がるのか」と質問を受けました。

「ハーバード大学　フッ素　IQ」とインターネットで検索すると、関連する記事がたくさん表示されます。これを見た一般の方は、「有名なハーバード大学の先生が、飲料水に含まれるフッ化物濃度が高い地域の子どもたちは、低濃度の地域に比べてIQが低いと述べている。今日からフッ素を使うのをやめよう」と言い出しかねません。

実はこの論文は、中国、モンゴル、イランの研究者によって発表された複数の臨地調査報告論文を、机上で吟味したレビュー論文です。米小児科学会は、この論文に関して「ハーバード大学が独自の調査を行なったわけではない」「論文の著者自身が述べているように、フッ化物と小児のIQテスト値との関連性に結論を示しているものではない」「レビューのもとになった研究論文では、社会・経済的背景が考慮されておらず、データの質にばらつきが大きい」といった見解を表明しています。また米歯科医師会(2005年)、英国ヨーク大学(2000年)なども、「水道水フロリデーションによって小児のIQが下がるという心配は、科学的根拠がない」としています。

もう一歩深く！

# 発展講座

## フッ化物応用が健康格差を埋める

2014年7月、「わが国の子どもの貧困率が、2012年に16.3%と過去最悪を更新した」との報道がありました。子どもの貧困率とは、平均的な所得の半分を下回る世帯で暮らす18歳未満の子どもの割合をいうもので、この数字は、経済協力開発機構（OECD）に加盟する34ヵ国の子どもの平均貧困率である13.8%を上回っています。当然、このような子どもたちの多くは、家庭において口腔の健康を育てるための十分なサポートを得られないことが多く、実際に学校などで歯科健診を行うと、健康格差が存在することを実感します。

われわれ歯科医療従事者の大半は、保護者に付き添われて来院する、どちらかというと恵まれた家庭環境にある子どもたちに予防処置をする機会が多いと思われます。来院する保護者すべてが熱心な方ばかりではないにしても、来院した時点ですでに、保護者には自分の子どもをう蝕から守りたいという意識があります。ところが、私たちが生活している社会では、本来もっとも予防処置が必要である子どもたちが、私たち専門家の手の届かないところにいるのです。これを認識して、貧困や親のネグレクトなどから生じる「子どもの健康格差」にも目を向け、専門家として何ができるかを、考えていきたいものです。

ここで、P.50で紹介したお子さんの症例に話を戻します。**図5-4**はその子とその両親の口腔内写真です。母親はまだ35歳なのに上顎に歯がありませんが、本人が言うには「上の歯はシンナーで溶けてなくなった」そうです。

生活環境などから判断する限り、もしこの子どもが通っている園や学校でフッ化物洗口が実施されていなかったら、カリエスフリーの永久歯列が完成することはなかったと考えられます。こうした点から、社会に存在するう蝕の健康格差や地域格差を解消するには、公衆衛生的なフッ化物応用の採用が欠かせないことは明らかです。

筆者の医院は香川県の田舎にありますが、年末年始には海外に在住している方が帰国し、健診のために来院されます。チェアサイドで、米国、オーストラリア、ニュージーランド、ドイツなどのフッ化物応用の状況について話を聞くこともあります。

日本との違いは、国民に水道水フロリデーションやソルトフロリデーション、フッ化物錠剤に関しての情報が発信され、理解されていることです。フッ化物が歯の健康のために有益な栄養素であるというのは、国際的な共通見解なのです。

**図5-4 P.50の小児患者とその両親の口腔内写真**

子ども（11歳）

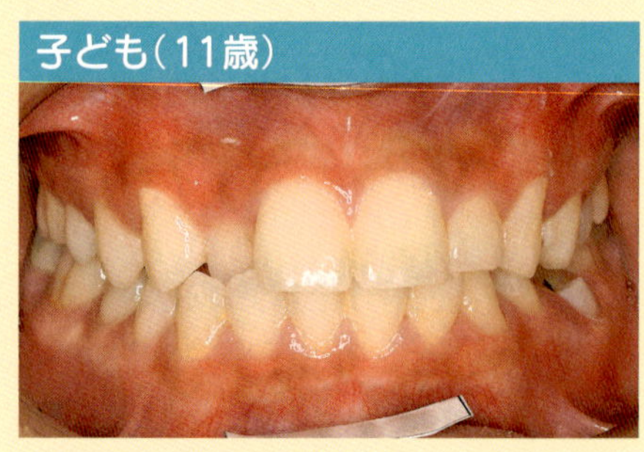

通院していなかったため定期的なケアができなかったが、集団的フッ化物洗口によりカリエスフリーの永久歯列が完成。毎月、小学校で歯科衛生士によるブラッシング指導も受けている。

父親（37歳）

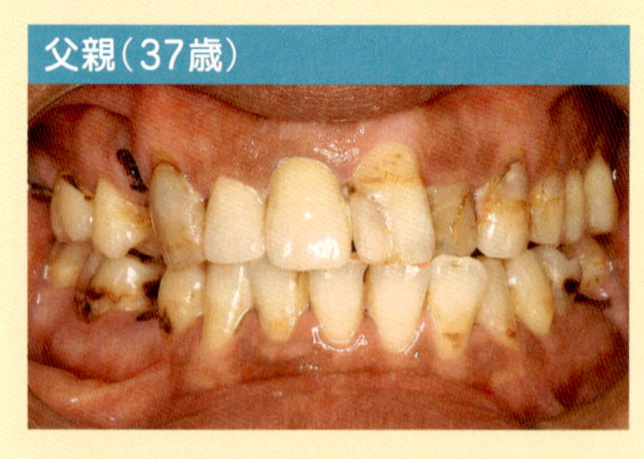

上顎右側中切歯が残根状態であることを友人に指摘されて来院。写真は主訴治療終了時の状態。喫煙習慣あり。家庭でのケアは不十分で、う蝕、歯周病に対する関心はなく、主訴部位の治療のみで終了。

母親（35歳）

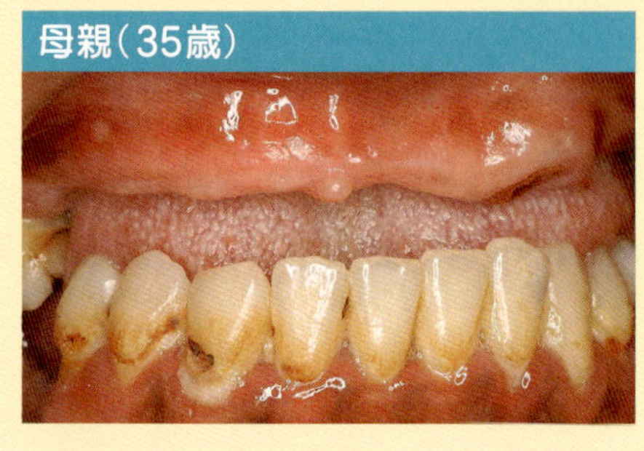

上顎義歯の不適合を訴え来院。残存歯には歯石の付着も著明で、根面カリエスも多発しているが、う蝕、歯周治療に対する関心はない。

## 水道水フロリデーションの導入を

子どものう蝕に見られる健康格差は、地域や自治体における園や学校での集団的フッ化物洗口により、かなりの改善が見込まれます。しかし、う蝕はすべての世代、生涯を通じて対応すべき問題です。厚生労働省がまとめた2013年の国民生活基礎調査によれば、高齢者が高齢者を介護する「老老介護」世帯の割合はすでに51.2%に達しています。そうした高齢者のう蝕や、口腔ケアの現場で必ず問題となる「根面う蝕」への対応などのためにも、筆者は水道水フロリデーションの導入こそが望ましいと考えています。

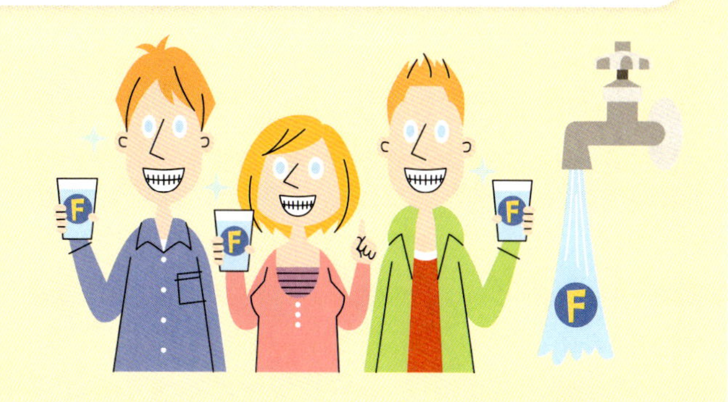

わが国では現在でも、20歳で90%以上の人がう蝕になり、80歳以上の高齢者で約30%の人が歯をすべて失っています。地域住民のQOL(生活の質)の低下の大きな要因のひとつに、う蝕があることは明らかです。フロリデーションは、生活の違いや年齢の差、心身障がいの有無、介護が必要か否かにかかわらず、地域のすべての人々に、平等なう蝕予防を提供します。世界では、う蝕が減少傾向になった現在でも、フロリデーションの恩恵を受ける人は増え続けています。

水道水フロリデーションを話題にすると、「日本では不可能だ」とよく言われます。その理由は「一般の人々が理解していないものを勧められない」「日本の事情を考えると難しい」「問題が起きたら誰が対応するのか」など、専門家としては残念な言葉ばかりです。私たちの周りでも、健康格差という問題はすでに他国と同様に鮮明に表面化しており、超高齢社会へのスピードにいっそう拍車がかかっています。このような状況で、歯科保健の専門家である私たちが、WHOやFDIをはじめ、世界各国の保健機関と団体がその有効性と安全性にお墨付きを与え、いまだに世界で普及拡大を続けている水道水フロリデーションを解決策として提案しない理由がどこにあるのでしょう。

しかし残念ながら、日本では水道水フロリデーションの認知度は低く、一般のほとんどの人々には、未知の用語のようです。人々に正しい情報を発信するのは私たち歯科保健の専門家です。歯科医師はもちろん、歯科衛生士、歯科保健にかかわるすべての人々が、フッ化物応用と水道水フロリデーションについて正しく理解し、世界での取り組みとそこから得られた成果を繰り返し伝えていくことが強く望まれます。水道水フロリデーションについてさらに詳しく学びたい方には、参考文献1、2をおすすめします。

## おわりに

毒性学の「父」といわれる16世紀の医師、パラスケスは、「毒かどうかは、使用量による」と述べています。また、毒性学の専門家ジョン・ティムブレルは、1989年に「安全な化学物質は存在しない。ただ安全な使用法が存在するのみだ」と言いました。有益な物質でも、摂取量が適切でなければ身体に悪影響を与えるということです。たとえばビタミンA、ビタミンD、食塩、そして水でさえも、不足していると障害が現れますが、摂り過ぎても有害となります。**適量を摂取する**ことが大切なのです。

栄養素であるフッ素に関して、私たち人類は、これまで蓄積してきた膨大な科学的証拠によって「適量」を知っていますし、世界の多くの専門機関が安全性にお墨付きを与えてもいるのです。

〈引用文献〉
1. 8020推進財団. 3歳児dmft(一人平均う蝕歯数)の都道府県別ランキングの推移. http://www.8020zaidan.or.jp/8020/search5.php?yyyy=0&file_id=249(2015年2月25日アクセス)
2. 文部科学省. 平成18年度学校保健統計調査. http://www.e-stat.go.jp/SG1/estat/List.do?bid=000001007582&cycode=0(2015年2月25日アクセス)
3. 葭原明弘, 佐久間汐子, 峯田和彦, 高徳幸男, 田村卓也. フッ化物洗口法によるう蝕予防効果の成人期における追跡調査. 口腔衛生学会雑誌 2004:54(4);314.

〈参考文献〉
1. 田浦勝彦, 小林清吾. 水道水フロリデーション. 東京:口腔保健協会, 2013.
2. NPO法人日本むし歯予防フッ素推進会議(編). フロリデーション・ファクツ2005. 正しい科学に基づく水道水フッ化物濃度調整. 東京:口腔保健協会, 2006.
3. 飯島洋一. フッ化物についてよく知ろう. う蝕予防の知識と実践. 東京:デンタルダイヤモンド社, 2010.

Chapter

# 酸蝕歯が気になる患者さんにこう説明しましょう

北迫勇一

# 酸蝕歯が気になる患者さんに こう説明しましょう

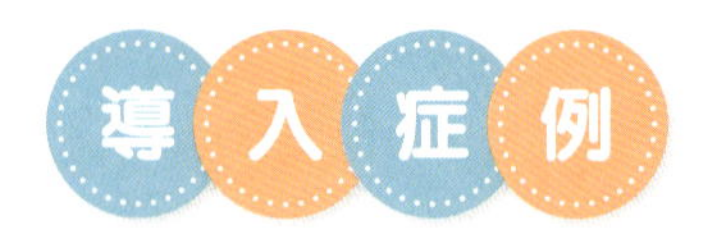


## Aさん（47歳・女性）

### 前歯部

特に上顎前歯は元の形がわからないほど溶けている

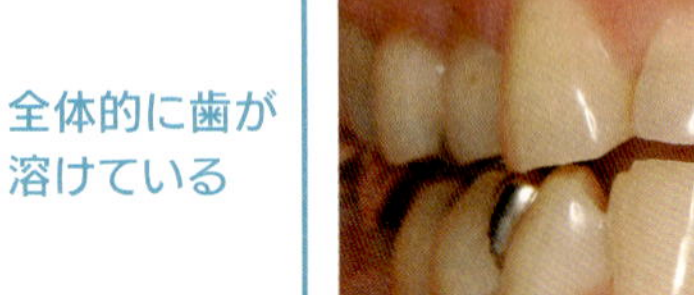
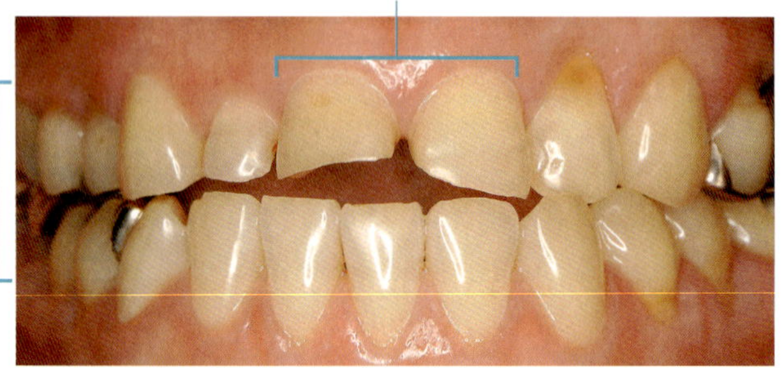


神経が透けて見えるほど溶けている

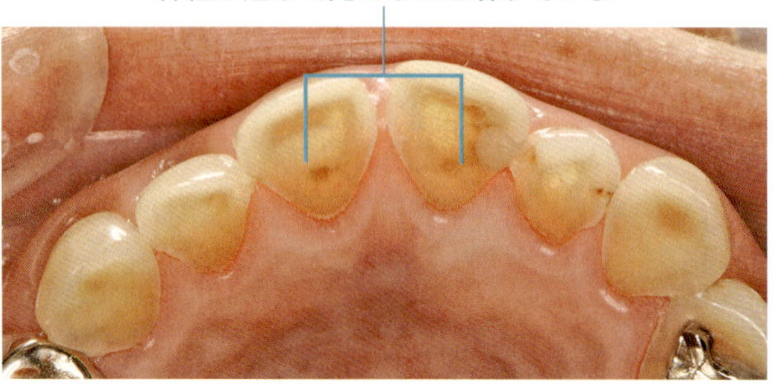

### 臼歯部

インレーだけが溶けずに残り、周りの歯は溶けている

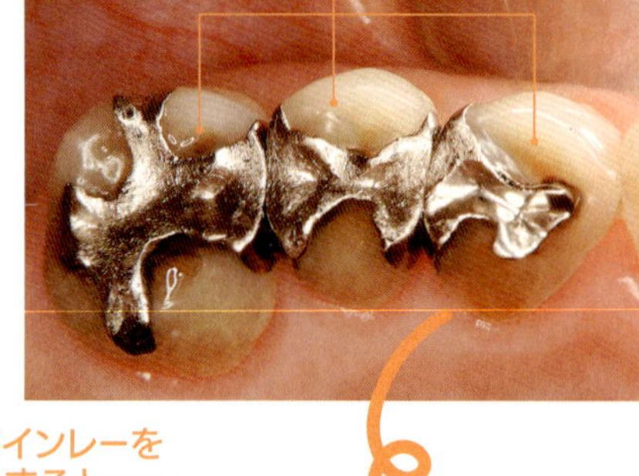

4|のインレーを除去すると……

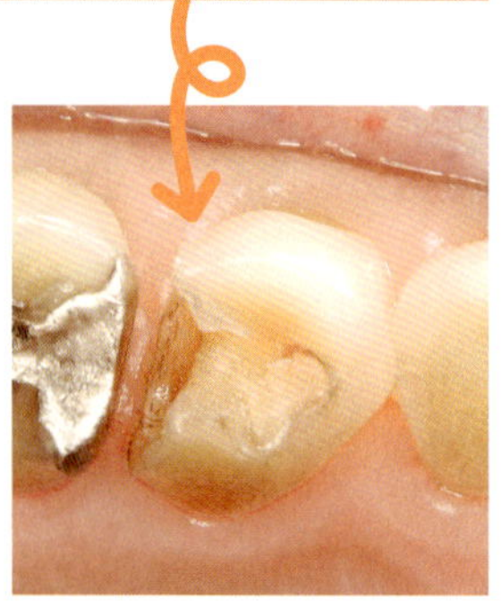

（文献1より引用改変）

上顎前歯部における冷水痛を主訴に来院された、47歳の女性です。口腔内をみてみると、上顎前歯の頬側・口蓋側が溶けていました。患者さんにお話を聞いてみると、「ダイエット目的で、2年間朝晩にコップ1杯の黒酢の原液を、上唇に一度ため込み、少しずつ奥歯の方へ流し込むようにして飲み続けていた」とのことでした。健康意識は高く、口腔衛生はきちんとされていました。

### 説明のPOINT


- 酸蝕歯とう蝕の違い → P.61
- 歯の酸蝕は外見も質も悪化させる → P.62
- 酸蝕歯になりやすい飲食物・食べ方・飲み方 → P.63 付録連動
- 酸蝕歯予防対策 → P.65

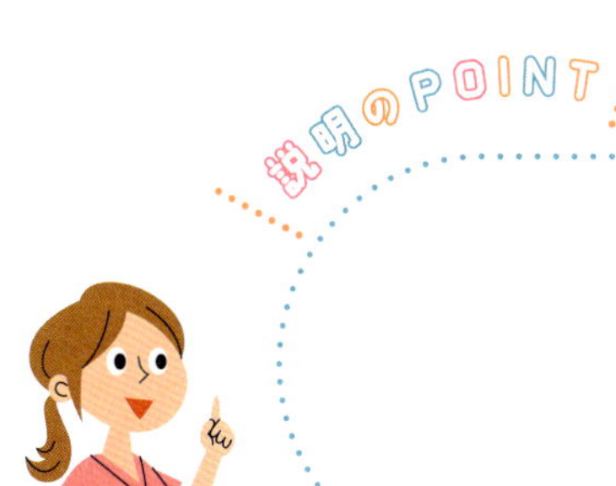


# 酸蝕歯とう蝕の違い

まずは酸蝕歯になる仕組みを、う蝕と比較しながら説明しましょう。

## 簡単に説明するなら……

むし歯は、むし歯菌が出す酸で歯が溶けますが、酸蝕歯は、食べ物や飲み物に含まれる酸で歯が溶けます。むし歯のないきれいなお口の中でも歯は溶けるので、注意が必要です。

## 詳しく説明するなら……

### むし歯

むし歯菌が作る酸で歯が溶ける。

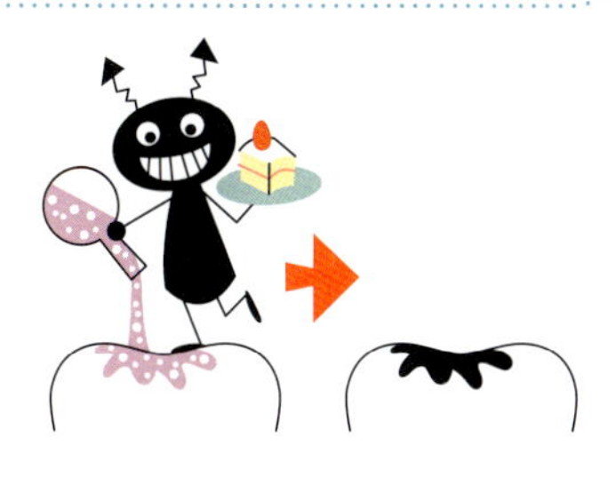

### 酸蝕歯

身近な酸性飲食物の酸で歯が溶ける。

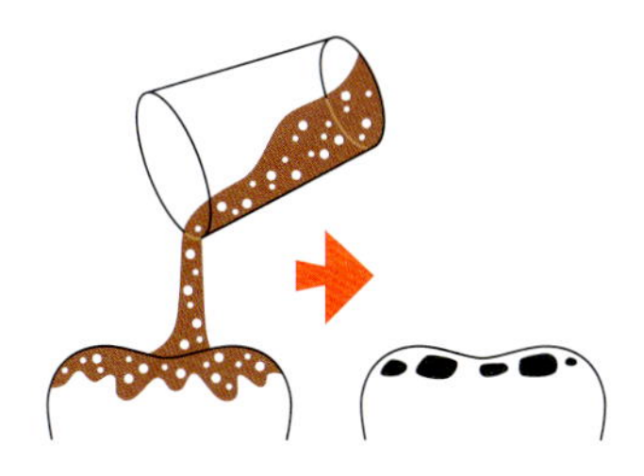

### むし歯は一部分、酸蝕歯は広範囲

歯は、カルシウムやリンなどのミネラル成分でできていて、酸にふれると化学反応が起こり分解され溶けてしまいます。むし歯は、むし歯菌が出す酸によって歯が溶ける病気で、歯の溝や歯と歯の間など、汚れのたまりやすい場所から歯が溶け始めます。ですので、むし歯のできる範囲は限られています。

それに対して、酸性の食べ物や飲み物がお口の中に入ってきて、繰り返し歯と接触することで溶け始める現象を"歯の酸蝕"といい、酸蝕によって病的に溶けてしまった歯を"酸蝕歯"と呼んでいます。飲食物はお口の中全体に行き渡りますから、広範囲の歯に被害が拡大します。

### 胃酸でも歯は溶ける

歯が溶ける原因は、むし歯菌の出す酸だけではありません。身近な市販の酸性飲食物でも、その食べ方・飲み方次第では歯が溶けます。この場合、酸性飲食物を摂った直後の歯の表面は軟らかくなっています(軟化)。また、持続性の嘔吐がある場合でも、胃酸の影響で歯が溶けます。

## 覚えておこう!

### 唾液が酸を中和する

酸性飲食物を飲んだり食べたりしても、すぐに歯が溶けずに済んでいるのは、唾液が歯を補修し続けているからです。唾液の洗浄作用により酸が洗い流され、また緩衝作用により口腔内が中和され、さらには唾液に含まれるミネラル成分によりエナメル質が補修されて、「溶ける＋補修する」というバランスが保たれることで歯の健康は維持されています。

また、逆流性胃食道疾患など内因性酸蝕歯では、この唾液の作用が、歯だけでなく胃食道にまでおよぶことで、外部から届きづらい部位におけるクリアランス向上に重要な役割を担っています。

■は唾液の流れが悪く、酸蝕になりやすいので要注意!

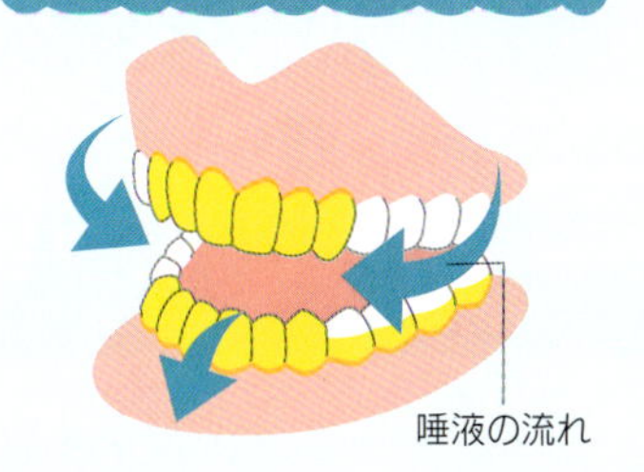

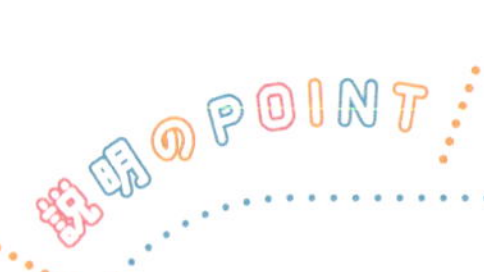


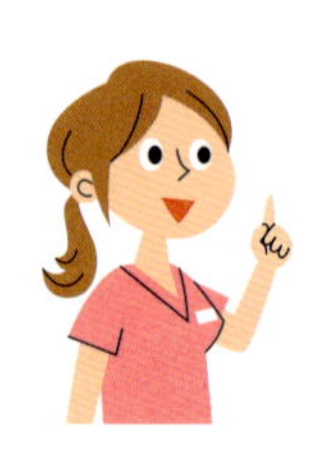

# 歯の酸蝕は外見も質も悪化させる

**歯の酸蝕によって、歯がもろくなってう蝕が悪化しやすくなることを説明しましょう。**

## 簡単に説明するなら……

前歯が酸蝕歯になると、もともと薄い歯がさらに薄くなって、透きとおって見えます。また、歯の先が欠けるというトラブルが起こることもあります。奥歯では、そこに噛む力が加わるので、健康な歯と比べて歯がどんどんすり減ってしまいます。さらに、むし歯も悪化しやすくなります。

## 詳しく説明するなら……

### 酸蝕歯の病態と症状

**図6-1**のように、酸蝕が起こった前歯では、表面のエナメル質が白く濁って見えたり、歯の内側の象牙質が透けて見えたり、歯の先端が欠けてザラついたりします。

奥歯では、歯が丸みを帯びたり、歯がどんどんすり減ったりするため、しみやすく、噛んだ時に痛みを感じることがあります（**図6-2**）。さらに進行すると奥歯が欠けてくることもあります。

症状としては、冷たい水がしみる（知覚過敏）、歯がへこむ、歯のへこみを噛んだときに痛む（咬合痛）、歯が欠けるなどがあります。さらに、もともと存在していた歯のすり減りやむし歯が悪化しやすくなります。

**図6-1 前歯の症状**

エナメル質切縁部において透明感が増している

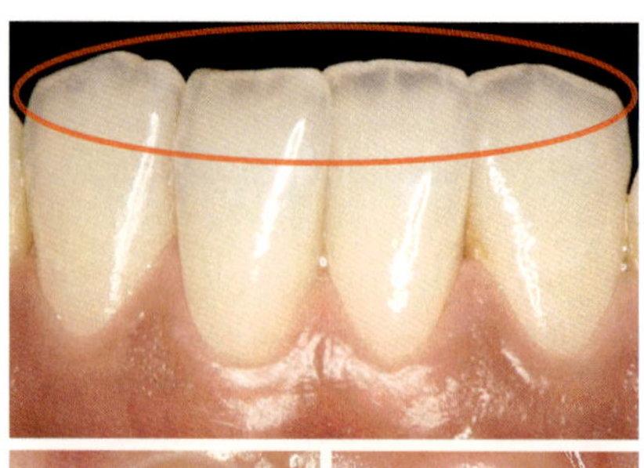

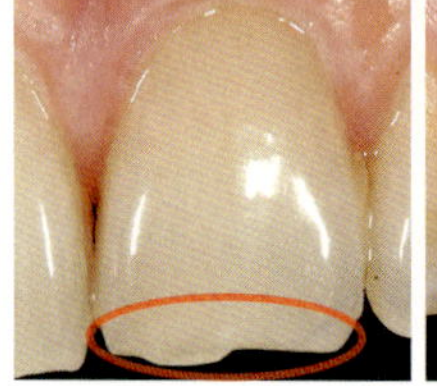

先端が欠けている

エナメル質表層に白濁がみられる

**図6-2 臼歯の症状**

全体的に丸みを帯び、歯頸部に健全歯質が一層残っている

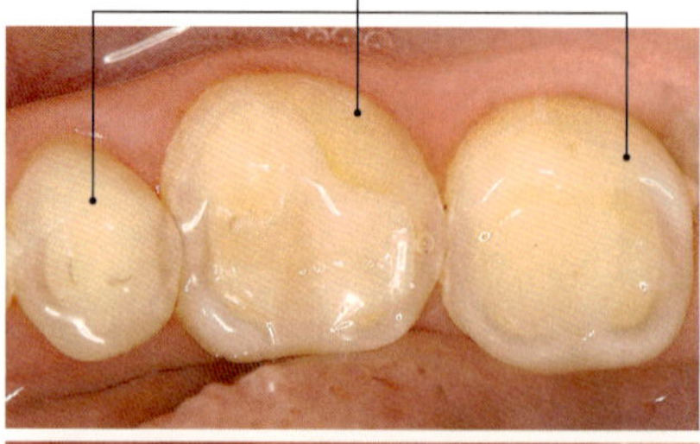

歯が破折している

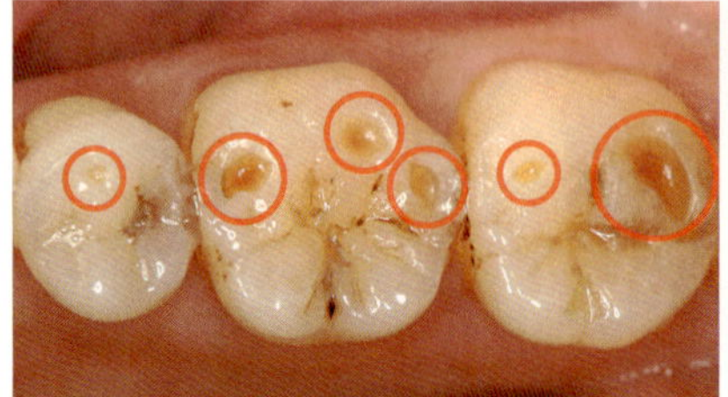

歯がへこんでいる

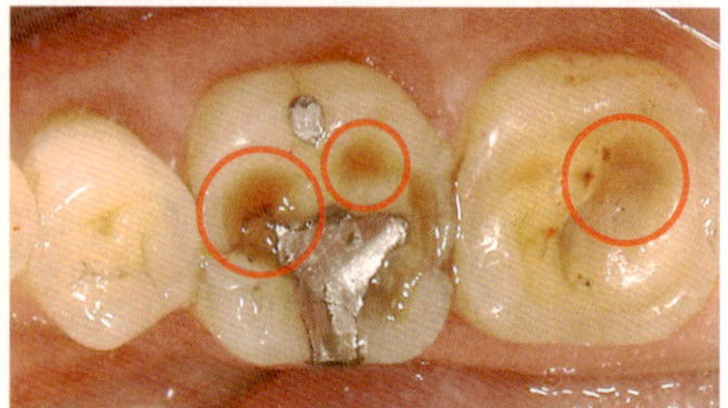

歯のへこみがみられる。自覚症状として、噛んだ時に痛みがある

（文献2より引用改変）

## 覚えておこう！

### 酸蝕歯の見極めには、患者さんの生活背景の聞き取りが欠かせない

近年のErosive tooth wear（P.67参照）に関する書籍[3]では、酸蝕歯の臨床所見（smooth silky-glazed sometimes dull appearance, intact enamel along the gingival margin and change in colour, cupping and grooving on occlusal surfaces）が繰り返し記載されています。**特に、歯頸部に健全歯質が一層残る臨床所見は酸蝕歯に特有なものと考えられます（図6-2左上写真）**。

エナメル質段階の酸蝕歯では、冷水痛などの臨床症状をともなわず、無症状のまま進行するため、その発見が遅れる傾向にあります。エナメル質酸蝕の段階から介入していくためには、患者さんの健康意識や生活スタイル、嗜好品を適宜把握するほか、健全なエナメル質も含め、注意深く口腔内を観察する能力が必要です。

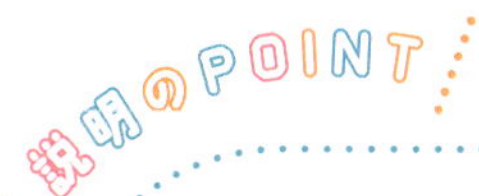


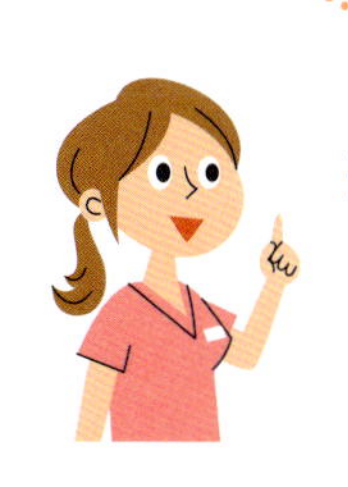

# 酸蝕歯になりやすい飲食物・食べ方・飲み方

**酸っぱいものだけが酸性度の高い飲食物とは限りません。毎日摂るものに酸性の食品があるかどうか、一緒にチェックしましょう。**

とじ込み付録で確認しよう！

## 簡単に説明するなら……

酸蝕歯になりやすい飲食物として、コーラやオレンジジュースなどのソフトドリンク、黒酢やリンゴ酢などのお酢系飲料、スポーツドリンク、栄養ドリンク、柑橘類などの果実、酢の物などが挙げられます。これらの飲食物を、毎日のようにちびちび飲んだり食べたりしていると、酸が歯に触れる時間が長くなって酸蝕歯になる可能性が高まります。

## 詳しく説明するなら……

### 身近な飲食物には酸性のものが多い

市販飲料の酸性度（pH値）を測定した結果、約73％の飲料が、歯のエナメル質が溶ける数値（エナメル質臨界pH値：pH 5.5）を下回る値を示しました**（付録参照）**。また、食べ物についても同様に測定した結果、身近に存在する多くの食品が酸性でした。なぜ人気の清涼飲料水の多くはpH値が低いのでしょうか。食品衛生法の基準によれば、清涼飲料の殺菌条件は飲料のpHによって区分され、pHが低いほど加熱条件がゆるくなります[6]。これは、酸性の水溶液そのものに殺菌力があるからです。このため、高温で加熱すると味が変わってしまう炭酸飲料などはpHが低く酸性度が強くなる傾向にあります。

また、上の前歯*に注目して観察すると、年齢による生理的な歯のすり減りもありますが、飲食物により歯の溶け方が異なっていました。（P.64**図6-3**）。

### 食べ方・飲み方によっても歯が溶けやすくなる

酸性度の強い飲食物を、高頻度に（ほぼ毎日）摂取する習慣があり、しかも時間をかけちびちび食べたり飲んだりする癖（デスクワーク中の栄養ドリンク、運転中の炭酸飲料、運動中のスポーツドリンクなど）のある人ほど、酸が歯にふれる時間が長く、唾液による洗浄効果も期待できないため、歯が溶けやすくなります。他にも、前歯で柑橘類などの果実をかじったり、酢の物をすするようにして食べる方は要注意です（P.64**図6-4**）。

＊上顎前歯は、酸性飲食物に直接触れやすい、唾液が行き渡りにくく保護作用が及びづらいという特徴があるため、酸蝕の観察に適している。

## 図6-3 各種酸性飲食物に由来すると思われる症例（上顎前歯部唇面観）

**炭酸飲料**

21歳女性。炭酸飲料を毎日飲んでいた。

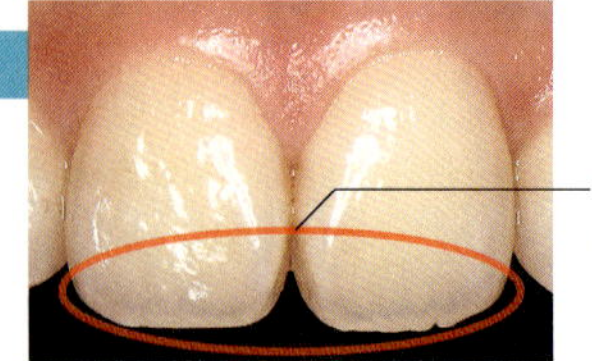
先端が透けている

**グレープフルーツ**

54歳男性。健康のために毎朝グレープフルーツを食べていた。

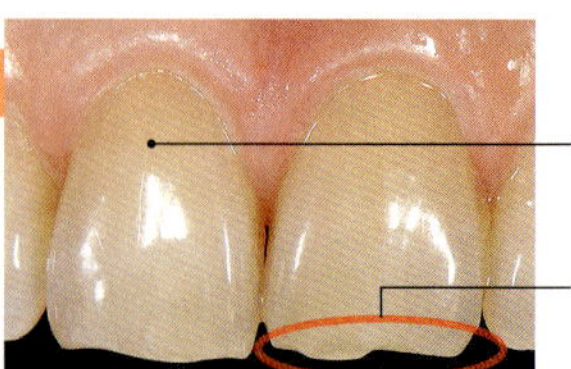
ヒビが入った
先端が欠けた

**黒酢**

67歳女性。健康のために毎日黒酢を飲んでいた。

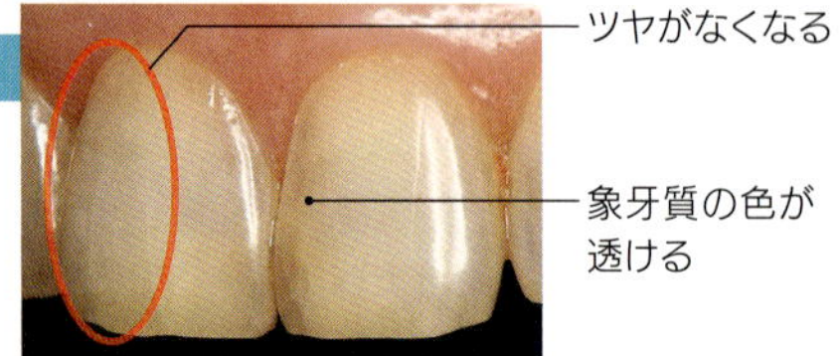
ツヤがなくなる
象牙質の色が透ける

**レモン**

58歳男性。健康のために毎日レモンをかじっていた。

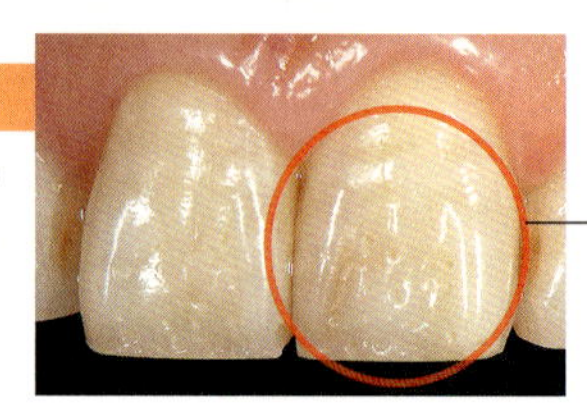
表面にアイスピックでつっついたような穴がみられる

**スポーツドリンク**

70歳男性。熱中症対策に、毎日のジョギング中にスポーツドリンクをこまめに飲んでいた。

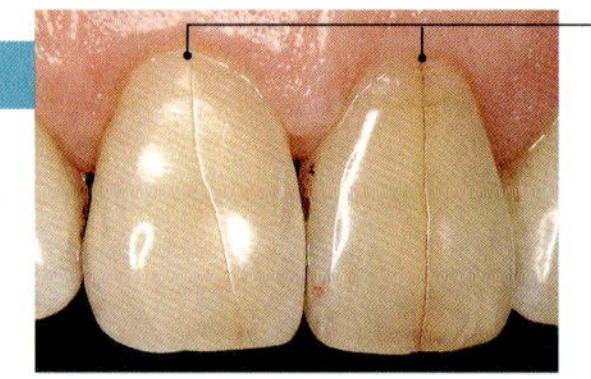
象牙質が透け、大きくヒビが入った

**オレンジ**

76歳女性。オレンジとみかんを毎日たくさん前歯でかじるように食べていた。

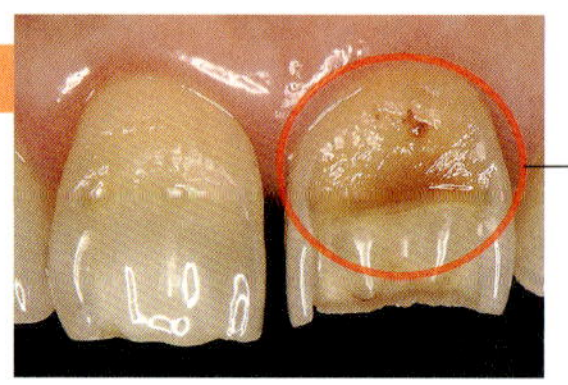
象牙質がむき出しになり、歯が崩れている

（文献4より引用改変）

## 図6-4 酸性飲食物の食べ方の影響

**みかんを前歯でかじる癖のある人**

66歳、男性。
みかんを毎日（5年間）前歯でかじるように食べ続けた。
みかんが直接触れる上顎前歯を中心として広範囲に歯が溶けており、唇面形態が大きく変化している。

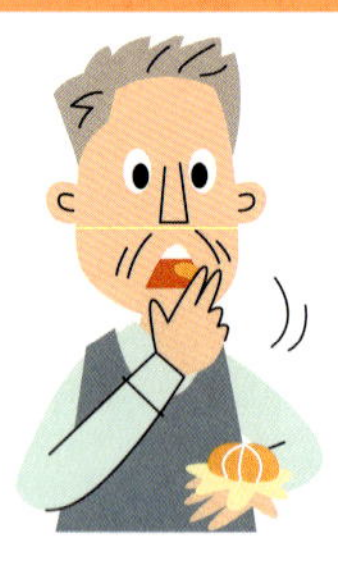

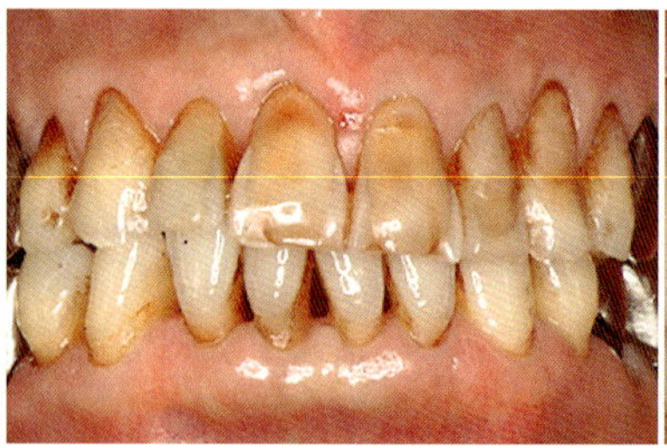

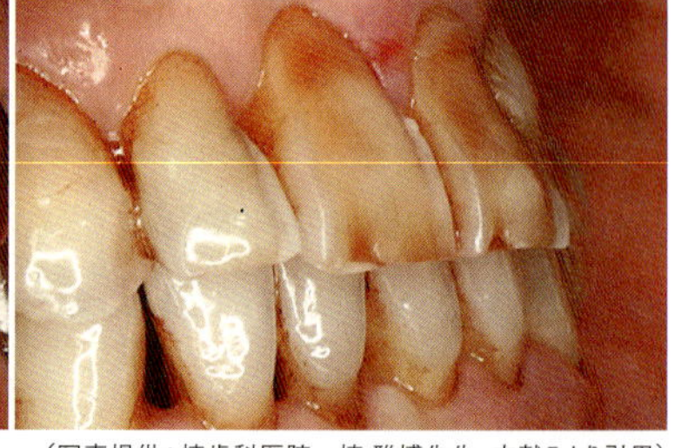

（写真提供：楠歯科医院　楠 雅博先生、文献5より引用）

**酢の物を上下の前歯間ですすって食べる癖のある人**

43歳、女性。
もずく酢を毎日（2年間）前歯ですするように食べ続けた。
すするときに酢の物が触れる上顎前歯口蓋側において、歯が溶け、一部象牙質が露出している。

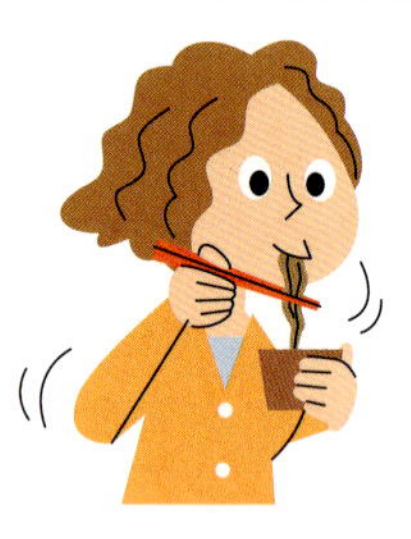

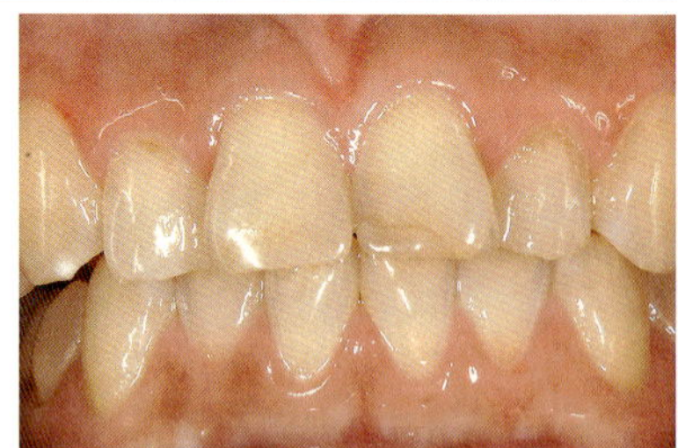

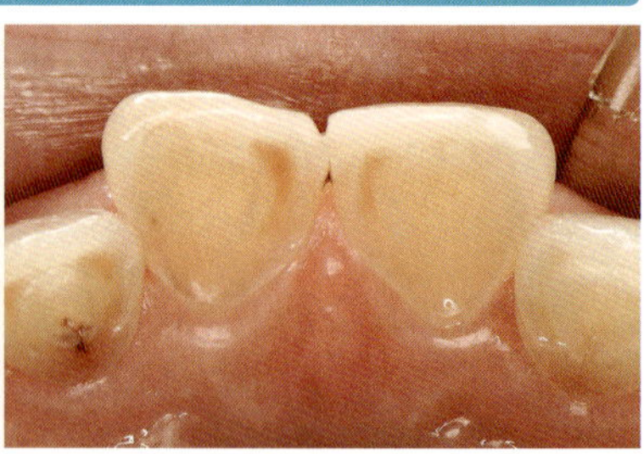

### 覚えておこう！

**う蝕原因菌の酸と飲食物に含まれる酸では、エナメル質の臨界pH値が異なる**

近年、う蝕・酸蝕歯間でその発症メカニズムが異なることから、それぞれのエナメル質の臨界pH値も異なることが指摘されています。

本章では、う蝕を想定した値を参考値として記載しましたが、近年の酸蝕歯関連書籍[2]によると、酸蝕歯におけるエナメル質の臨界pH値は、計算上一定の値とはならないことが示唆されています。その理由として、計算値が各種飲食物に配合されるカルシウム、リンおよびフッ素濃度に依存すること、その他の配合成分の影響を無視できないこと、リン濃度が測定できない場合や濃度不明の有機酸に関しては代用値を用いたことなどが挙げられています。

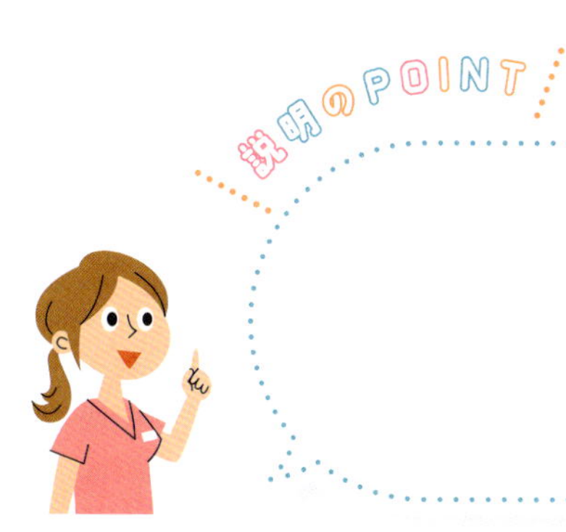
説明のPOINT

# 酸蝕歯予防対策

体によかれと思って続けている食習慣があだになる場合も。
酸蝕歯になりにくい食習慣を身につけて、歯も体も健康になれるようサポートしましょう。

## 簡単に説明するなら……

残念ながら、体によい食習慣がすべて歯にもよいとは限りません。酸蝕歯はむし歯や歯周病と異なり、ブラッシング（歯磨き）だけでは防ぐことはできません。実は日常生活には酸蝕歯のリスクがたくさんひそんでいます。そこで、歯も体も健康になる対策をご紹介します。



## 詳しく説明するなら……

### ポイントを押さえて酸蝕歯になりにくい生活を

下のポイントにもとづいて生活習慣を見直し、酸蝕歯のリスクを減らしましょう。

長時間、
歯を酸にさらさない

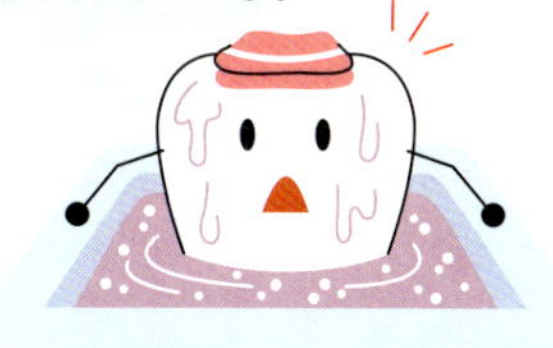
あれ？溶けてる？
酸の湯

直接、酸を歯に
触れないようにする

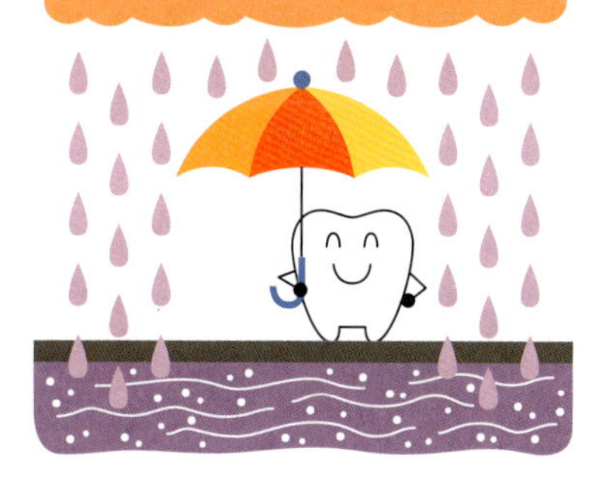

酸に触れた歯が
軟らかいあいだは、
余計な力を加えない

キケン
雨に濡れた
土のように、歯も
酸で軟らかくなる

### それでも患者さんが「やめたくてもやめられない……」と言うときにできるアドバイス

酸性飲食物は嗜好品のため、すぐにやめられない、あるいは健康のためにやめたくない方もいます。そんな方へは以下のようにアドバイスしましょう。しかし、いちばんだいじなのは酸性飲食物の摂取頻度の軽減だということも、繰り返し伝えましょう。

「熱中症対策にスポーツドリンクは欠かせない！」
「栄養ドリンクを飲まなきゃ仕事にならない！」
「炭酸飲料大好き！」
「健康のために、黒酢も柑橘類もやめたくない！」

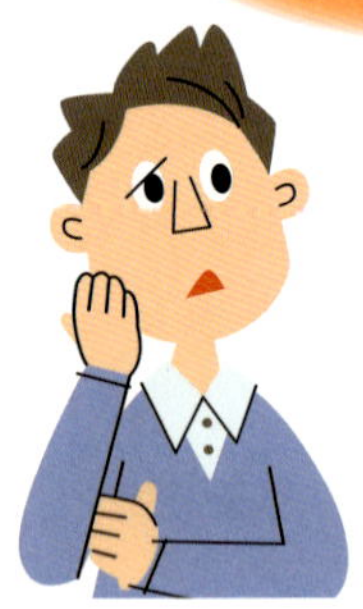
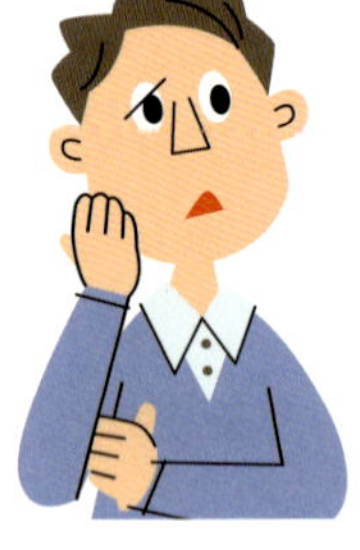


「酸性飲食物を摂ったあと、水やお茶など中性の飲料も飲むようにしましょう」
「ちびちび飲まずに、グッと飲み干すようにしましょう」
「食品の形態をカプセルなどに変えてみましょう」
「ストローを使って飲みましょう」

「お酒を控えるなんてムリムリ！」

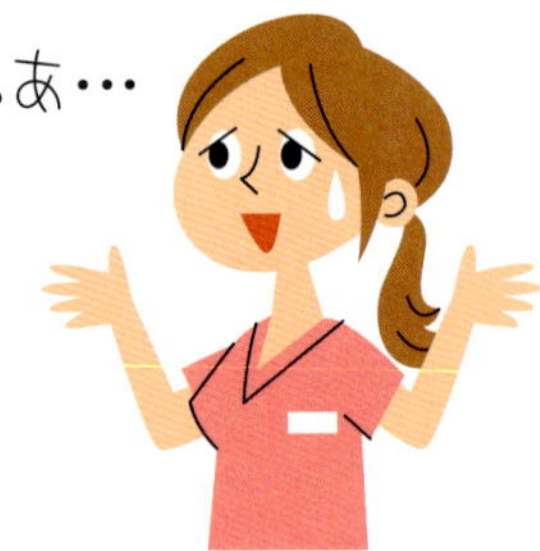


「よく噛んで唾液が出る軟らかめのおつまみと一緒に楽しんで」

「硬めの歯ブラシでゴシゴシ磨くと爽快！」

「酸性の食品を摂った後は、少し時間をおいて歯磨きしましょう」[6)]

## 覚えておこう！

### 酸蝕歯のハイリスク患者さんへの対応

酸性飲食物摂取後の遅延歯磨きに関しては、近年の酸蝕歯関連書籍[6)]において、すべての患者さんに適応するものではなく、酸性飲食物を過剰摂取しているなど、酸蝕歯のハイリスク患者（**図6-5**）にのみ適応するべきとの考えが示唆されています。

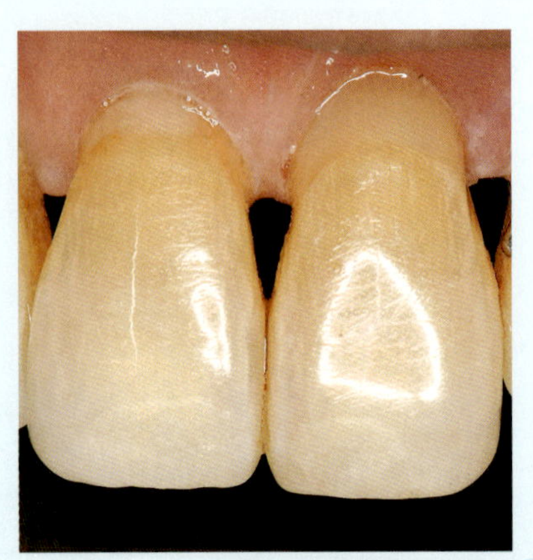

**図6-5 酸性飲食物摂取直後に硬めの歯ブラシで磨いていた症例**

72歳、女性。リンゴ酢の過剰摂取に加え、摂取後、硬めの歯ブラシで磨いていた。上顎前歯のエナメル質表層に不規則な傷を認める。

（文献6より引用改変）

もう一歩深く！

# 発展講座

## 内因性酸蝕歯に関する聞き取りは慎重に

酸蝕歯の病因は、内因性と外因性に分類されます。これまで述べてきたように、外因性の主たる病因は酸性飲食物の過剰摂取です。内因性の主な病因は、逆流性食道炎や摂食障害など、胃液（食前空腹時pH値1.0～2.0）を介する持続的な嘔吐です（**図6-6**）。

内因性の場合、患者が嘔吐歴に関する質問に回答せず、酸蝕歯の診断に迷うケースが少なくありません。嘔吐は、患者側が回答しづらいデリケートな項目ですので、複数回に分けて質問するなど、注意深く対応する必要があります。

**図6-6 逆流性食道炎症例**

37歳、男性。逆流性食道炎を患い嘔吐が続いた結果、全顎的に舌側・口蓋側での歯の酸蝕を認める。

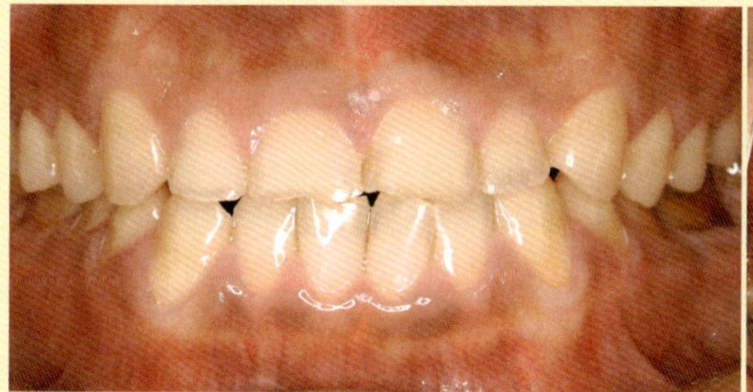

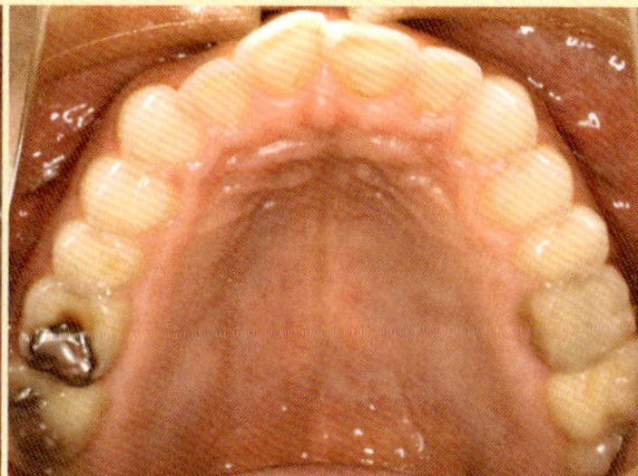

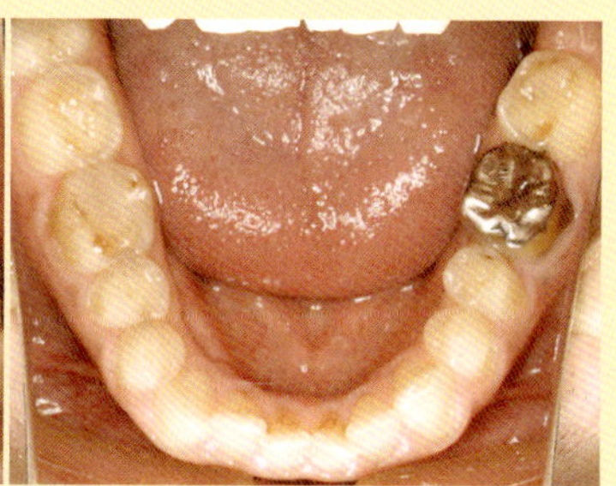

（文献5より引用）

## 酸蝕歯とTooth Wearとの混在により進行が加速

近年、酸蝕歯は、咬耗や摩耗など他のTooth Wearと混在することで、それらの進行を速めることが報告されています[6]。Huysmansらは、このような酸蝕歯が関与するTooth Wearを“erosive tooth wear”と提唱し[7]、単なる化学的溶解だけでなく、酸性口腔環境下において咬耗や摩耗などの物理的な力が加わることで、その進行が加速してゆく危険性を指摘しています。また、日本においてはう蝕と酸蝕歯との混在も否定できません（**図6-7**）。う蝕と酸蝕歯の混在型は、アジアおよび中東で報告があり、う蝕が急速に進行する一因として、臨床所見とその対応について検討が重ねられています。

**図6-7 う蝕・酸蝕混合症例**

（左）黒酢由来と思われる症例。患者は、22歳男性。
（右）オレンジ由来と思われる症例。患者は、62歳女性。
両者ともに冷水痛を主訴として来院。唾液の保護作用が及びづらい前歯部に、象牙質に達するう蝕を多数認める。いずれも比較的深い脱灰が特徴的である。

黒酢

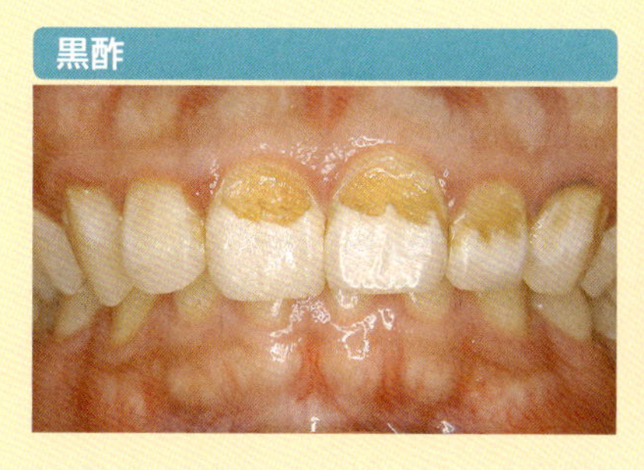

オレンジ

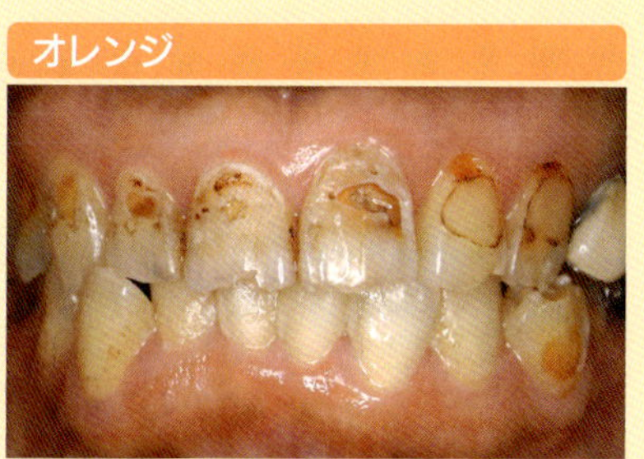

Chapter 6

## ▶▶▶ 象牙質が露出する前に、攻めの予防を！

臨床上、審美的または機能的な損害や不快症状などの病的症状をともなわず、生理的な症状にとどまる場合には、原則として予防処置またはモニタリングを行います。

筆者は、軽度の知覚過敏や冷水痛のみの場合には、知覚過敏抑制材の塗布、知覚過敏用歯磨剤の推奨などを行い、また、攻めの予防処置として、カルシウムならびにフッ化物配合のシュガーレスガムを用いて、耐酸性層の獲得を試みています（**図6-8**）。高度象牙質露出にともなう冷水痛または咬合痛、歯牙破折をともなう実質欠損を有する場合には、MI修復の観点からコンポジットレジン修復を行っています（**図6-9**）。

**図6-8　酸蝕歯の予防処置グッズ**

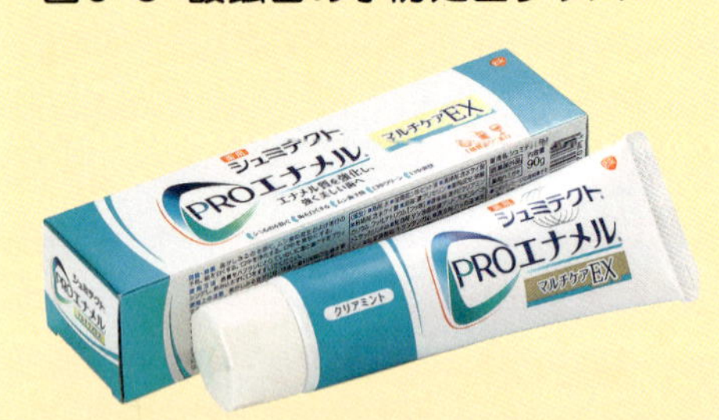


シュミテクト®PROエナメル®
マルチケアEX
（グラクソ・スミスクライン）

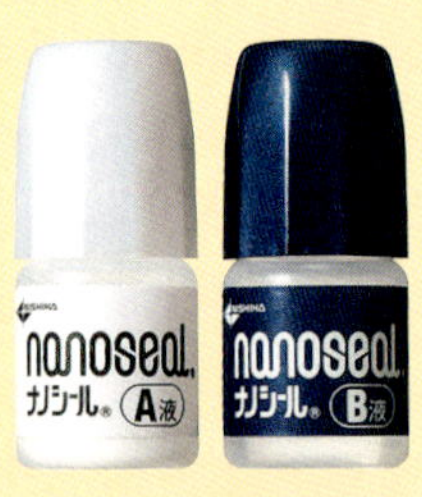


ナノシール
（日本歯科薬品）

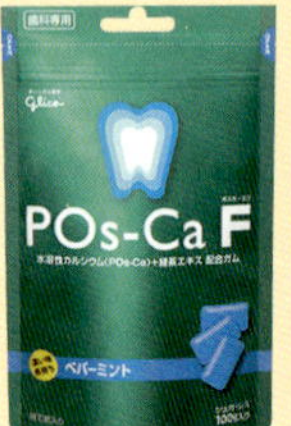


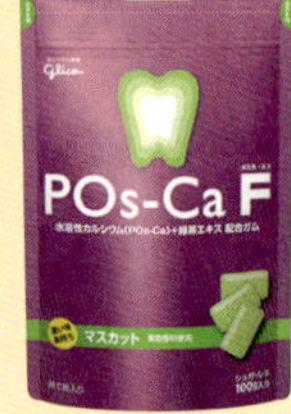


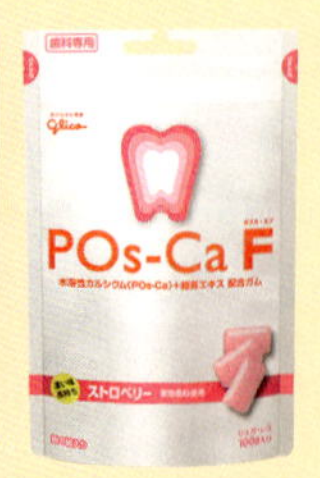


POs-Ca F
（江崎グリコ）

**図6-9　黒酢由来と思われる症例へのコンポジットレジン修復**

冒頭の臼歯部修復物周囲における酸蝕（P.60）に対して、コンポジットレジン修復を施した症例。3年後の現在も比較的良好な経過を示している。

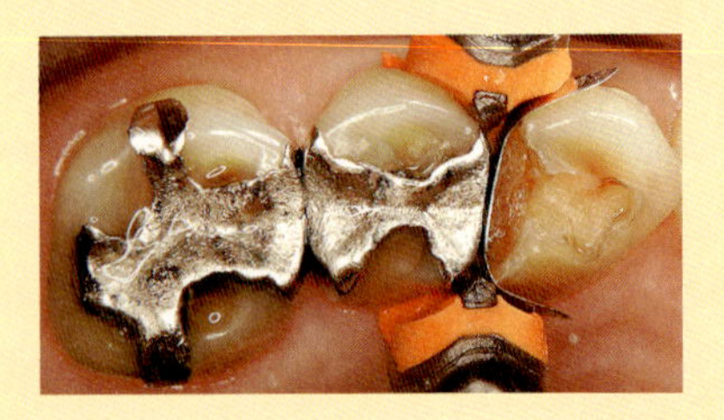

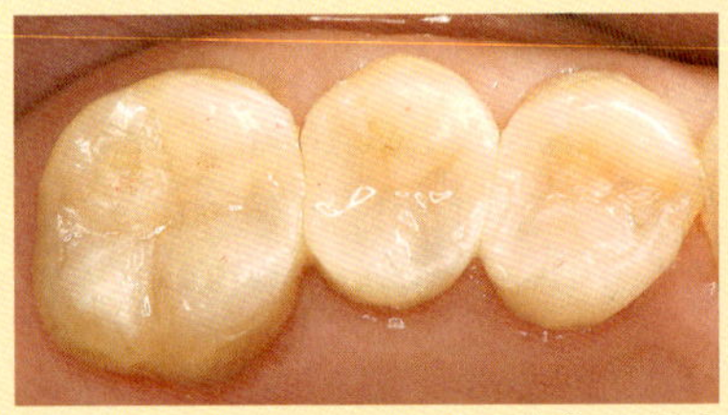

（文献8より引用）

〈引用文献〉
1. 北迫勇一. 酸蝕歯の病態ケア食生活 第2回 酸蝕歯の原因となる食生活. デンタルハイジーン 2012；32：1157-1159.
2. 北迫勇一. 酸蝕歯の病態ケア食生活 第1回 酸蝕歯とは. デンタルハイジーン 2012；32(10)：1038-1041.
3. Lussi A, Ganss C. (Editors). Erosive tooth wear. S. Karger AG, Basel (Switzerland) 2014.
4. 北迫勇一. 歯界展望別冊 補綴装置および歯の延命のための最新治療指針 酸蝕症の病態と臨床対応. 東京：医歯薬出版, 2016；108-115.
5. 楠 雅博. 臨床現場における酸蝕症. 歯界展望 2014；124：726-735.
6. 北迫勇一. 食後のブラッシングと酸蝕症. 歯界展望 2014；124：736-741.
7. Huysmans MC, Chew HP, Ellwood RP. Clinical studies of Dental Erosion and Erosive Wear. Caries Res 2011；45：60-68.
8. 北迫勇一. 酸蝕歯の病態ケア食生活 第3回 酸蝕歯の予防と臨床対応. デンタルハイジーン 2012；32：1272-1275.

〈参考文献〉
1. Kitasako Y, Sasaki Y, Takagaki T, Sadr A, Tagami J. Age-specific prevalence of erosive tooth wear by acidic diet and gastroesophageal reflux in Japan. J Dent 2015；43：418-423.
2. Bartlett DW, Lussi A, West NX, Bouchard P, Sanz M, Bourgois D. Prevalence of tooth wear on buccal and lingual surfaces and possible risk factors in young European adults. J Dent 2013；41：1007-1013.
3. 愛知徹也. 生命と歯の間で. 平成24年度千代田区学校保健大会資料（2012年11月17日, 東京）.

Chapter

# 7

# 唾液の役割や唾液減少の原因をこう説明しましょう

伊藤加代子　井上 誠

# 唾液の役割や唾液減少の原因を
## こう説明しましょう

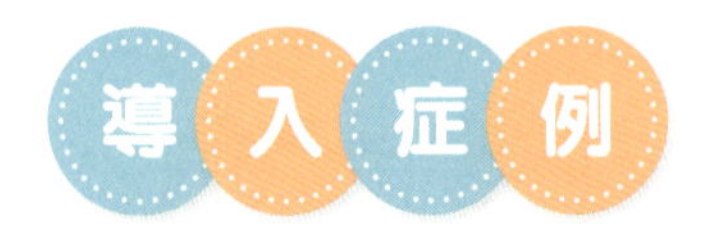


### 口腔乾燥感のある患者さん

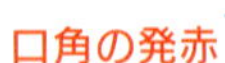

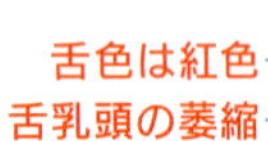

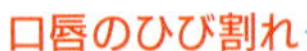

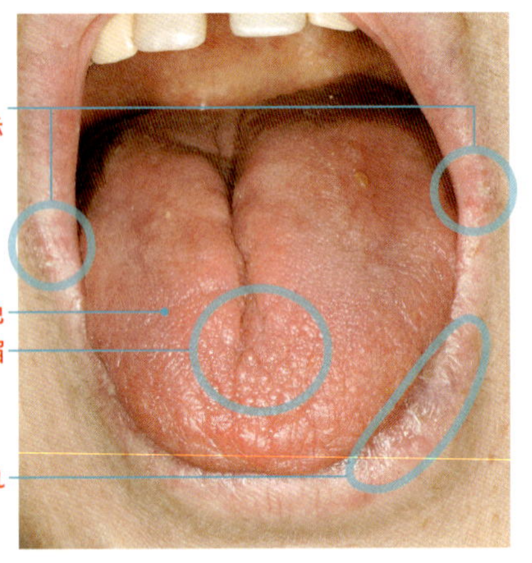

この患者さんは、54歳の女性。主訴は、口が渇く、話をするときに舌が上あごに張りついて会話ができない、舌がヒリヒリする、口の中がネバネバするということでした。高血圧のため降圧剤を、不眠のため睡眠導入剤を服用しています。また、閉経を迎え、のぼせ、ほてりなどのいわゆる更年期症状がありました。

「口が渇くのは、なにか病気なのでしょうか？　どうしたら治るのでしょうか？　私みたいな人って、ほかにいますか?」と、とても不安そうな患者さんに、どうやって説明しますか。

### 唾液分泌量の正常な患者さん

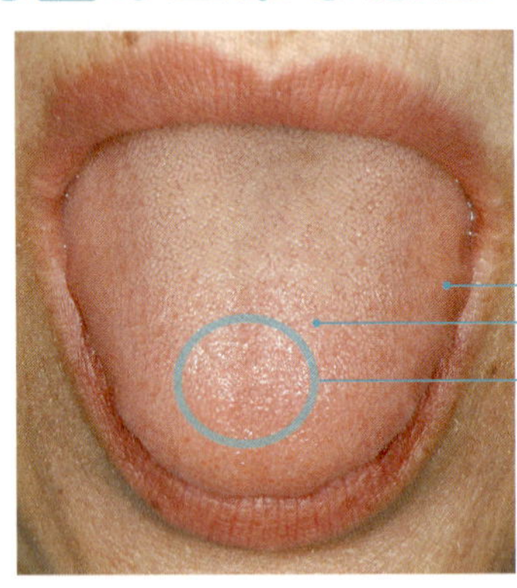


説明のPOINT


唾液のはたらき → P.71

唾液の減少による影響 → P.72

唾液が減る原因 → P.73

唾液が減りやすい人 → P.74

唾液量を増やすには → P.75 付録連動

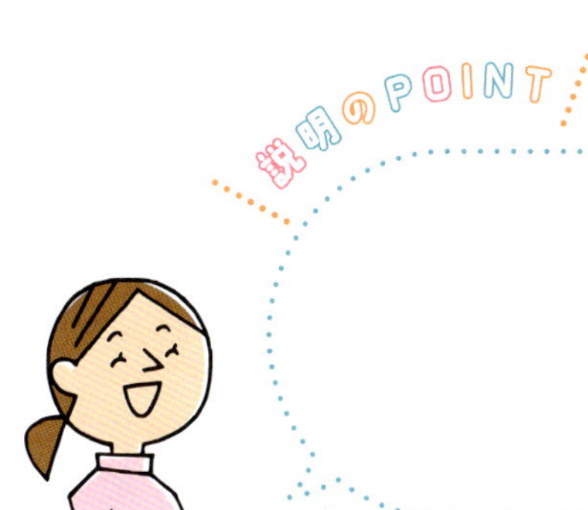


# 唾液のはたらき

**まずは、唾液のさまざまなはたらきについて説明しましょう。**

## ▶▶▶ 簡単に説明するなら……

唾液は、1日に1～1.5リットルも分泌されるといわれています。唾液には、お口の粘膜の保護などさまざまなはたらきがあり、お口や歯をはじめ、私たちのからだ全体を守っています。

## ▶▶▶ 詳しく説明するなら……

### 人知れずお口の中で大活躍

唾液のはたらきとしてまず挙げられるのは、歯ぐきや舌などの粘膜を保護して傷つかないようにする「潤滑作用」です。食べたりしゃべったりするのをスムーズにしているはたらきです。また、食物に含まれるデンプンを糖に変える「消化作用」もよく知られており、ご飯をよく噛むと甘くなるのはこのためです。さらに、「ケガをしたら唾をつけておけば治る」と言われるのも、唾液に「抗菌作用」があるからです。

### お口の中や歯を守る

食べかすを洗い流してお口に残るのを防ぐ「洗浄作用」や、お口の中の酸性度（pH値）を正常に保って歯が溶けるのを防ぐ「緩衝作用」、唾液に含まれるタンパクで細菌を集める「凝集作用」、細菌をお口の中から排出する作用など、むし歯や歯周病から歯を守るはたらきもたくさんあります。

また、唾液内の糖タンパクにより歯の表面に形成されるペリクルは、歯を保護します。さらにペリクルはお口の粘膜を修復する成分も含んでおり、傷を治す作用もあります。

**主な唾液のはたらき**

潤滑作用
消化作用
歯の保護作用
粘膜修復作用
洗浄作用
酸性
中性
緩衝作用
抗菌作用

### 覚えておこう！

唾液は主に三大唾液腺でつくられます。漿（しょう）液性の唾液はさらさらしており、アミラーゼを多く含みます。粘液性の唾液はムチンを多く含むため、ネバネバしています。

**耳下腺**
もっとも大きい唾液腺。唾液の分泌量は2番目の多さ。さらさらした漿液性の唾液を分泌する。

**顎下腺**
2番目に大きい唾液腺。唾液の分泌量がもっとも多く、漿液性の唾液と粘液性の唾液を分泌する。

**舌下腺**
サイズも分泌量もいちばん少ない。漿液性よりも、粘液性の唾液を多く分泌する。

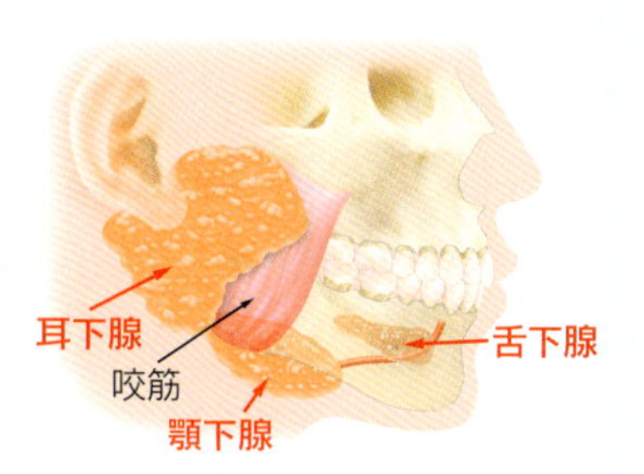


（文献1より改変して転載）

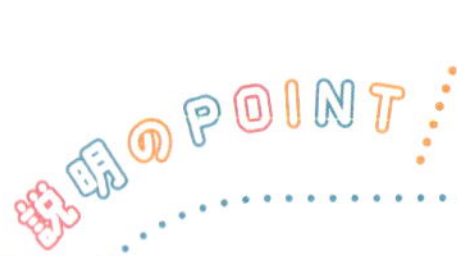


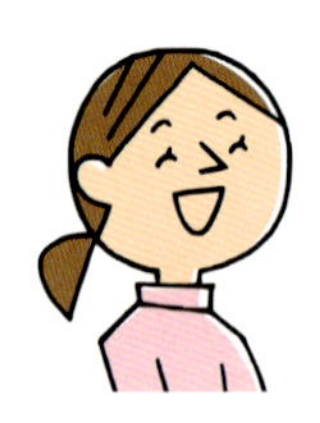

# 唾液の減少による影響

唾液が減ると口腔の乾燥感だけではなく、う蝕や歯周病のリスクが高まることを説明しましょう。

## 簡単に説明するなら……

「口が渇く」ことは一時的な場合もありますが、慢性的なものは「ドライマウス（口腔乾燥症）」という病気です。さらに、唾液が減るとそのはたらきも弱くなりますから、むし歯や歯周病のリスクも高くなってしまいます。

## 詳しく説明するなら……

### 口腔乾燥のサインがみられたら専門医の受診を！

唾液の量が減ると、お口の乾燥感やネバつき、話しづらさ、乾いた食べ物の噛みづらさなどを感じます。とはいえ、自分のお口の中が乾燥状態にあるのかどうか、いまいちよくわからないという方もいらっしゃるかもしれません。**図7-1**に示すような異変は口腔乾燥のサインです。これらを日常的に感じるようでしたら、一度専門医を受診することをおすすめします。

### 唾液が減るとむし歯や歯周病のリスクが高まる

唾液の量が減ると、お口の中の洗浄作用が少なくなり、いつまでも食べ物がお口の中に留まってしまいます。また、飲食物によって下がったpH値がなかなか元に戻らなくなり、歯の表面のカルシウムが溶け出す「エナメル質の脱灰」が進んでしまいます。さらに、唾液に含まれる抗菌物質やタンパクの量の減少、歯を保護するペリクルも形成されにくくなることでお口の中が菌に弱い環境になってしまいます。このように、唾液の減少によってさまざまな作用が弱まるため、むし歯や歯周病のリスクが高くなるのです。

**図7-1 口腔乾燥のサイン**

患者さんが自覚していなくても、歯科医療従事者が気づくことのできるサインもあるので気を付けたい。

- 水がないと食べ物が食べられない
- くちびるが乾く
- 口の中がカラカラする
- 話しづらい
- 水をつねに持ち歩く
- くちびるや口角が切れやすい
- 口内炎ができやすい
- 夜中に起きてしまう（水を飲む、トイレに行く）
- 舌がヒリヒリする
- 口の中がネバネバする
- 目も乾く
- よく飴をなめる
- 舌にみぞがある
- 舌が乾燥している

### 覚えておこう！

#### ドライマウス（口腔乾燥症）でQOLも低下する

**図7-2**はドライマウスによって引き起こされるトラブルです。こうした身体的な影響のほかに、会話困難感、咀嚼困難感、嚥下困難感などがあると、友人との外食などを避けて閉じこもりがちになるなど、心理的な影響も出てきます。唾液量の減少は、QOLが著しく低下する一因にもなってしまうのです。

**図7-2 ドライマウスによる身体的影響**

- う蝕や歯周疾患のリスクが高くなる
- 味覚障害を起こすことがある
- 口臭が強くなることがある
- 口腔カンジダ症が起こることがある

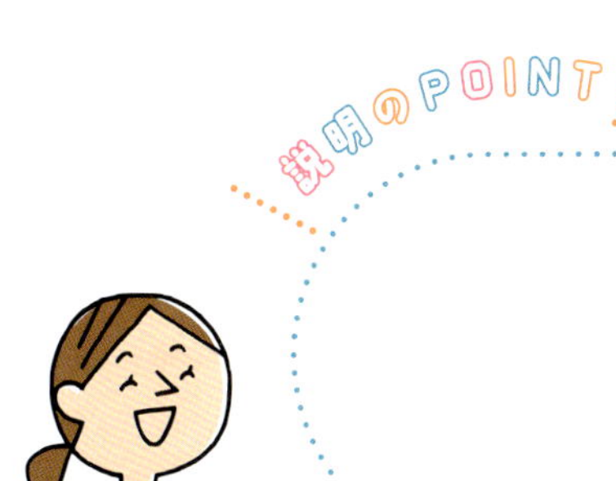
説明のPOINT

# 唾液が減る原因

唾液の出る仕組みと唾液減少の原因をセットで説明しましょう。

## 簡単に説明するなら……

唾液は、自律神経からの指令が唾液腺に伝わり、血液を元につくられます。ですから、唾液が少なくなる原因は、自律神経の問題、唾液腺の問題、血液の量の問題などさまざまで、1つだけではない場合もあります。薬の副作用でお口の渇き（口渇）がみられる場合もありますが、自己判断で服用を中止するのは危険です。必ず医科の主治医に相談してください。



## 詳しく説明するなら……

### 自律神経からの指令で唾液がつくられる

唾液が分泌される仕組みを、工場での製品加工に例えてみましょう。唾液をつくる「工場」が唾液腺です。この「工場」で、「材料」である血液を使って、唾液という「製品」がつくられます。さらに、「工場」を動かす指令を出す「指令部」の役目は自律神経が担っており、「工場」の稼働状況と、「材料」を「工場」に運び込む量を調節しています。

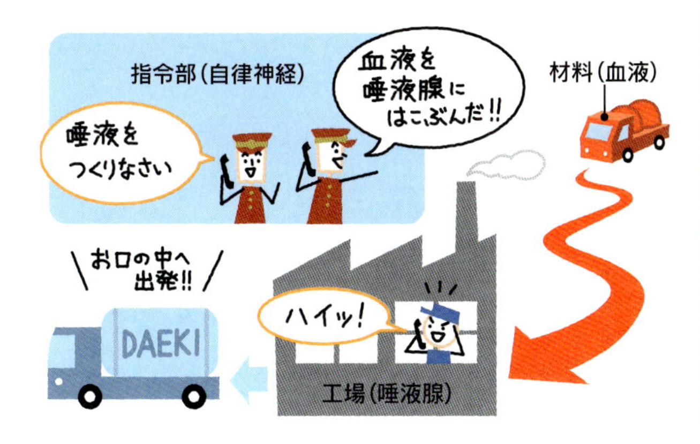
指令部（自律神経）
唾液をつくりなさい
血液を唾液腺にはこぶんだ!!
材料（血液）
お口の中へ出発!!
DAEKI
ハイッ!
工場（唾液腺）

### 唾液の減少にはさまざまな要素がからむ

唾液が少なくなる原因は、「工場」の唾液腺が傷んでいる、「指令部」の自律神経のバランスが乱れている、「材料」の血液をうまく運べていないなどがあります**（表7-1）**。原因の特定には、唾液量の測定、唾液腺の画像検査、血液検査などさまざまな検査が必要です。

**表7-1　唾液分泌量低下の原因**

| 原因 | 具体的な疾患など |
|---|---|
| 唾液腺の損傷 | シェーグレン症候群、口腔など唾液腺に近い部位の悪性腫瘍への放射線治療、唾液腺の疾患（唾液腺腫瘍、唾石症）など |
| 自律神経の乱れ | ストレス、精神疾患、更年期障害など |
| 自律神経から唾液腺への指令の障害 | 薬の副作用（精神安定剤、解熱鎮痛薬、咳・痰・鼻水を抑える薬、高血圧症の薬など多数） |
| 血液の運搬の障害／血液や体液の減少 | 糖尿病、甲状腺機能障害、腎疾患、脂質異常症などの代謝性疾患、薬の副作用（利尿薬、カルシウム拮抗薬）、脱水 |

### 覚えておこう！

**ドライマウスを生じる代表的な疾患「シェーグレン症候群」**

ドライマウスの症状がある場合、シェーグレン症候群の疑いもあります。シェーグレン症候群は免疫の病気です。本来は、体外から侵入してきた異物を「攻撃して体を守る」役割をもっている免疫が、自分の唾液腺や涙腺を攻撃対象と間違って攻撃してしまうために唾液腺が障害され、唾液量や涙液量が少なくなるのです。

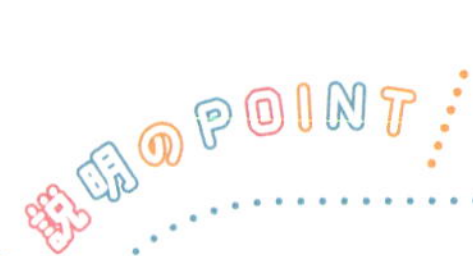


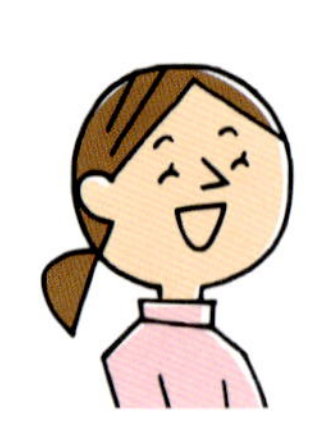

# 唾液が減りやすい人

**唾液の減少は更年期や高齢の方によく見られますが、最近は若い方にも増えていることを伝えましょう。**

## 簡単に説明するなら……

口腔乾燥症の専門外来を訪れる患者さんは圧倒的に女性が多く、約8割を占めています(**図7-3**)。年代別にみると、50代から急激に増加しています。80歳以上の方は外来を受診するのが難しくなるため、見かけ上は少なくなっていますが、実際には寝たきりで口を開けたままの方などにもお口の乾燥が多くみられます。

**図7-3 「くちのかわき外来」*を訪れた患者層**

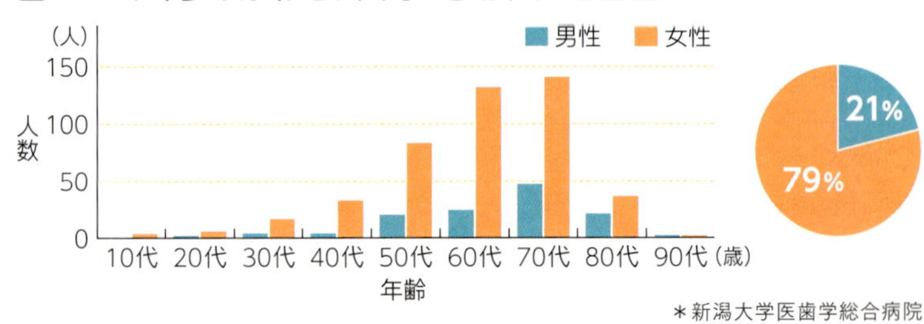


＊新潟大学医歯学総合病院

## 詳しく説明するなら……

### 唾液の減少は更年期に集中している

女性は、45～55歳頃に女性ホルモンが低下するため、閉経し、更年期を迎えます(P.77参照)。この女性ホルモンの低下が口腔乾燥感と関連しているといわれています。全国の女性外来へのアンケートでは、口腔乾燥、味覚障害、舌痛、顎関節痛などの訴えが多いという結果が出ています(**図7-4**)。

### 慢性疾患や服薬の多い高齢者も要注意

高齢になると、高血圧、脂質異常症、不眠症、頻尿などさまざまな病気を抱える方が増えます。それらの治療薬の副作用や、糖尿病や甲状腺疾患などの病気そのものによってお口の渇き(口渇)が引き起こされるため、お口の乾燥を訴える方が多くなります。

### 若年層にも増えている

さらに最近では、若年層にもストレスが原因のお口の乾燥(**図7-5**)がみられるようになってきています。

**図7-4 女性外来における口腔に関する愁訴**

全国380施設への「女性における口腔の健康に関するアンケート」(回答220施設、回答率57.9%)より、診療時に患者から挙がった口腔領域の愁訴はどのようなものかという質問に対する回答。

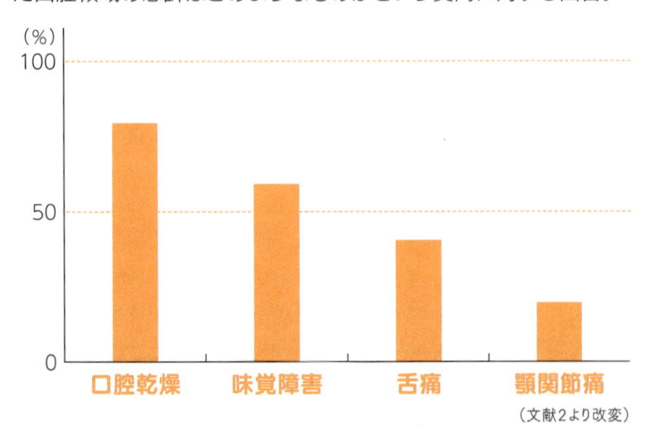


(文献2より改変)

**図7-5 心理状態の変化と唾液量の関係**

ストレスがかかると交感神経が強くはたらく。交感神経への刺激が唾液腺に伝わり、水分の少ないネバネバした唾液が分泌される。たとえば、人前で話をするときに緊張すると交感神経が優位になり、口が乾燥し、ネバつくことがある。

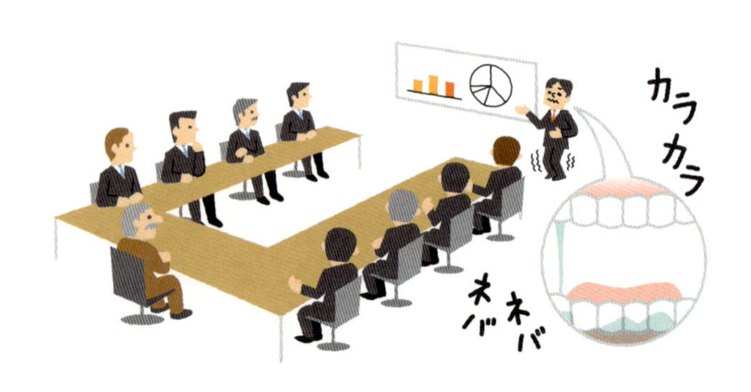

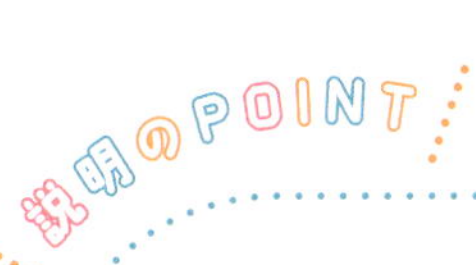


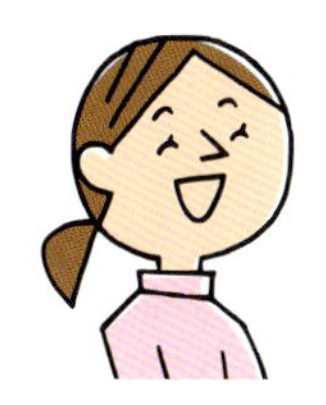

# 唾液量を増やすには

**病院での治療も大切ですが、マッサージや簡単にできる工夫で唾液腺を刺激するのも有効なことを伝えましょう。**

## ▶▶▶ 簡単に説明するなら……

口腔乾燥症の治療として、医師や歯科医師から唾液の分泌を改善する薬や漢方薬などを処方してもらうことができます。また、薬の副作用が原因の場合は、主治医への薬の減量・変更の依頼状を歯科医師が作成することもできます。

患者さん自身でできるケアには、唾液腺のマッサージや保湿剤の使用があります。また、よく噛むようにするなど生活の中でちょっとした工夫をするだけでも、口腔乾燥感の改善につながります。



## ▶▶▶ 詳しく説明するなら……

### 唾液腺の刺激がポイント

唾液腺は、筋肉のように使わないと衰えて、唾液の分泌機能が低下してしまいます。その予防には唾液腺の刺激が有効です。よく噛んで食べるなどお口の中を刺激すると唾液腺も刺激されます。また、噛む刺激は自律神経にも伝わり、それが唾液分泌の指令を出すことにもつながります。唾液腺を直接刺激するには唾液腺マッサージが有効で、食事の前に行うと効果があるといわれています。そのほかにも唾液の分泌をうながすために日常生活でできることはたくさんあります。

とじ込み付録で説明しよう!

## いつでもどこでも! 唾液腺マッサージ

マッサージというと「ゴリゴリ押す」というイメージがあるかもしれませんが、強く押しすぎると、かえって顎関節や軟組織が痛くなることがあります。あくまで「やさしい力加減」で行うことが大切です。

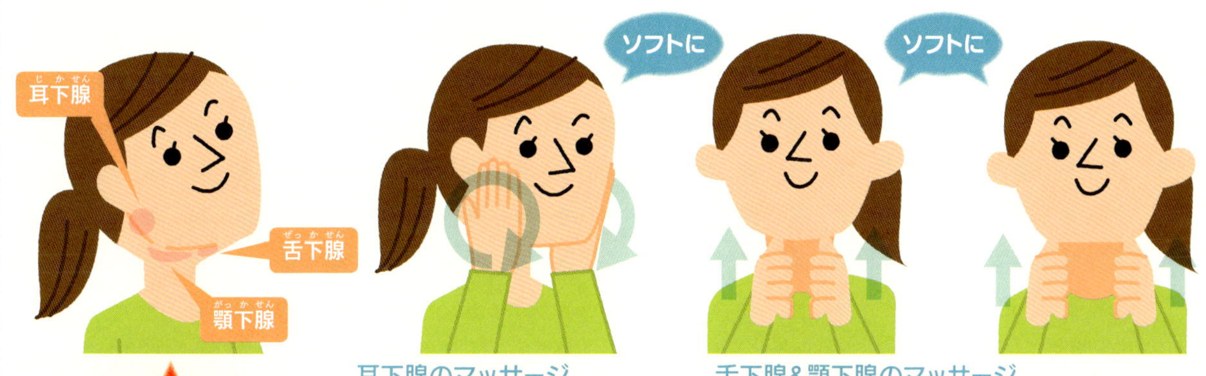


**耳下腺のマッサージ**
親指を耳の後ろに、ひとさし指から小指までの4本の指を頬に当てて、円を描くようにやさしく動かす

**舌下腺&顎下腺のマッサージ**
両手の親指をそろえてあごの下のくぼみに当てて、舌をやさしく押し上げる(左)
同様にあごの内側もやさしく押し上げる(右)

もう一歩深く！

# 発展講座

## 口腔乾燥感を訴える患者さんの治療で起こりやすいトラブルと対処法

唾液の量が減っている患者さんは、う蝕になりやすかったり、歯周疾患が増悪しやすかったりしますので、定期的に歯科受診してもらうことがとても大切です。そのためには以下の点に気をつけて、「治療を受けるのが苦痛な歯科医院」ではなく「治療を受けに行きたくなる歯科医院」を目指しましょう。

### 1 口唇や口角が切れやすい

- バキュームやミラー、PMTC時のコントラのヘッドで口角を引っ張りすぎない
- あらかじめ口唇や口角に保湿剤をつけて保護する

### 2 舌や頬粘膜などが口腔内に張りつきやすい

- 乾燥により口を閉じにくいので、チェアを起こしてうがいをしてもらうとき、チェアを起こす前に、3wayシリンジで霧吹き状に口腔内を湿らせる
- ミラーの表面が頬粘膜に張りつきやすいので、ミラーの表面を水で濡らして使用する
- 頬側面の歯面研磨を行うとき、コントラによる摩擦を少なくするために、あらかじめコントラを挿入する側の頬粘膜を水や保湿剤で湿らせておく
- 口の中からガーゼやワッテを取り出すとき、口の中にくっついたり繊維が残ったりしやすいので、ガーゼやワッテを濡らして取り出す

### 3 歯磨き粉やうがい薬がしみる

- 歯磨剤には、ヒリヒリ感につながる成分（ラウリル硫酸ナトリウムなど）が含まれていることがあるため、低刺激のものを勧める
- 洗口剤に含まれるアルコール成分やミント成分よってヒリヒリ感が生じることもあるため、低刺激のものを勧める

TBIを行うときには、ブラッシングの方法だけでなく、歯磨剤や洗口剤についてもアドバイスしましょう

### 寝たきり患者さんの場合

施設や訪問先で、寝たきりで口を開けたままの患者さんに口腔ケアを行ったあとに、ジェルタイプの保湿剤を使用することがあります。厚く塗布してしまうと、かえって痰が張りつきやすくなったり次のケアが大変になったりします。スポンジブラシなどを使って、薄くのばすようにしましょう。また、ジェルタイプの保湿剤を塗る際は、口腔内が乾いたまま塗るのではなく、粘膜を湿らせてから塗るようにしましょう。

## ▶▶▶ 唾液減少が頻発する更年期には、なにが起きる？

### 女性ホルモンが減少する更年期

思春期を迎えると、女性ホルモンの分泌量が増加し、月経がはじまります。規則正しい周期で排卵が起こり、妊娠が可能になります。しかし、45～55歳頃になると女性ホルモンの分泌量は減少して閉経を迎えます。この時期を「更年期」と呼びます（**図7-6**）。

**図7-6 女性の人生と女性ホルモン量の変化**

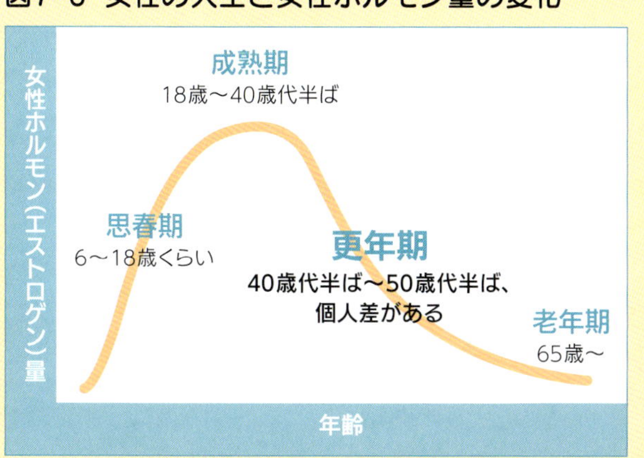


### 更年期に現れやすい心と体の変化

更年期には、のぼせ、発汗、イライラ、不眠、肩こりなどの症状が現れます（**図7-7**）。この更年期症状は個人差が大きく、軽い場合もあれば、寝込むほどつらくて仕事を休まなければならないなど日常生活に支障をきたす場合もあります。後者は「更年期障害」といわれています。

### ライフステージによる体の変化を知っておく

更年期の患者さんは婦人科を受診するのが一般的ですが、歯科で更年期症状を訴える患者さんもいます。更年期についての知識があれば、婦人科の受診を勧めることもできるかもしれません。私たちの専門は歯科ですが、「ライフステージによってどのような体の変化が起こるのか」を知っておくことは大切です。

**図7-7 更年期および更年期以降の女性の抱える問題**

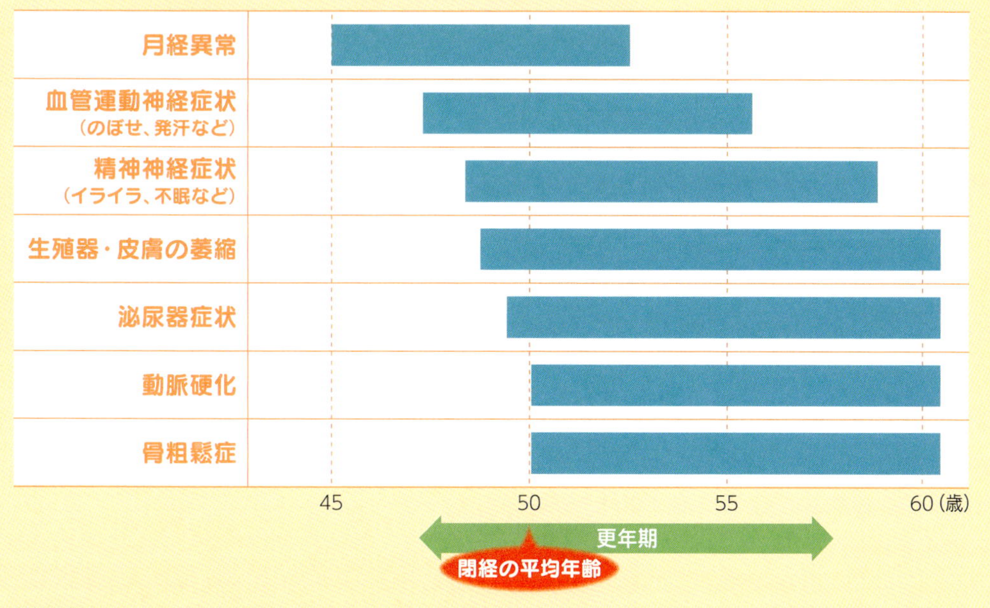


閉経による女性ホルモン（エストロゲン）の低下により、さまざまな症状が閉経前後から閉経後10数年を経て出現する。

（文献3を引用改変）

〈引用文献〉
1. 阿部伸一. 口が元気なら、若い！ぼけない！口腔からウェルエイジング. 東京：クインテッセンス出版, 2013；23.
2. T Matsuki, K Ito, S Funayama, A Yoshihara, S Masumi. Questionnaire survey on oral symptoms of menopausal women and cooperation between doctors and dentists. Int J Oral-Med Sci 2013；12(1)：21-28.
3. 太田博明. ウェルエイジングのための女性医療. 大阪：メディカルレビュー, 2011；83.

〈参考文献〉
1. K Ito, S Funayama, K Katsura, N Kaneko, K Nohno, M Saito, A Yamada, Y Sumida, M Inoue. Moistended techniques considered for patients' comfort and operators' ease in dental treatment. J Oral-Med Sci 2012；11(2)：85-89.
2. 伊藤加代子. 口腔乾燥症に対するコメディカルの役割. 更年期と加齢のヘルスケア 2012；11(1)：73-76.
3. 森本俊文, 山田好秋, 二ノ宮裕三, 岩田幸一. 基礎歯科生理学 第6版. 東京：医歯薬出版, 2014；374-390.

Chapter

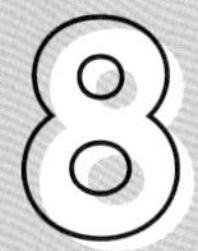

# 口臭が気になると訴える患者さんにこう説明しましょう

品田佳世子

# 口臭が気になると訴える患者さんに
## こう説明しましょう

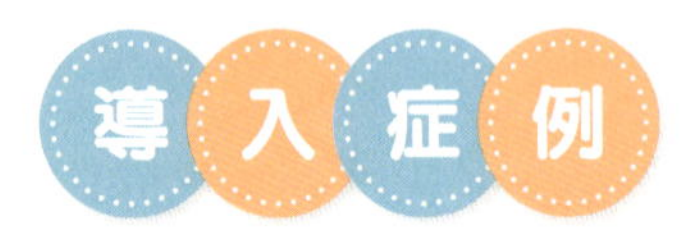


### Aさん（52歳・男性）

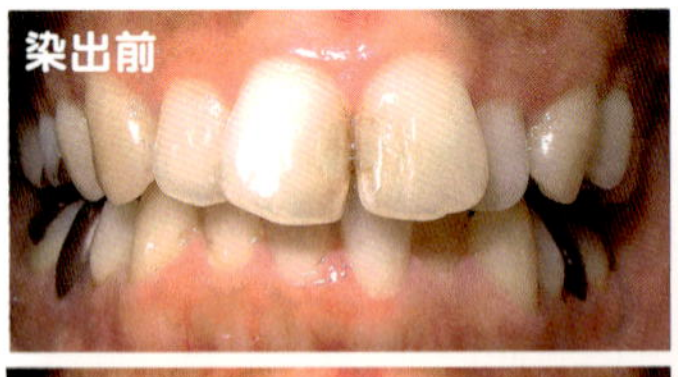


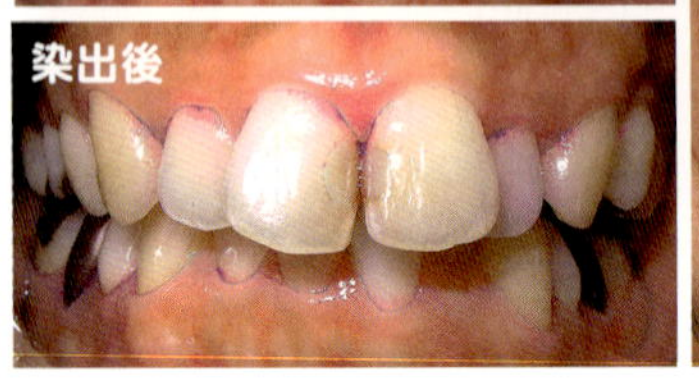


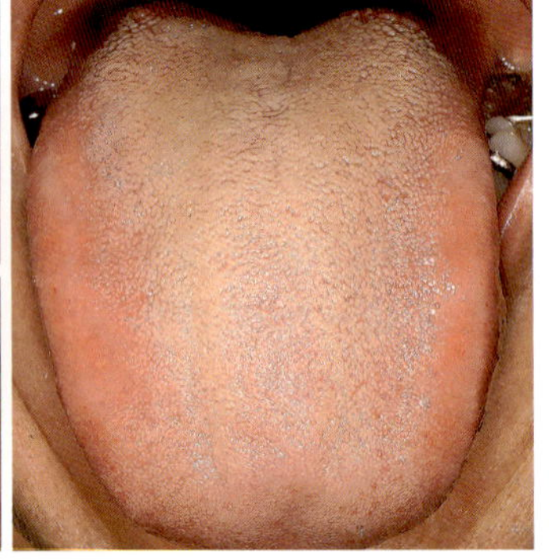

| | |
|---|---|
| 主訴 | 妻から口臭を指摘されたが、本人はあまり感じていない |
| 生活背景 | 課長になり、会議や付き合いの会食が多い。栄養ドリンクやサプリメントを毎日服用している |
| 全身状態 | 健康診断では、血糖値、肝機能値、コレステロール値が高め（要観察のため受診せず） |
| ブラッシング状況など | 朝食後と夜寝る前の2回、歯ブラシのみのブラッシング。舌は嘔吐しそうになるので時々磨く程度。6ヵ月に1回、歯科定期健診。歯石除去経験あり |

### Bさん（37歳・女性）

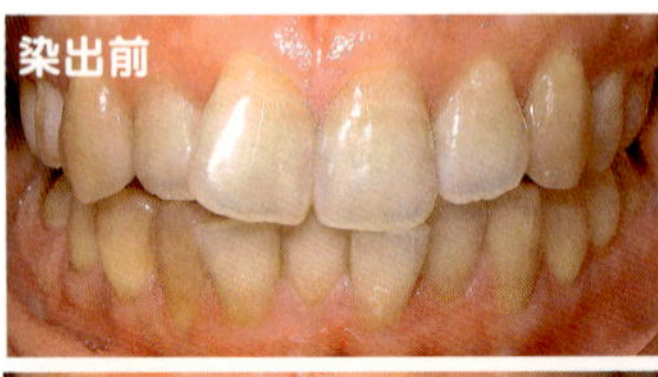


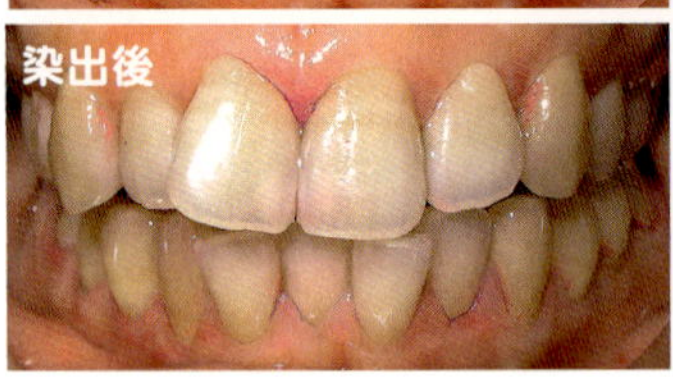


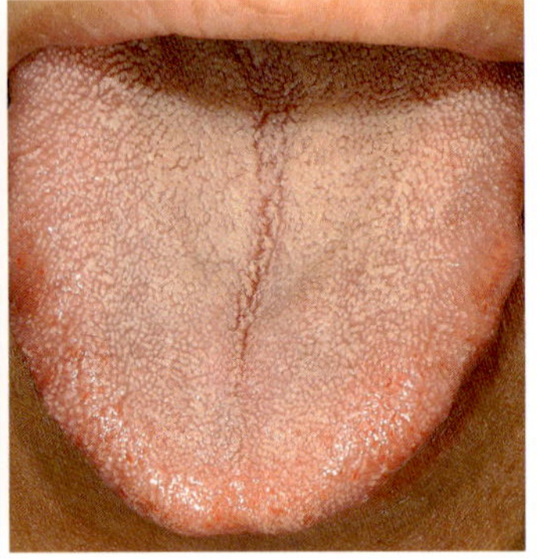

| | |
|---|---|
| 主訴 | 10代から口臭を感じていたが、最近、同僚と話をする時、鼻に手を当てて顔をそむけられる |
| 生活背景 | 仕事は事務職で、残業はあまりない |
| 全身状態 | 健康診断では、問題なしといわれた |
| ブラッシング状況など | 洗口剤や口臭効果を謳う製品はほとんど使用したが効果がないと感じる。ブラッシングはフロスや歯間ブラシも使い食後3～5回（間食後を含む）。舌も磨くも白い部分が取れない、乾燥傾向。3ヵ月に1回、歯科定期健診。TBI、歯石除去経験あり |

初診で、Aさんは奥さんに口臭を指摘され、Bさんは周囲の人のしぐさで口臭があると思い来院しました。さて、あなたは歯科医療従事者として、口腔内の状況、生活や全身状態などの背景を総合的に考え、以下の事柄をどのように説明しますか。

説明のPOINT


口臭が生じる仕組みと原因 → P.81

口臭の測定・検査方法 → P.82

朝、起きた時に口臭が気になる理由 → P.83

口臭の治療法 → P.84 付録連動

洗口剤などの口臭予防効果 → P.85


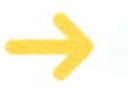

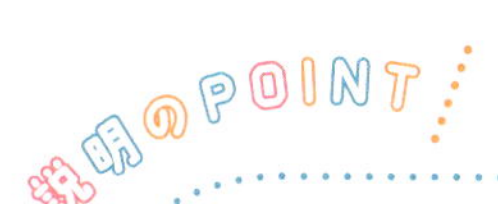


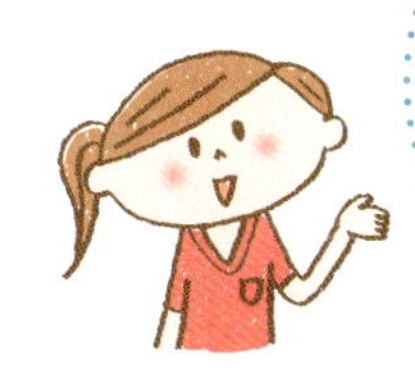

# 口臭が生じる仕組みと原因

まずは、口臭がどのように生じるのか、その原因は何なのかを、患者さんに説明しましょう。

## 簡単に説明するなら……

口臭とは、口から出る息のにおいで、他の人にとって不快に感じられるもののことです。主に、舌や歯にくっついている舌苔やプラークの中にいる細菌が、お口の中の食べかすや、古くなってはがれた粘膜のタンパク質を分解して出すガスです。

## 詳しく説明するなら……

### 口臭の原因はさまざま

口臭は、自分自身では慣れてしまってわからない場合が多く(嗅覚の順応)、周りから指摘されて気づく場合や、周りの人のしぐさから自分に口臭があると思い込んでしまう場合があります。

原因は、主にお口の中の舌苔やプラークで、それらが原因の口臭を「生理的口臭」と分類しています。朝起きた時や空腹時、疲労時、緊張して口が渇いたときに感じる口臭、女性における生理時の口臭、加齢による老人性口臭などが挙げられます。新陳代謝で古くなってはがれた粘膜などのタンパク質を、舌苔やプラークの中にいる細菌や微生物が分解すると、口臭のもとになるガスが発生するのです。

一方、全身の健康状態や生活習慣とも関連しているものもあり、歯周病などのお口の病気や、糖尿病などの全身の病気などによって起こる口臭は「病的口臭」と呼ばれています。

### 覚えておこう!

口臭の有無にかかわらず、口臭が主訴の患者さんの診断名は「口臭症」です。**表8-1**に、口臭症の国際分類を示します。

「真性口臭症」は、社会的容認限度を超える明らかな口臭が認められるもので、「生理的口臭」と「病的口臭」があります。病的口臭は、さらに原因が歯周疾患などの口腔疾患の場合(口腔由来)と、糖尿病などの全身疾患の場合(全身由来)に分けられますが、糖尿病と歯周疾患の合併や基礎疾患に対する服薬で口臭が強くなることもあり、原因が重なる場合も多くあります。

「仮性口臭症」は、患者さんは口臭を訴えるものの、社会的容認限度を超える口臭は認められず、検査結果などを説明することによって訴えが改善されるものと定義されます。

しかし、それでも訴えが改善されない場合、精神的疾患が疑われる言動がみられる場合は、「口臭恐怖症」と診断され、心療内科や精神科の受診が必要となります。

**表8-1 口臭症の国際分類**

| 口臭症の国際分類 | | | 治療必要性(Treatment Needs：TN) | |
|---|---|---|---|---|
| 真性口臭症 | 生理的口臭 | | TN1 | 説明および口腔清掃指導、生活習慣を含めた保健指導 ※以下のTN2〜5にはTN1が含まれる |
| | 病的口臭 | 口腔由来の病的口臭 | TN2 | 専門的清掃(歯石除去、PMTC)、疾患治療(歯周治療など) |
| | | 全身由来の病的口臭 | TN3 | 医科への紹介 |
| 仮性口臭症 | | | TN4 | カウンセリング(結果の提示と説明)、(専門的)指導・教育 |
| 口臭恐怖症 | | | TN5 | 精神科、心療内科などへの紹介 |

Chapter 8

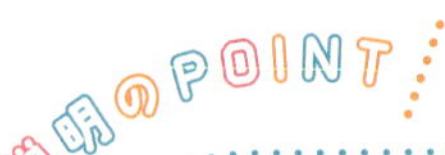


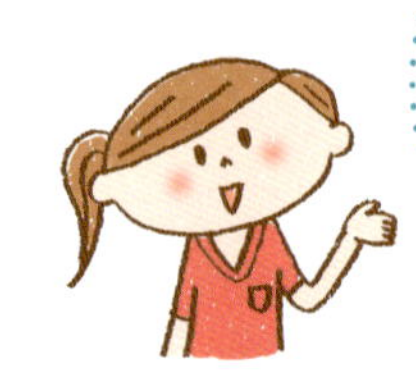

# 口臭の測定・検査方法

**口臭の測定や検査の仕方について、患者さんに説明しましょう。**

## ▶▶▶ 簡単に説明するなら……

口臭の測定方法には、専用の機器を使って測定する方法と、歯科医師または歯科衛生士の鼻で判定する方法があります。それぞれ、ヒトが「臭い」と感じるか否かの基準があり、客観的方法で測定します。

## ▶▶▶ 詳しく説明するなら……

### 2種類の口臭測定方法

口臭専門外来では、ガスクロマトグラフィーや口臭測定機器という器械を使って口臭を測定します。息に含まれる硫化水素やメチルメルカプタン、ジメチルサルファイド（硫化ジメチル）の濃度を測定し、それぞれの成分に定められた口臭の基準で判定します。

また、器械を使わず検査者の嗅覚で判定する「口臭官能検査」もあり、口臭を客観的に評価するゴールドスタンダードとされています。ヒトの嗅覚は多種多様なにおいを感知できる有用な方法ですが、においの感知には個人差があるため、2人以上の嗅覚が正常な者によって評価した方が正確です。

### さまざまな検査を行い総合的に判断する

他にも、口臭にはお口の中の細菌が関係するため、むし歯や歯周炎・歯周病の検査、プラークの付きぐあい、舌苔の付きぐあいもチェックします。舌苔のチェックは、舌を前に突き出していただき、奥の方も観察します。舌苔の色（白、黄、褐色、黒）や厚さ（薄い、中程度、厚い）、面積をチェックします。これらの測定や検査の結果を総合的に判断します。

## 覚えておこう！

口臭の測定では、口臭の基準（ヒトの嗅覚閾値）が定められています。

ガスクロマトグラフィーや口臭測定機器は、ヒトの嗅覚閾値の揮発性硫黄化合物（VSC）濃度を、硫化水素1.5ng/10ml（112ppb）、メチルメルカプタン0.5ng/10ml（26ppb）、ジメチルサルファイド（硫化ジメチル）0.2ng/10ml（8ppb）と設定しています。

硫化水素のみが高い場合は、舌苔が主な原因の生理的口臭と考えられます。歯周疾患が原因の口臭では、メチルメルカプタンとジメチルサルファイドの濃度が高くなる傾向にあり、濃度が硫化水素に比べて明らかに高い場合、歯周疾患の原因を疑います。ただし、肝機能の低下や降圧剤などの薬剤の副作用、サプリメント多飲の場合にも高値を示す場合があるため、医療面接で全身疾患や服用薬・サプリメントを確認しておくことが大切です。また、毒性があることで知られる硫化水素だけでなく、他のVSCでも発がん性などが指摘されています[1]。

口臭測定器で「口臭あり」と評価される基準は、ブレストロン™（ヨシダ）で250ppb以上、ハリメーター™（タイヨウ）では130ppb以上とされています。

口臭官能検査では、**表8-2**のように「2」以上を口臭ありと判定します。

**表8-2 口臭官能検査判定基準**

| スコア | | 判定基準（強さと質） |
|---|---|---|
| においなし | 0 | ヒトの鼻ではまったくにおいを感知しない |
| 非常に軽度 | 1 | においを感知するが、悪臭は認識できない |
| 軽度 | 2 | かろうじて悪臭と認知できる |
| 中等度 | 3 | 悪臭と容易に判定できる |
| 強度 | 4 | がまんできる強い悪臭 |
| 非常に強度 | 5 | がまんできない強烈な悪臭 |

説明のPOINT

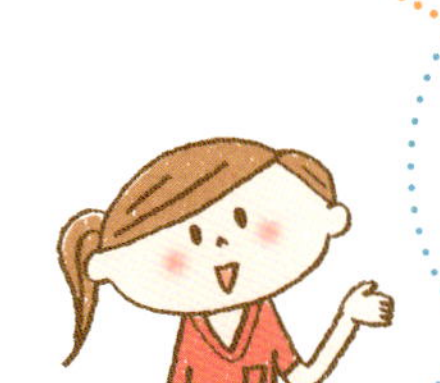

# 朝、起きた時に口臭が気になる理由

**口臭は一日のうちに強まったり弱まったりしていることを、患者さんに説明しましょう。**

## 簡単に説明するなら……

口臭は誰にでもあるもので、一日の中でも強くなったり弱くなったりと、一定のサイクルがあります。中でも、起床時の口臭は「モーニングブレス」と呼ばれています。寝ているときに唾液の量が減り、お口の中の細菌が増えるため、起床時に口臭が強くなるのです。多かれ少なかれ、誰にでもみられます。

## 詳しく説明するなら……

### 起床時はお口の中の細菌が増えている

起床時に口の中がネバネバして不快に感じることがあります。これは寝ている間に唾液の分泌が減り、細菌が増殖するためで、「モーニングブレス」と呼ばれています。

歯周病や糖尿病などが原因の病的口臭も一日のうちに変化がありますが、原因となる病気を治療しないままでは口臭の生じる時間が多くなります。生理的口臭でも、起床時や空腹時などに口臭が基準値以上になることがあります。

### 唾液がたくさん出ると口臭が減る

一般的に口臭は、食事やブラッシングの後、時間の経過にしたがって強くなり、食後に減少します。食品にもよりますが、食事をすると咀嚼や舌の動きにより唾液が出て、その自浄作用によって口臭が減少します。ただし、食べかすが残ったままブラッシングしないと、その後、口臭が強くなります。特に、歯と歯の間の清掃が口臭予防に効果があります。

**口臭治療前後での口臭の変化**

ⓐ病的口臭は、治療前は一日中強い値を示し、治療して値は下がっても、根本的な疾患がすべて完治されないと、ヒトの嗅覚閾値以内にはなりにくい。一方、ⓑ生理的口臭は、治療前は、起床時や空腹時などに閾値以上になるが、治療後は、一日中閾値付近または閾値以下に抑えることができる。

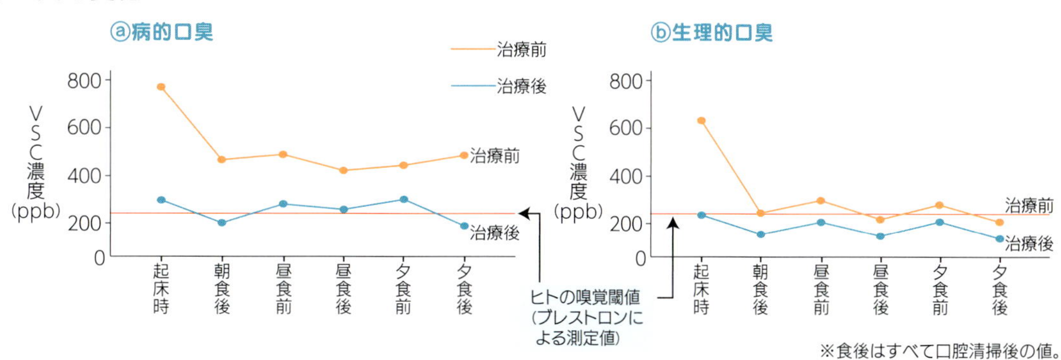


※食後はすべて口腔清掃後の値。

### 覚えておこう!

口臭、特に生理的口臭は、生活習慣との関連が報告されています[2]。

日本の某高校で、高校生の口臭とその要因について調査結果を行った結果、朝食を食べていないこと、多量のプラーク付着、舌苔の付着の3点が、口臭と関連があることがわかりました。

朝食を食べないことはもちろん、咀嚼回数の少ない食品のみを食べていると唾液の自浄作用がはたらきにくくなるため、口臭が減少しにくくなります。

口臭を減少させるためには、朝食をきちんと摂ること、食事の内容を咀嚼回数の多い食品や食形態にすること、口腔清掃を行うといった生活習慣が大切です。

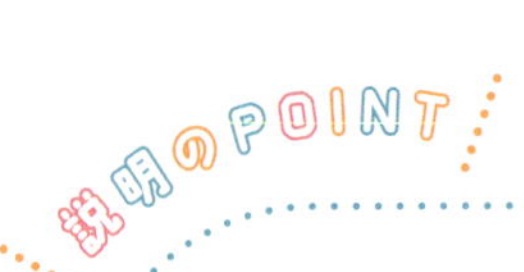

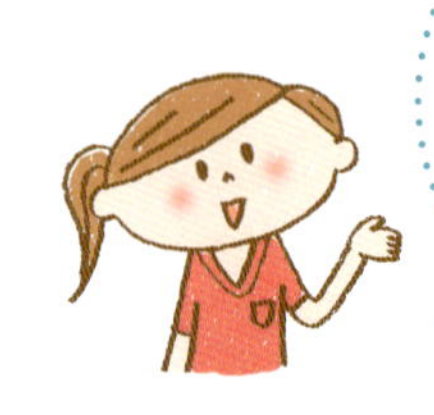

# 口臭の治療法

口臭の治療にはどのようなものがあるのか、患者さんに説明しましょう。

## 簡単に説明するなら……

口臭の治療は、歯周病などのお口の病気や糖尿病など全身の病気が原因の場合は、その病気の治療を行うことが必要です。また、お口の中の細菌を少なくするようにすれば、においはある程度減少します。そのためには、正しいブラッシング、歯と歯の間の清掃、舌磨きが効果的です。

とじ込み付録で説明しよう！

## 詳しく説明するなら……

### お口の中の細菌を減らそう

口臭の治療は、まず検査を受けて原因を明らかにしましょう。病気が原因の場合は、その病気の治療によって改善するでしょう。

また、病的口臭でも生理的口臭でも、お口の中をきれいにして、口臭を発生する細菌を減らすことが治療になります。正しいブラッシングに加え、歯間ブラシやデンタルフロスを使用した歯と歯の間の清掃、舌磨きを行うことが、口臭の軽減には効果的です。入れ歯の方は、入れ歯の清掃も行いましょう。

お口の中に口臭を発生する細菌が多くいて、そうした道具を使った清掃だけでは口臭が軽減しにくい場合は、薬用成分が含まれている洗口剤を補助的に使うことで、効果が出ることがあります。ただし、自己流でのお口の清掃や洗口剤の使用はかえって口臭を増加させるおそれがありますから、歯科医療者の指導を受けてください。

### 覚えておこう！

口臭診療は、医療面接、口臭測定、口腔内診査等から総合的な診断を行うことが重要です。口臭診療の流れ（一例）を示します。

**①医療面接**
以下のポイントにしぼって、面接する。
- 口臭に気づいたきっかけ
- 今まで受けた診療・治療
- 全身疾患や服用薬

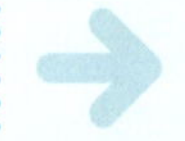

**②口腔内診査・口臭測定検査**
口腔内診査のポイントは以下のとおり。
- 歯周疾患の有無
- 舌苔の付着
- 口腔清掃状況

**③診査・測定結果の説明**
②の結果を患者さんにわかりやすく説明する。

**④口腔清掃指導・保健指導**
ほとんどすべての症例で、口腔や舌の清掃指導、生活習慣に関する保健指導が必要となる。

**⑤口腔疾患の治療・医科への紹介**
口腔疾患の治療や全身疾患の検査・診療が必要と判断した場合、自院で行える歯科治療を行い、医科への依頼を行う。

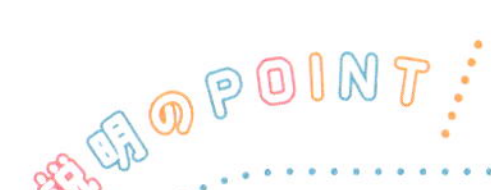


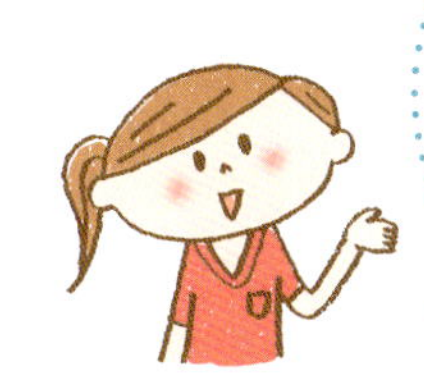

# 洗口剤などの口臭予防効果

口臭予防で使用する洗口剤などにはどのような効果があるのかを、患者さんに説明しましょう。

## 簡単に説明するなら……

口臭予防のために使用されている洗口剤やタブレット、ガムなどには、「マスキング効果」「消臭効果」「抗菌作用」があります。

## 詳しく説明するなら……

### 洗口だけでは不十分

口臭予防のために使用されている洗口剤やタブレット、ガムなどには、強い良い香りで口臭を抑制する「マスキング効果」、におい成分を吸着したり、酸化させたりすることによる「消臭効果」、口臭をつくる細菌へはたらく「抗菌作用」があります。

舌磨きは口臭の予防や抑制に高い効果がありますが、舌苔がたくさん付きやすい奥の方を磨くと嘔吐反射が出やすい、舌の表面が凸凹しているために十分に磨きづらい、舌苔を完全に取ろうとするあまりに力が入って舌を傷つけたり舌痛を引き起こしたりすることがある、など、デメリットもあります。また、洗口剤を使った洗口だけでは、舌苔はバイオフィルム化しているため、洗口剤の抗菌剤が細菌に直接作用することができません。そこで、舌磨きと洗口剤を使った洗口の両方を行うことで、口臭予防・抑制の相乗効果が期待でき、無理なく口臭の予防や抑制を行えます。

ただし、洗口剤を使った洗口を一時的に行っても、抗菌効果は期待できません。アレルギーや副作用が生じることもありますので、使用の際は自分に合ったものを選びましょう。

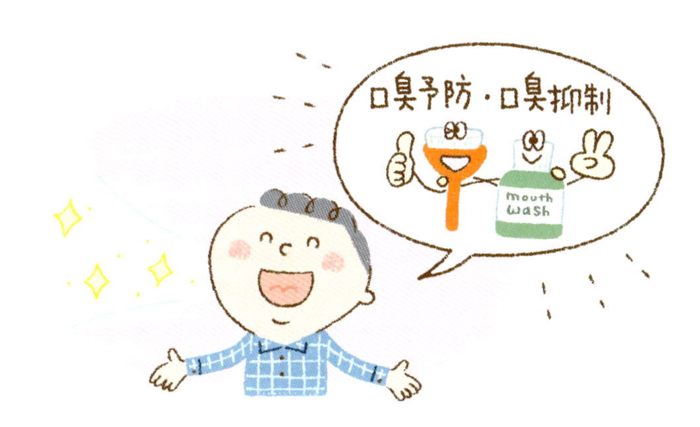




### 覚えておこう！

洗口剤や歯磨剤などに配合されている薬用成分は、その効果が学術誌に報告されています。副作用に関しても報告されていますので、使用を勧める際は、できれば文献を検索して、最新のエビデンスを確認しておくとよいでしょう。

P.86**表8-3**に、洗口剤や歯磨剤などに配合されている成分とその効果を示します。世界的には、主にクロルヘキシジン（Chlorhexidine：CHX）とエッセンシャルオイル（リステリン®に配合）が用いられています。CHXは強い抗菌作用がある一方で副作用もあることから、副作用軽減のためにCHXの配合濃度を低くし、塩化セチルピリジニウム（CPC）や塩化亜鉛などと混合した製品が多いです。

また、植物性の抽出物ポリフェノールなどは、主にニンニクなどのにおいの強い食事後の消臭を目的として、ガムやタブレットなどの食品や口腔清涼剤に配合されています。

### 表8-3 口臭抑制効果・作用のある代表的な成分

| 成分 | 主な口臭抑制作用・効果 | |
|---|---|---|
| グルコン酸クロルヘキシジン(CHX) | 強い抗菌作用 | ●欧米では口臭や歯周疾患の治療の補助として、CHX配合洗口剤が使用されている<br>●口臭改善効果に関する多くの文献があり、単独では0.2%や0.12%のCHX 配合洗口剤の口臭抑制効果が報告されている[3,4]<br>●副作用軽減のためにCHXの濃度を0.05%とし、抗菌作用のあるCPCを0.05%と0.14%乳酸亜鉛(Zn-la、酸化作用による消臭効果あり)を混合した製品が多く、副作用が少なくて口臭抑制効果が強いものとして、海外では高く評価されている<br>●1週間の使用で、味覚の変化や舌の痛み、粘膜や歯肉の痛みなどの副作用が報告されている[5] |
| エッセンシャルオイル(チモール、メントールなど) | 抗菌作用、マスキング効果 | ●代表的な含有製品は、リステリン®(ジョンソン・エンド・ジョンソン)で、その抗菌作用や口臭抑制効果は文献で示されている[6,7]<br>●舌苔やプラーク清掃の補助として使用すると効果が持続すると報告されている[6,7]<br>●アルコール濃度の低いものやノンアルコールのものもある<br>●アルコールが多く配合されたものでは、口腔内が荒れたり、舌がヒリヒリする場合もあるため、注意が必要 |
| 亜塩素酸ナトリウム(二酸化塩素) | におい成分の酸化による消臭効果 | ●強い酸化力によって口臭の気体成分を消臭する効果がある<br>●二酸化塩素などを含有する洗口剤の効果に関する文献では、健康なボランティアにおける口臭の消臭力の即効性と、1週間の継続使用による起床時口臭の抑制が報告されている[8] |
| 塩化セチルピリジニウム(CPC) | 抗菌作用 | ●比較的副作用が少ない<br>●日本では、口臭や歯周疾患の治療で補助的にCPC配合の洗口剤や歯磨剤などが多く使用されている<br>●口臭改善効果は、単独で配合されるよりもCPC0.05%、0.05% CHX、0.14%乳酸亜鉛を混合して配合された洗口剤が、口臭抑制に対して副作用が少なく、長期使用による臨床試験の有効な結果にエビデンスがあるとされている[9,10] |
| 金属(亜鉛、スズ、マグネシウムなど) | VSCの硫黄との反応による消臭効果 | ●亜鉛は毒性が低く、歯の着色の原因にならないことから、他の抗菌作用のある成分とともに配合されることが多い<br>●CPCやCHXと混合で乳酸亜鉛や塩化亜鉛が配合されている洗口剤が世界中で使用されている<br>●金属味があるため、商品としては、それをマスキングするための他の配合物が必要 |
| 塩化ベンゼトニウム(BTC) | 抗菌作用 | ●洗口剤・歯磨剤に配合されている |
| トリクロサン | 抗菌作用 | ●主に歯磨剤に配合されている |
| ポリフェノール(フラボノ、カテキンなど) | 消臭効果 | ●主な目的は、ニンニクなどのにおいの強い食事後の消臭で、口腔清涼剤や食品に配合されている<br>●植物性の酸化作用やにおいを吸着するポリフェノールなどが入っているトローチ剤などで、口臭抑制効果が明らかにみられると報告がある[11]<br>●茶ポリフェノール、茶カテキンは、口腔内細菌への作用が多く報告[12]されており、メチルメルカプタンへの作用も報告されている[13] |
| 銅クロロフィンN | 消臭効果 | ●口腔清涼剤・食品に配合されている |
| パセリ、マッシュルームエキス | 消臭効果 | ●口腔清涼剤・食品に配合されている |
| キウイやパインのタンパク分解酵素 | タンパク分解による舌苔除去効果 | |

# 実際の症例で見てみよう

Aさんと Bさんの検査結果と、その後の経過です。Aさんは、口臭に改善がみられましたが、Bさんは、口臭の自覚が軽減はしたものの残ったため、心療内科を受診してもらいました。

## Aさん ▶ 真性口臭症の病的口臭

### 検査結果

| 検査内容 | 結果 | |
|---|---|---|
| 口腔内観察 | ●未処置う歯:なし<br>●現在歯数:28歯 | ●修復物が多い<br>●舌苔付着状態:真ん中より奥の方に厚く付着 |
| 歯周組織検査 | ●PPD:2〜4mm<br>●BoP:20% | ●PCR:37% |
| 口臭測定 | ●官能検査:3<br>●口臭測定器(VSC濃度):明らかな口臭濃度 | ●ガスクロマトグラフィー:硫化水素;5.2ng/10mℓ、メチルメルカプタン;3.5ng/10mℓ、ジメチルサルファイド;8.2ng/10mℓ |
| 安静時唾液量 | 1.3ml/分 | |

治療は、歯間清掃および舌清掃を中心とした口腔清掃指導と、生活習慣を含む歯科保健指導を行いました。また、舌清掃時に嘔吐反射があり、徹底した清掃が困難だったため、抗菌・消臭作用の薬用成分の配合された洗口剤を併用してもらいました。さらに、糖尿病や肝障害が進行している可能性もあったため、内科受診を勧めたところ、初期の糖尿病が判明し、食生活指導も行いました。

口腔清掃状態の改善と糖尿病治療の結果、奥さんにも「口臭がなくなった」と言われたそうです。

## Bさん ▶ 仮性口臭症または口臭恐怖症

### 検査結果

| 検査内容 | 結果 | |
|---|---|---|
| 口腔内観察 | ●未処置う歯:なし<br>●現在歯数:28歯 | ●知覚過敏あり<br>●舌苔付着状態:舌全体に薄く付着 |
| 歯周組織検査 | ●PPD:1〜2mm<br>●BoP:0% | ●PCR:18% |
| 口臭測定 | ●官能検査:1<br>●口臭測定器(VSC濃度):口臭の基準以下 | ●ガスクロマトグラフィー:硫化水素;1.2ng/10mℓ、メチルメルカプタン;0.5ng/10mℓ、ジメチルサルファイド;0.2ng/10mℓ |
| 安静時唾液量 | 0.5ml/分 | |

生理的口臭は、周りの人のしぐさを気にするあまりに症状が悪化することがあります。Bさんには、なるべく生理的口臭が強くならないように、唾液分泌を促す唾液腺マッサージや舌体操に加え、ブラッシング頻度を減らした適切なプラークコントロール方法と舌清掃を指導し、消臭効果の強い洗口剤を併用してもらいました。また、その後複数回にわたり口臭測定とその結果を伝え、客観的にみると口臭がないことを説明しました。

次第にBさんが口臭を感じないことが増えましたが、「やはり気になって緊張してしまうことがある」とおっしゃったため、心療内科の受診を勧めました。

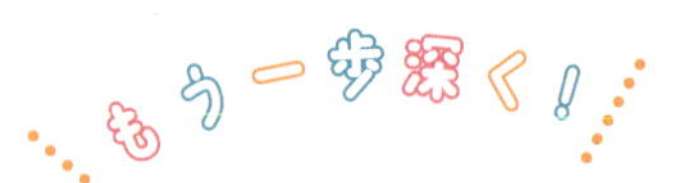


# 発展講座

口臭症の患者さんを診るに当たり、さらに知っておきたい全身疾患との関連や、治療時に必要な配慮、最新の研究についてまとめました。

## 呼気から感じる全身疾患

全身疾患がある人の場合、血中成分の関与からそれぞれの疾患ごとに特徴のある呼気を感じることがあります。生理的口臭や口腔由来の病的口臭とは異なる臭いです。代表的なものでいうと、糖尿病はアセトン臭（甘ぐさい）、肝硬変・肝機能低下はジメチルサルファイド（ゴミ溜めのにおい、海藻の腐ったにおい）やメチルメルカプタン（野菜の腐ったようなにおい）、腎機能低下はトリメチルアミン（魚臭、するめ臭）が知られています。

鼻咽腔疾患では、たとえば副鼻腔炎によって生じる膿や鼻汁、咽頭の陰窩に溜まってくる膿栓（粒）などに存在する微生物が原因の膿くさいにおいが生じることもあります。口腔がんの場合も、口腔内に壊死した細胞があるため、口臭が起こります、また、食道がん、胃がんや肺がんでも呼気がにおうことがあるようです。

## 口臭症の治療ではどんな配慮が必要？

仮性口臭症や口臭恐怖症の患者さんは、小児期や思春期に他人から口臭を指摘されたことをきっかけに、つねに口臭を気にしていると訴えることがあります。医療面接では、実際に口臭があるかないかにかかわらず、口腔内のこと（口臭）が原因で悩み、苦しんでいる患者さんを心理的側面から支援する姿勢が必要です。上述のような患者さんに対しては、過去の経緯を聴くことが大切です。

その他、治療における配慮のポイントは、以下のとおりです。このように対応しても、精神的要因の関連が顕著なケースは、歯科医師から心療内科・精神科の専門医の受診を勧めることも必要です。

患者さんの気持ちの
十分な理解に努める

客観的な評価や診査・測定前に、
いい加減な気休めの言葉を掛けない
×「気にしないように」
×「ブラッシングをよくしておけば大丈夫ですよ」

患者さんの意識や行動が
変容するように支援する

測定結果を
科学的に客観的に説明する

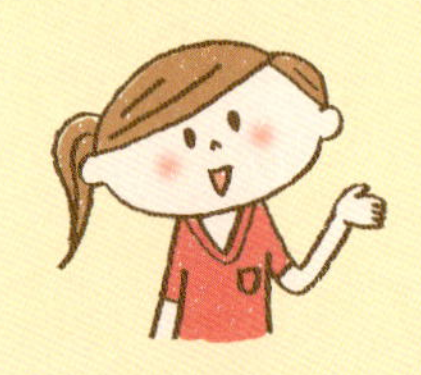

## プロバイオティクスは口臭産生細菌に有効？

口腔内の細菌叢、特に舌苔の細菌叢にVSCなどを産生する細菌が多く生息して定着していると、口腔清掃や舌苔清掃、洗口剤を使用しても、口臭は一時的にしか減少せず、すぐに戻ってしまいます。そこで、細菌叢を、口臭を産生することの少ない細菌が優位になるような叢に変えていく、プロバイオティクスが注目されています。特に、乳酸菌によるプロバイオティクスが有効であると報告されています[14]。

また、主な口臭産生細菌である*fusobacteria nucleatum*に対しては、ワクチンの効果も報告されています。以前、抗トリコモナス剤として婦人科で処方されていた抗菌薬メトロニダゾール（Metronidazole）が、口臭の原因細菌の抗菌剤として使用されていたことがありました。近年、メトロニダゾールの癌性、壊死性の口臭への局所的使用での効果が報告されています[15]が、現在、歯科で処方することは難しくなっています。

さらに、胃のピロリ菌（*Helicobacter pylori*）陽性の患者66名のうち、ピロリ菌を除菌することによって舌苔の付着および口臭の改善がみられたという報告もあります[16]。

〈引用文献〉
1. 八重垣 健. 口臭による歯周破壊・発癌性 人々の歯科定期受診啓発のために. 歯科医療 2006；20(1)：61-68.
2. Yokoyama S, Ohnuki M, Shinada K, Ueno M, Wright FA, Kawaguchi Y. Oral malodor and related factors in Japanese senior high school students. J Sch Health 2010；80(7)：346-352.
3. van Steenberghe D, Avontroodt P, Peeters W, Pauwels M, Coucke W, Lijnen A, Quirynen M. Effect of different mouthrinses on morning breath. J Periodontol 2001；72(9)：1183-1191.
4. Carvalho MD, Tabchoury CM, Cury JA, Toledo S, Nogueira-Filho GR. Impact of mouthrinses on morning bad breath in healthy subjects. J Clin Periodontol 2004；31(2)：85-90.
5. Bosy A, Kulkarni GV, Rosenberg M, McCulloch CA. Relationship of oral malodor to periodontitis：evidence of independence in discrete subpopulations. J Periodontol 1994；65(1)：37-46.
6. Pitts G, Brogdon C, Hu L, Masurat T, Pianotti R, Schumann P. Mechanism of action of an antiseptic, anti-odor mouthwash. J Dent Res 1983；62(6)：738-742.
7. Fine DH, Furgang D, Sinatra K, Charles C, McGuire A, Kumar LD. In vivo antimicrobial effectiveness of an essential oil-containing mouth rinse 12 h after a single use and 14 days' use. J Clin Periodontol 2005；32(4)：335-340.
8. Shinada K, Ueno M, Konishi C, Takehara S, Yokoyama S, Kawaguchi Y. A randomized double blind crossover placebo-controlled clinical trial to assess the effects of a mouthwash containing chlorine dioxide on oral malodor. Trials 2008；9：9-71.
9. Winkel EG, Roldán S, Van Winkelhoff AJ, Herrera D, Sanz M. Clinical effects of a new mouthrinse containing chlorhexidine, cetylpyridinium chloride and zinc-lactate on oral halitosis. A dual-center, double-blind placebo-controlled study. J Clin Periodontol 2003；30(4)：300-306.
10. Fedorowicz Z, Aljufairi H, Nasser M, Outhouse TL, Pedrazzi V. Mouthrinses for the treatment of halitosis. Cochrane Database of Systematic Reviews 2008, Issue 4.
11. Greenstein RB, Goldberg S, Marku-Cohen S, Sterer N, Rosenberg M. Reduction of oral malodor by oxidizing lozenges. J Periodontol 1997；68(12)：1176-1181.
12. Hirasawa M, Takada K, Makimura M, Otake S. Improvement of periodontal status by green tea catechin using a local delivery system：a clinical pilot study. J Periodontal Res 2002；37(6)：433-438.
13. Yasuda H, Arakawa T. Deodorizing Mechanism of (-)-Epigallocatechin Gallate against Methyl Mercaptan. Bioscience, biotechnology, and biochemistry 1995；59(7)：1232-1236.
14. Suzuki N, Yoneda M, Tanabe K, Fujimoto A, Iha K, Seno K, Yamada K, Iwamoto T, Masuo Y, Hirofuji T. *Lactobacillus salivarius* WB21-containing tablets for the treatment of oral malodor：a double-blind, randomized, placebo-controlled crossover trial－reply to letter. Oral Surg Oral Med Oral Pathol Oral Radiol 2014；118(4)：506.
15. Iida J, Kudo T, Shimada K, Yatsuno Y, Yamagishi S, Hasegawa S, Ike H, Sato T, Kagaya H, Ito K. Investigation of the safety of topical metronidazole from a pharmacokinetic perspective. Biol Pharm Bull 2013；36(1)：89-95.
16. Zaric S, Bojic B, Popovic B, Milasin J. Eradication of gastric *Helicobacter pylori* ameliorates halitosis and tongue coating. J Contemp Dent Pract 2015；16(3)：205-209.

Chapter

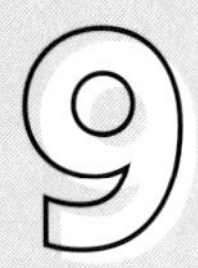

# 歯周病と全身疾患の関係について こう説明しましょう

杉田典子　吉江弘正

# 歯周病と全身疾患の関係について
## こう説明しましょう

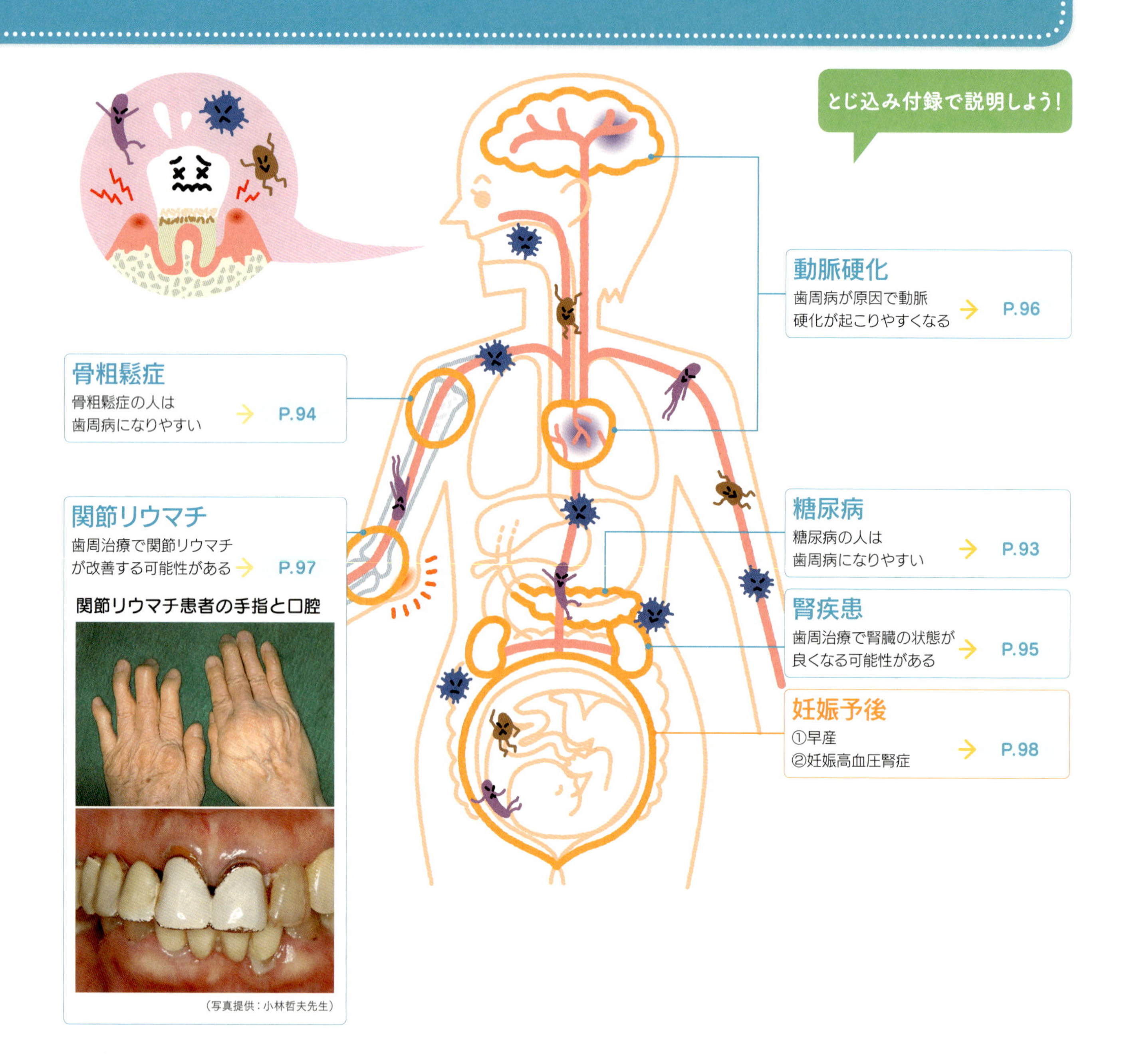

とじ込み付録で説明しよう！
動脈硬化
歯周病が原因で動脈硬化が起こりやすくなる
P.96
骨粗鬆症
骨粗鬆症の人は歯周病になりやすい
P.94
関節リウマチ
歯周治療で関節リウマチが改善する可能性がある
P.97
糖尿病
糖尿病の人は歯周病になりやすい
P.93
腎疾患
歯周治療で腎臓の状態が良くなる可能性がある
P.95
妊娠予後
①早産
②妊娠高血圧腎症
P.98
関節リウマチ患者の手指と口腔

（写真提供：小林哲夫先生）

歯周病と全身疾患については、**「歯周病とからだ全体に関係があるということは、はっきりわかっています」**と言うことができます。しかし、個々の疾患と歯周病との関係性については、はっきりわかっているものとそうでないものがあります。また、疾患や歯周病の重症度、患者さんの年齢・生活習慣・体質によっても異なりますから、**「○△さんの病気が歯周病のせいなのかどうかは、実際に歯周病を治療してみないとわかりません」**としか言えません。

それよりも、その患者さんが関心を持っている疾患に的をしぼって、なるべく話を広げすぎずに「この疾患と歯周病の関係性については、こういうことまではわかっています」と説明してください。

いずれにしても、歯周病が予防・治療できる病気であることは、重要です。**「お口の健康を改善することで、全身にも良い影響があるかもしれない」**と患者さんに伝えることは、モチベーションを上げるために役立ちます。

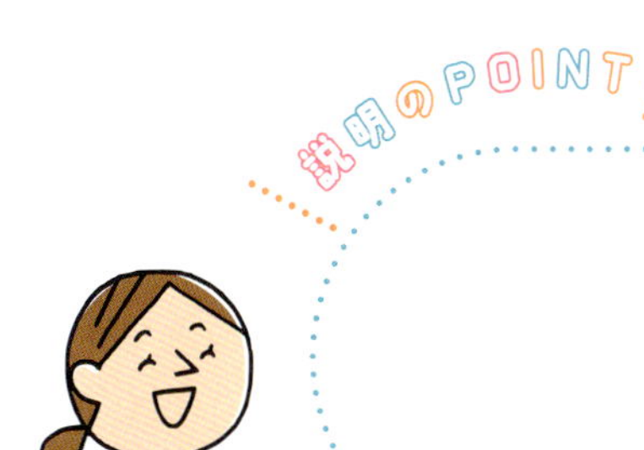


# 糖尿病の人は歯周病になりやすい

## 糖尿病とは

インスリンの作用が低下して、血液中のブドウ糖が多くなった（血糖値が高くなった）状態が続く病気で、1型と2型に分けられます。唾液が減ったり血液の流れが悪くなったり、免疫力が弱くなったりします。放っておくと、さまざまな臓器に合併症が起こる危険性が高くなります。

## 簡単に説明するなら……

糖尿病の人は歯周病にかかりやすいことがわかっています。逆に糖尿病の人が重症の歯周病にかかっている場合に、糖尿病の検査値がなかなか下がらない傾向にあることもわかっています。しかし、歯周病を治療すると糖尿病の検査結果が良くなるということについては、今の時点でまだ結論が出ていません。

## 詳しく説明するなら……

### 免疫力が下がると歯周病菌にも抵抗できなくなる

糖尿病によって弱っている体は、歯周病菌に抵抗する力も弱くなっています。ですから、歯周病にかかりやすく、治りにくく、重症になりやすくなります。しかも治療が終わった後も再発しやすいので油断できません。

### 糖尿病が引き起こす炎症の1つに歯周病もある

血糖値の高い状態がずっと続くと、からだの中のタンパク質が糖とくっつきます。それを白血球が敵と間違えて攻撃するので、その結果、歯周病も含め、全身に炎症が起きやすくなります。

### 歯周病が糖尿病を引き起こすかどうかは調査中

動物実験の結果[1]によると、歯周病が原因で糖尿病にかかりやすくなったり、糖尿病を悪化させたりするようなことがあるとわかっています。

糖尿病と歯周病の両方にかかっている人が多いのは本当です。しかし、どちらが原因でどちらが結果なのかは、はっきりわかりません。歯周病の人はその後、糖尿病になることが多いのか、歯周病を治療して歯ぐきの状態が良くなったときには糖尿病も良くなるのか、調べる必要があります。そのような調査が世界中でも日本でも盛んに行われていますので、近い将来、もっとはっきりしたことがわかるでしょう。

**2型糖尿病患者の口腔内写真とエックス線写真**

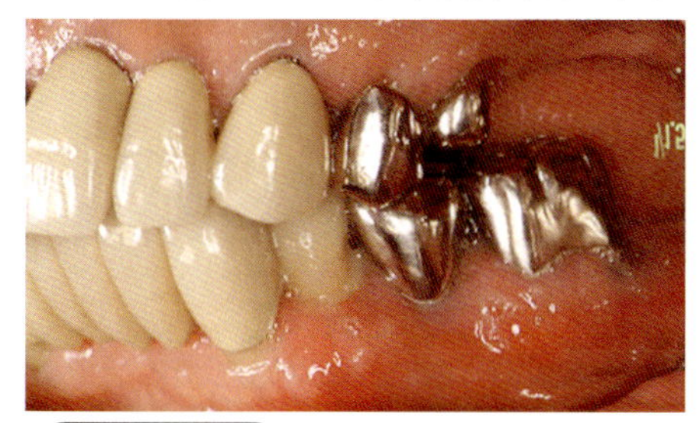


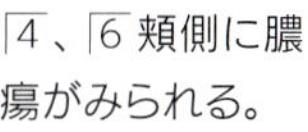
|4、|6 頬側に膿瘍がみられる。

### 覚えておこう！

糖尿病になると、インスリンが効きにくくなり、血糖値の高い状態が続きます。すると、糖化したタンパク質が増加して炎症を促進します。また、白血球の機能が低下して免疫力が低下するため、歯周組織を構成する細胞にも機能異常が起こります。糖尿病の人が歯周病に罹患しやすく、悪化しやすく、治癒しにくいのは、こうした仕組みのためです。

一方、歯周病になると、歯周病巣でマクロファージなどが活性化します。マクロファージが歯周病菌を貪食すると、TNF-αなどの炎症性物質を産出します。炎症性物質や歯周病原菌のもつ内毒素が、インスリンのはたらきを阻害すると考えられています（P.94図9-1）。

図9-1 糖尿病と歯周病のかかわり

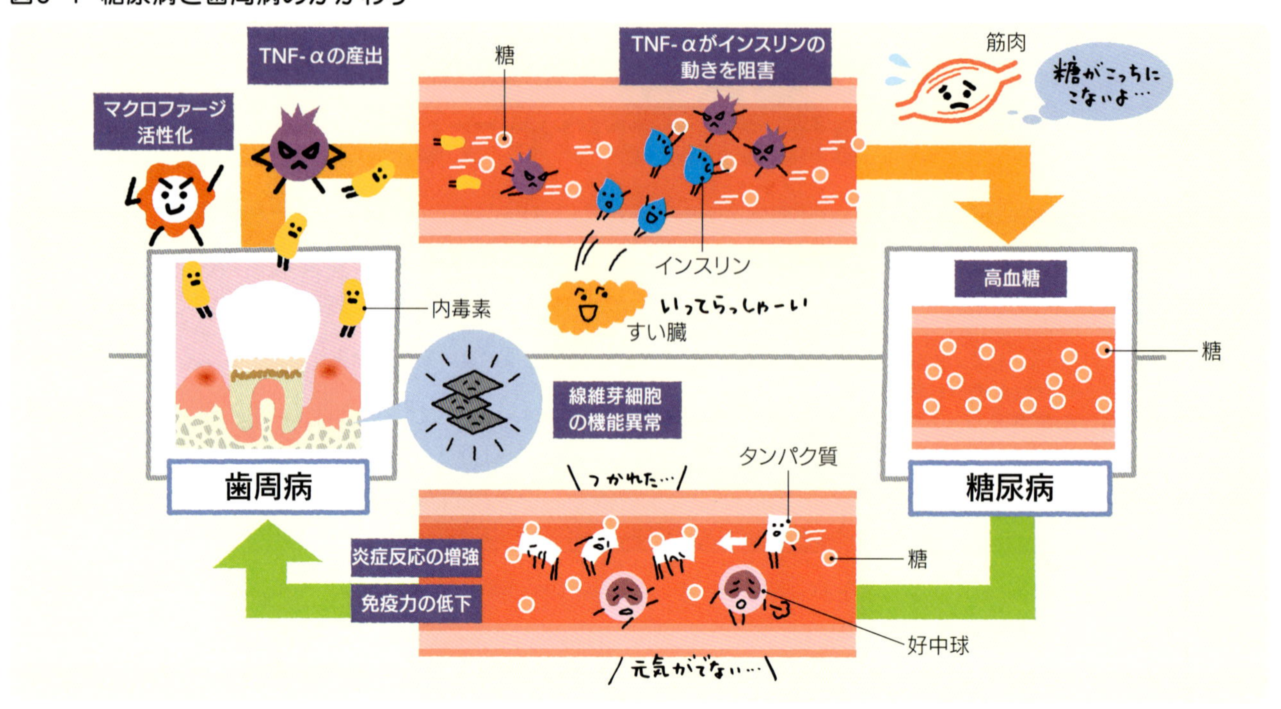




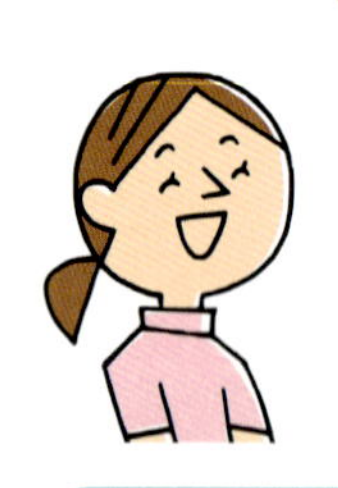

# 骨粗鬆症の人は歯周病になりやすい

## 骨粗鬆症とは

骨の強度が低くなって、軽い衝撃でも骨折を起こしやすくなる病気です。主な原因は加齢で、女性ホルモンの影響を受けるため高齢の女性に多い疾患です。致命的な疾患ではありませんが、結果的に要介護状態になる人も少なくないので注意が必要です。

## 簡単に説明するなら……

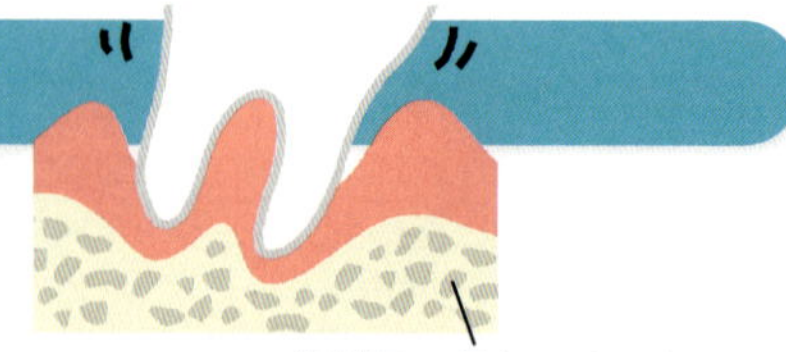


骨粗鬆症の人は、体の骨密度が低いことから、同年代の人や、同じ歯周病の要因をもつ人と比べて歯周病になりやすい傾向があります。

## 詳しく説明するなら……

### 骨密度が低いと歯槽骨の吸収が進みやすい

歯周病にかかると、歯周病菌が歯ぐきに炎症を起こして、歯を支えている骨（歯槽骨）を溶かしてしまいます。これを「歯槽骨の吸収」といいます。

体の骨と歯槽骨の関係を調べた研究の大部分では、体の骨密度と歯槽骨の吸収の程度には関係があるという結果でした。たとえば、骨粗鬆症の人たちと正常な骨密度の人たちを3年間観察したところ、骨粗鬆症の人たちのほうが歯槽骨の吸収が多かったとの報告があります[2)]。

お口の中に歯周病菌がいるかどうかは、歯周病が進むかどうかの強力な要因ですが、その要因や年齢が同じくらいの人どうしで比べると、体の骨密度が低い人のほうが、歯槽骨の吸収が進みやすいといえそうです。

説明のPOINT

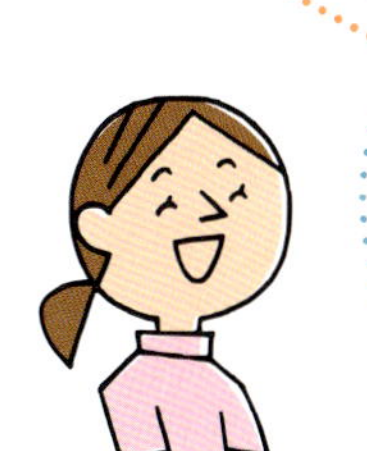

# 歯周治療で腎臓の状態が良くなる可能性がある

## 腎疾患とは

腎臓の役割は、血液が運んできた体中の老廃物を濾過し、尿として体外へ出すことです。腎臓の機能低下が慢性的に続く状態を、慢性腎臓病といいます。慢性腎臓病が進行して腎不全になると、老廃物を除去できなくなり、最終的には透析や移植が必要になってしまいます。

## 簡単に説明するなら……

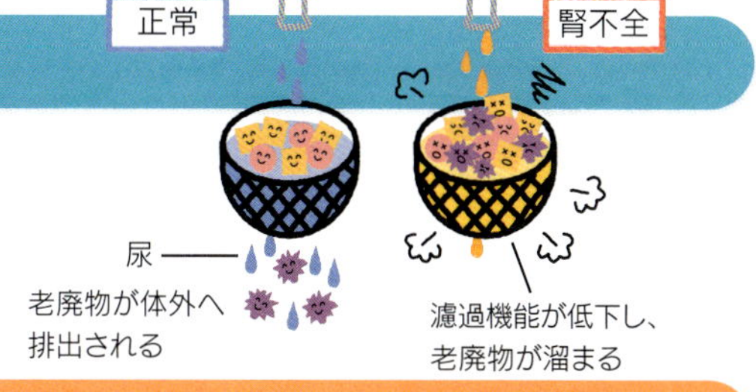

正常
腎不全
尿
老廃物が体外へ排出される
濾過機能が低下し、老廃物が溜まる

重症の歯周病の人は、腎機能が低いことが多いです。これまでの研究結果によれば、歯周病を治療すると、腎臓の状態も少し良くなる可能性が高いと考えられます。ただし、どのくらい良くなるかはケースバイケースです。

## 詳しく説明するなら……

### 歯周病が慢性腎臓病の原因の一部かもしれない

慢性腎臓病を引き起こす代表的な原因は、糖尿病、加齢、喫煙で、ほかに高血圧、糸球体腎炎(しきゅうたいじんえん)*1、自己免疫疾患なども挙げられますが、原因がよくわからないことも多いのです。しかし、以前は原因不明とされたもののうち、一部は歯周病が関係しているかもしれないと言われるようになりました。

＊1　糸球体腎炎：腎臓の中で血液を濾過するフィルターの役目を果たす糸球体の炎症によって、タンパク尿や血尿が出る病気。

### 歯周病が治ると慢性腎臓病も少し改善する

歯周病の人は、血液中に炎症性物質が増加しています。つまり、全身がつねに軽い炎症の状態になっていて、歯周病が治らないかぎり長期間続いてしまいます。その状態が腎臓にも悪い影響を及ぼすかもしれないと考えられるようになりました。

慢性腎臓病と歯周病の両方にかかっている患者さんに歯周治療をしたらどうなるか調べた研究[3]では、歯周病が治った場合に慢性腎臓病も少し改善するという結果でした。

### 覚えておこう！

慢性腎臓病（Chronic Kidney Disease、以下CKD）を有する患者さんは、全国で1,000万人以上います。高齢者ほど頻度は高いですが、若年の方もいます。CKDが末期腎不全へ進行していくと透析が必要になります。またCKDは心血管疾患の強力なリスクです。

CKDは腎機能と検査の異常値によってステージ分類されています**（図9-2）**。ステージは、ハイリスク群（糖尿病や高血圧などの要素をもつ）とそれに続く1～5の5段階に分けられ、5の末期腎不全がもっとも重症です。

**図9-2　CKDの重症度分類**

| 原疾患 | | 蛋白尿区分 | | A1 | A2 | A3 |
|---|---|---|---|---|---|---|
| 糖尿病 | | 尿アルブミン定量（mg/日）<br>尿アルブミン／Cr比（mg/gCr） | | 正常 | 微量アルブミン尿 | 顕性アルブミン尿 |
| | | | | 30未満 | 30～299 | 300以上 |
| 高血圧、腎炎など | | 尿蛋白定量（g/日）<br>尿蛋白/Cr比（g/gCr） | | 正常 | 軽度蛋白尿 | 高度蛋白尿 |
| | | | | 0.15未満 | 0.15～0.49 | 0.50以上 |
| GFR区分*2（mL/分/1.73m²） | G1 | 正常または高値 | ≧90 | | | |
| | G2 | 正常または軽度低下 | 60～89 | | | |
| | G3a | 軽度～中等度低下 | 45～59 | | | |
| | G3b | 中等度～高度低下 | 30～44 | | | |
| | G4 | 高度低下 | 15～29 | | | |
| | G5 | 末期腎不全（ESKD） | ＜15 | | | |

重症度は原疾患・GFR区分・蛋白尿区分を合わせたステージにより評価する。CKDの重症度は緑■のステージを基準に、黄■、オレンジ■、赤■の順にステージが上昇するほど、死亡、末期腎不全、心血管死亡発症のリスクが上昇する。

＊2　GFR：血液を濾過するフィルターの役目を果たす糸球体が、1分間にどのくらいの血液を濾過できるかを表す値。

（文献4をもとに作成）

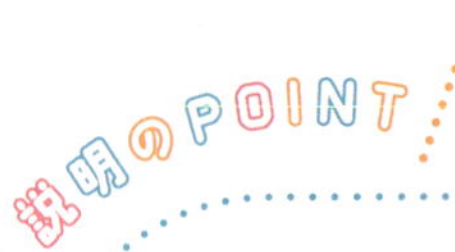


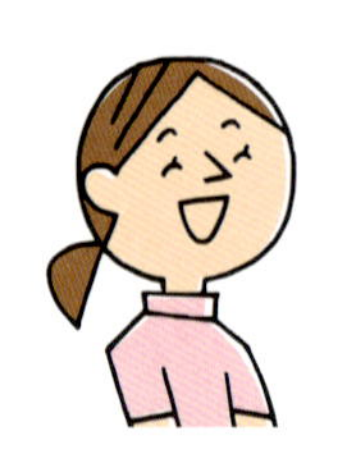

# 歯周病が原因で動脈硬化が起こりやすくなる

## 動脈硬化とは

動脈の内側で血液中の脂肪や白血球などが粥状にくっついて溜まり、血管が硬く狭くなることです。溜まったものが壊れると血栓をつくり、完全に血管を塞いでしまうことがあります。冠動脈で起これば心臓発作、脳で起これば脳卒中で、がんに次ぐ日本人の死因第2位です。

## 簡単に説明するなら……

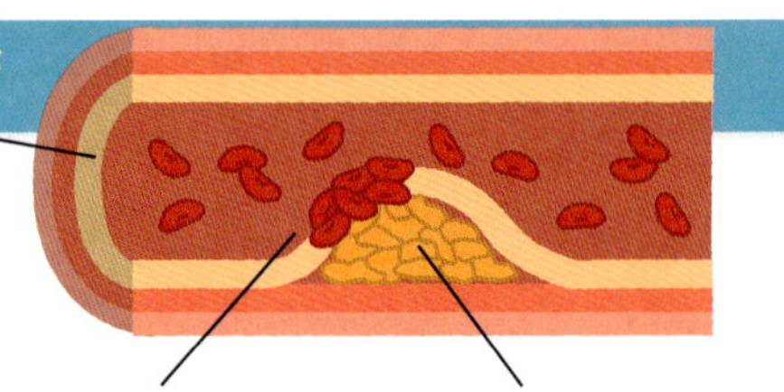


歯周病と動脈硬化症の両方にかかっている人は多いです。動物実験では、歯周病菌が体の動脈硬化を起こす仕組みがわかっています。ただし、人間の体の中でも起きるのかどうかは、まだはっきりしていません。

## 詳しく説明するなら……

### 歯周病で血液中の炎症性物質が増えると動脈硬化が起こりやすくなる

血液中の炎症性物質の数値が高いと動脈硬化が起こりやすくなります。歯周病の患者さんは全身が軽い炎症状態にありますから、炎症性物質の数値が少し高くなり、動脈硬化が起こりやすくなると考えられています。

### 歯周病菌は動脈硬化の原因か？

まれに、動脈硬化を起こした血管から歯周病菌がみつかることがありますが、歯周病菌が動脈硬化の原因になるのかどうかまではわかっていません。

しかし動物を使った最新の研究[5]では、歯周病菌を飲み込むと腸内細菌の構成が変わって腸の壁が弱くなるため、全身の臓器に細菌の影響が及ぶということがわかりました。

このようなことから、歯周病が原因で動脈硬化が起こりやすくなるのかもしれませんが、歯周病を治療したら動脈硬化が減るのかどうかは研究不足でまだはっきりしていません。

## 覚えておこう！

歯周病と動脈硬化と心疾患の関係 （文献7を引用改変）

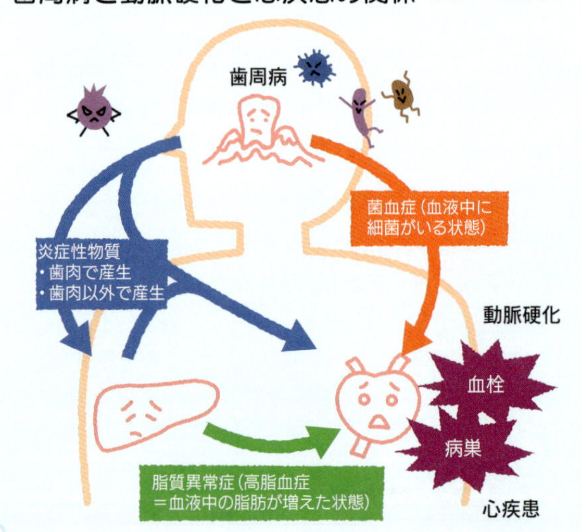


歯周病が動脈硬化の原因になるかもしれないという疑いの根拠となる研究報告はたくさんあります。この問題に関して、2012年にアメリカ心臓病学会が以下のように発表しました[6]。

「歯周病は、他のリスク因子の影響とは独立して、動脈硬化に関連性があるといえる。しかし、歯周病が動脈硬化の原因になるという因果関係の証明まではできていない。これまでの論文は研究方法が不完全なものが多く、かつ論文ごとに方法がバラバラであるため、より良い統一された方法で介入研究を行っていくべきである」

つまり、歯周病を治療して動脈硬化が防げるのかどうかを、今後しっかりと研究するべきだということです。ところが、否定的なフレーズだけがセンセーショナルに報道されたため、多くの一般の人たちが「歯周病と動脈硬化は関係がない」と誤解してしまいました。この誤解を解き、信頼性の高い研究結果を得るため、いま世界の歯周病学者たちが努力しています。

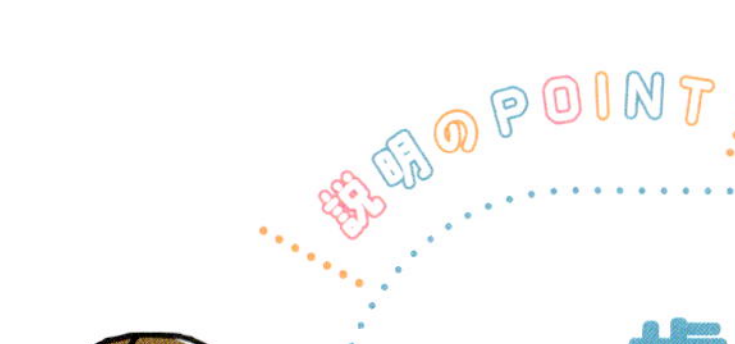


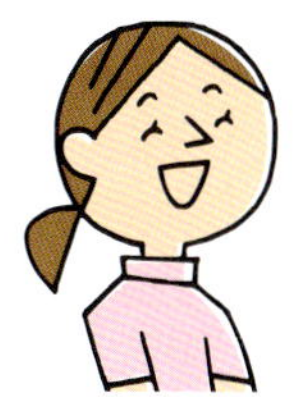

# 歯周治療で関節リウマチが改善する可能性がある

## 関節リウマチとは

関節リウマチは、からだの免疫の仕組みに異常が起きて、「自己抗体」という自分自身のからだを攻撃するものができてしまい、そのため関節に腫れや痛みをともなう炎症が起こる病気です。進行すると関節が変形してしまいます。女性や高齢者に多い病気です。

## ▶▶▶ 簡単に説明するなら……

関節リウマチの患者さんは歯周病にかかりやすく、歯周病が重症になりやすいとわかっています。逆に、歯周病があると関節リウマチが悪化しやすいということもいえそうです。

研究では、関節リウマチと歯周病の両方にかかっている人の歯周病を治したら、関節リウマチも改善したという報告が多いです。

## ▶▶▶ 詳しく説明するなら……

### 歯周病も関節リウマチも炎症性の病気

これまでのたくさんの研究結果から、関節リウマチにかかっている人は、歯周病になりやすいといわれています。

その理由は、両方とも炎症性の病気であり、共通のリスク因子（炎症を起こしやすい体質や、喫煙など）があるためかもしれません。その他に、関節リウマチになると手指が動かしにくく、ブラッシング（歯磨き）がしづらいことや、関節リウマチの薬が免疫反応を抑える作用があるためかもしれないなど、いろいろ考えられています。

### 歯周治療が関節リウマチを改善する可能性もある

歯周病が関節リウマチをより進行させる可能性もあります。歯周病菌がもっている酵素が、関節リウマチを起こす自己抗体を増やすかもしれないからです。

また、関節リウマチと歯周病の両方にかかっている患者さんに歯周治療を行った研究がいくつかあり、そのほとんどで、歯周病を治療したら関節の腫れや痛みが減り、関節リウマチの検査値が下がったと報告されています。

Chapter 9

### 覚えておこう！

関節リウマチ患者さんの血清中には、抗シトルリン化タンパク抗体（抗CCP抗体）という自己抗体が検出されます。

シトルリン化は、正常な体の中でも起こっている反応なのですが、最近、歯周病菌である *Porphyromonas gingivalis*（*P.g.* 菌）がタンパク質をシトルリン化させる「PAD」という酵素を持っていることが発見されました。そのため歯周病患者さんの体内では過剰にシトルリン化タンパク質が増え、抗CCP抗体ができやすくなり、関節リウマチを亢進させるのではないかと考えられています。

岡田ら[8]は、関節リウマチ患者さんへの歯周治療によって *P. gingivalis* 血清抗体価と血清シトルリン濃度が低下し、その結果、関節リウマチの活動度が下がることを報告しました。

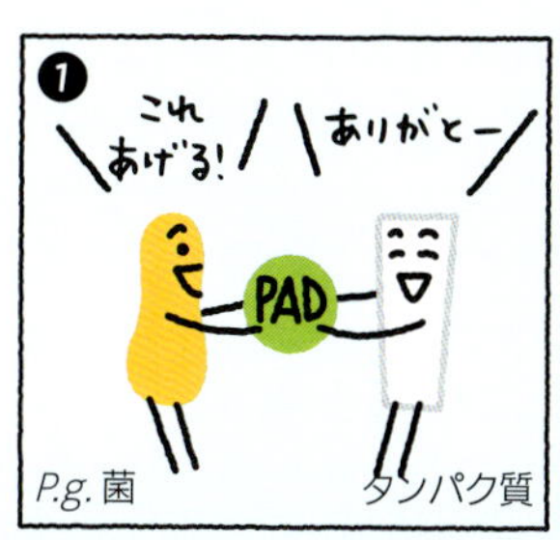

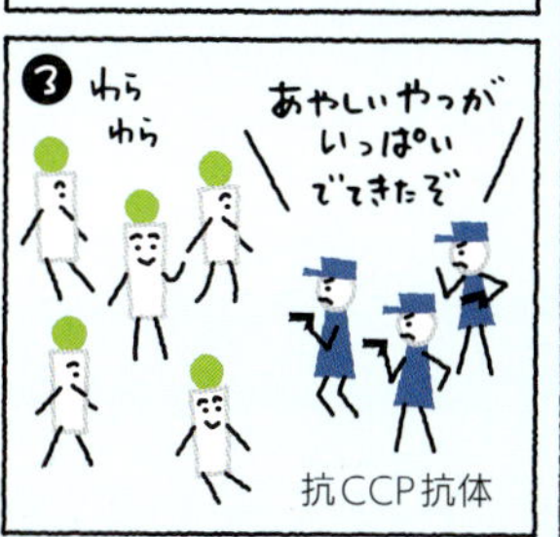


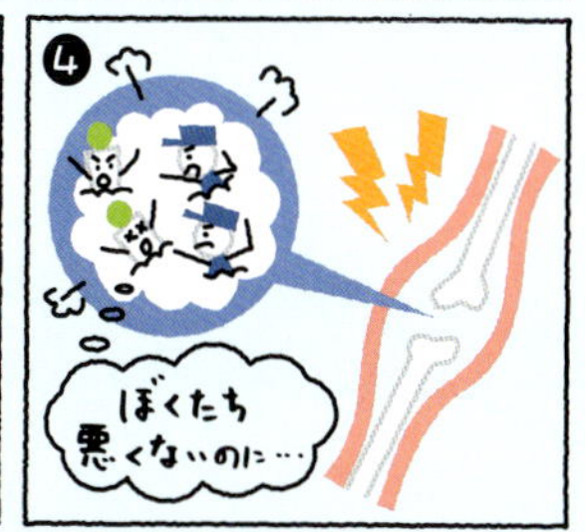

もう一歩深く！

# 発展講座

## 歯周病と妊娠予後 ①早産＊3

妊婦に歯周治療をした研究[9]では、歯周治療によって妊娠予後が悪くなるなどの有害な影響はありませんでした。妊婦の患者さんから質問された際、正しく答えられるよう、頭に入れておきましょう。

### 妊娠中の細菌感染が早産を引き起こす

妊娠中に、胎盤や羊水、赤ちゃんのからだに細菌が感染してしまうことがあります。以前からよく知られているのは、膣からの細菌が子宮にのぼってくるケースです。細菌が感染した結果、炎症が起きます。その炎症の刺激で早産になってしまうことがあります。

### 歯周病菌の感染も早産を引き起こす？

1990年代になると、このような早産は歯周病菌でも起こる可能性があるのではないか、だから歯周病にかかっている妊婦は早産になりやすいのではないか、ということが、アメリカで盛んに言われはじめました。実際アメリカで行われた研究[10]では、歯周病の妊婦はそうでない妊婦よりも7倍も早産になりやすいという結果でした。これが本当なのかどうか検証するために、これまで世界中でたくさんの研究が行われてきました。現在までにわかっているのは、妊婦の歯周病と低体重児早産＊4は関連性があることと、ヒトの羊水や胎盤に歯周病菌が検出されることがあることです（**図9-3**）。

### 妊娠する前から歯周治療を！

一方で、妊婦の歯周病を治療したら早産が減るかというと、そのような研究がいくつか行われたものの、明確な減少はみられませんでした。妊娠してから歯周病の治療をするのは、時期として遅すぎるのかもしれません。

**図9-3 歯周病菌が早産と低体重児早産を引き起こす仕組み**

胎盤から子宮内へ感染した歯周病菌により絨毛膜羊膜炎が起こる。これが早産と低体重児早産を引き起こす一因と考えられている。

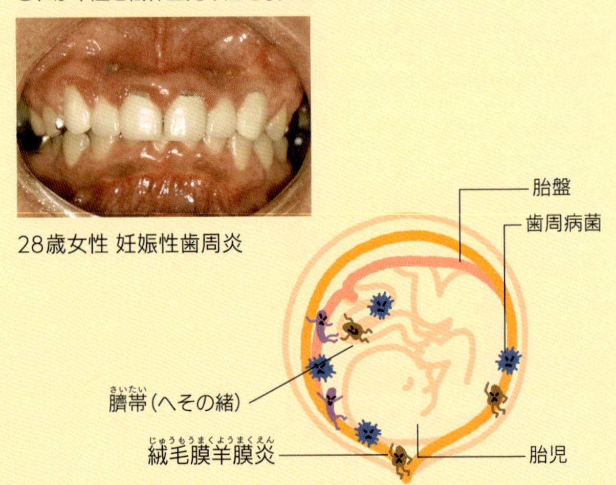


## 歯周病と妊娠予後 ②妊娠高血圧腎症

### 赤ちゃんの生命にかかわる妊娠高血圧腎症

妊娠高血圧とは、妊娠20週～分娩後12週までに高血圧がみられる場合をいいます。妊娠高血圧腎症とは妊娠高血圧にタンパク尿をともなうものです。原因は、妊娠のごく初期に、なんらかの原因により胎盤の血管形成に異常が起こるためと考えられています。妊娠高血圧腎症にともなって、妊婦のけいれん発作や脳出血が起こることがあり、最悪の場合、赤ちゃんが亡くなることもあります。

＊3 早産：妊娠37週以前の出生。日本では妊娠22週0日～36週6日までの出産を早産と呼ぶ。
＊4 低体重児早産：早産の期間において、赤ちゃんの体重が2,500g未満での出産。

### 歯周病が妊娠高血圧腎症に関連している？

筆者らが新潟大学の産科に入院して分娩した妊婦について調べたところ[11]、妊娠高血圧腎症の妊婦の歯周病はいずれもごく軽度で、侵襲性歯周炎はみられませんでした。

しかし、妊娠高血圧腎症の妊婦はそうでない妊婦に比べて、歯肉縁下のプラークに*Aggregatibacter actinomycetemcomitans*（*A.a.*菌）のDNAがより多く検出されました。*A.a.*菌は、侵襲性歯周炎に関連するとされる代表的な歯周病原細菌のひとつであり、それが多く検出されたということは、歯周病と妊娠高血圧腎症になんらかの関連があるものと思われます。今後の研究が待たれます。

## 歯周病から全身への第三の経路発見?!

歯周病が全身へもたらす影響は、今のところ次の3つの経路をとると考えられています(**図9-4**)。これらは相反するものではなく、同時に起こることもありえます。

### 1 血液から

歯周炎の組織から産生された炎症性物質は、血液中に入って全身を巡り、肝臓に急性期反応を起こします。その結果、動脈硬化や子宮内の炎症にかかわるといわれているCRPやフィブリノーゲン、血清アミロイドAが産生されます。

### 2 歯周組織から

歯周病原細菌が、直接歯周組織から体内に侵入することもあります。*P.g.* 菌は血中の白血球や動脈硬化の血栓の中に見つかりました。*Fusobacterium nucleatum* は胎盤の中に発見され、早産や妊娠高血圧腎症と関連しているとの報告[12]がなされました。

### 3 腸の壁から

最近発表された新しい仮説[13]では、私たちが毎日口腔内から飲み込んでいる*P.g.* 菌が、腸内細菌の菌叢を変化させることがわかりました。その結果、腸の壁の透過性が高まって、さまざまな物質が通り抜けやすくなります。そして、細菌が出す内毒素が腸の壁を通り抜けて血液中に入ることによって全身的炎症となるのです。

**図9-4 歯周炎と全身の炎症および疾患を結びつけるメカニズム(妥当性のある説)**

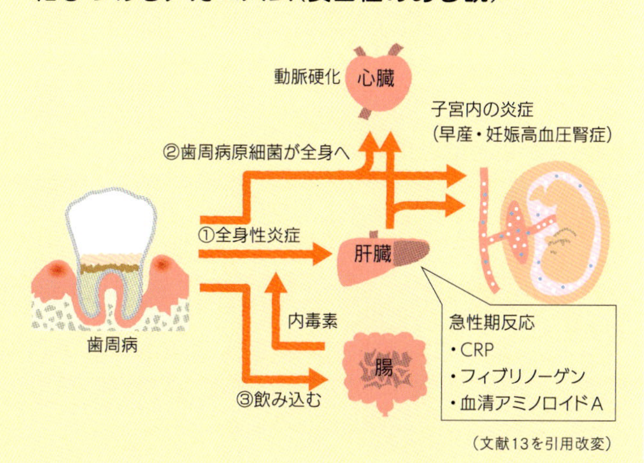


(文献13を引用改変)

## 歯周病で噛めなくなることの全身への影響とあわせて説明しよう

さまざまな全身の病気が歯周病と関係しているといわれています。どのように歯周病と他の病気がつながるのか、という経路もわかってきています。本章でお伝えしてきたように、歯周病が全身に炎症を起こすことも問題ですが、**本来、歯周病のせいで歯がグラグラして物をよく噛めなくなること自体も、全身に悪影響を及ぼします。**

「お口の中で起こる歯周病は、全身の病気につながっています。お口の健康を保つということは、全身の健康に確実につながっています。ですから歯周治療をおろそかにしてはなりません。痛みなどの自覚症状が少ないため放置してしまいがちですが、**歯周病は治療をすれば改善する病気**です。定期的にメインテナンスを受けてお口の健康と全身の健康を保ちましょう」ということを患者さんに伝えて、一緒に歯周治療を乗り越えていきましょう。

〈引用文献〉
1. Pontes Andersen CC, Buschard K, Flyvbjerg A, Stoltze K, Holmstrup P. Periodontitis deteriorates metabolic control in type 2 diabetic Goto-Kakizaki rats. J Periodontol 2006;77(3):350-356.
2. Geurs NC, Lewis CE, Jeffcoat MK. Osteoporosis and periodontal disease progression. Periodontol 2000 2003;32:105-110.
3. Chambrone L, Foz AM, Guglielmetti MR, Pannuti CM, Artese HP, Feres M, Romito GA. Periodontitis and chronic kidney disease:a systematic review of the association of diseases and the effect of periodontal treatment on estimated glomerular filtration rate. J Clin Periodontol 2013;40(5):443-456.
4. 日本腎臓学会(eds). CKD診療ガイド2012. 東京:東京医学社, 2012;3.
5. Arimatsu K, Yamada H, Miyazawa H, Minagawa T, Nakajima M, Ryder MI, Gotoh K, Motooka D, Nakamura S, Iida T, Yamazaki K. Oral pathobiont induces systemic inflammation and metabolic changes associated with alteration of gut microbiota. Scientific Reports Sci Rep 2014;4:4828.
6. Lockhart PB, Bolger AF, Papapanou PN, Osinbowale O, Trevisan M, Levison ME, Taubert KA, Newburger JW, Gornik HL, Gewitz MH, Wilson WR, Smith SC Jr, Baddour LM;American Heart Association Rheumatic Fever, Endocarditis, and Kawasaki Disease Committee of the Council on Cardiovascular Disease in the Young, Council on Epidemiology and Prevention, Council on Peripheral Vascular Disease, and Council on Clinical Cardiology. Periodontal disease and atherosclerotic vascular disease:does the evidence support an independent association?:a scientific statement from the American Heart Association. Circulation 2012;125(20):2520-2544.
7. Tabeta K. Yoshie H. Yamazaki K. Current evidence and biological plausibility linking periodontitis to atherosclerotic cardiovascular disease. Japanese Dental Science Review 2014;50(3):55-62.
8. Okada M, Kobayashi T, Ito S, Yokoyama T, Abe A, Murasawa A, Yoshie H. Periodontal treatment decreases levels of antibodies to Porphyromonas gingivalis and citrulline in patients with rheumatoid arthritis and periodontitis. J Periodontol 2013;84(12):e74-84.
9. Newnham JP, Newnham IA, Ball CM, Wright M, Pennell CE, Swain J, Doherty DA. Treatment of periodontal disease during pregnancy:a randomized controlled trial. Obstet Gynecol 2009;114(6):1239-1248.
10. Jeffcoat MK, Geurs NC, Reddy MS, Cliver SP, Goldenberg RL, Hauth JC. Periodontal infection and preterm birth:results of a prospective study. J Am Dent Assoc 2001;132(7):875-880.
11. Hirano E, Sugita N, Kikuchi A, Shimada Y, Sasahara J, Iwanaga R, Tanaka K, Yoshie H. The association of *Aggregatibacter actinomycetemcomitans* with preeclampsia in a subset of Japanese pregnant women. J Clin Periodontol 2012;39(3):229-238.
12. Barak S, Oettinger-Barak O, Machtei EE, Sprecher H, Ohel G. Evidence of periopathogenic microorganisms in placentas of women with preeclampsia. J Periodontol 2007;78(4):670-676.
13. Hajishengallis G. Periodontitis:from microbial immune subversion to systemic inflammation. Nat Rev Immunol 2015;15(1):30-44.

# Chapter 10

# 服用薬が歯科治療にも関係することをこう説明しましょう

朝波惣一郎

# 服用薬が歯科治療にも関係することを こう説明しましょう

初診時の問診票で、患者さんの飲んでいる薬を把握できていますか？　患者さんの中には「自分が飲んでいる薬は歯科治療に関係ない」と思って問診票に書いていない方もいます。また、初診時には服薬していなかった方でも、治療の途中から服薬をはじめるということもあります。逆に、病気が改善して服薬をやめたということもあるかもしれません。その場合も、やはり歯科治療に関係ないという思いのある患者さんは、自分から「こんな薬を飲むようになってね……」と言ってくれるとは限りません。

しかし、薬を服用しているにもかかわらず、そのことを歯科医師や歯科衛生士が知らないままで治療をすると、治療に支障をきたしたり、患者さんの体に重大な影響を及ぼしたりすることがあります。

患者さんとの会話やちょっとした言動から体調の変化に気づき、「最近元気がないような気がしますが、どうかされたのですか？」などと声を掛け、薬の服用の有無を確認しましょう。いちばん大事なのは、飲んでいる薬が歯科治療にも関係することを日頃から患者さんに伝えておくことです。

## 患者さんが薬を飲んでいることがわかったら……

とじ込み付録で確認しよう！

### ① お薬手帳を見せてもらおう

皆さんは自分が飲んでいる薬の名前を今すぐすべて言えと言われたら答えられますか？　1～2種類なら可能かもしれませんが、高齢の患者さんなどは毎日たくさんの薬を服用している方もいて、すぐに答えられないこともあると思います。そこで、患者さんに服用している薬を実際に持ってきて、見せてもらってください。実物を見てカルテに記載しましょう。また、お持ちであれば**お薬手帳を見せてもらうのがもっとも確実**です。その際は**必ずコピーをとっておきましょう。**もし、患者さんが超高齢者であったり、認知症などで薬を内服していることに自覚がなかったりする場合は、患者さんの薬を管理しているご家族に一緒に来院してもらいましょう。

また、薬によっては現在服用していなくても、過去に服用していた成分が影響を及ぼすものもあります。**お薬手帳で服用歴も確認しましょう。**

### ② 医科の主治医（処方医）と連携しよう

患者さんは必要があって薬を服用しているわけですから、歯科治療に影響があるからといって、患者さんの飲んでいる薬を勝手に休薬させてはいけません。患者さんにも自己判断で休薬しないよう伝えてください。**休薬については必ず医科の主治医の判断を仰いでください。**

薬によっては服用を継続したまま歯科治療を行うことができるものもあります。また、同じ効果をもたらす、歯科治療に影響を与えにくい種類の薬へ変更してもらったり、薬の量を一時的に少なくしてもらったりなど、安全に歯科治療を行えるよう医科の主治医に相談しましょう。

説明のPOINT


出血が止まらなくなる薬　抗血栓薬 → P.103

歯肉の増殖を招く薬①　抗てんかん薬 → P.107

顎骨壊死を引き起こす可能性のある薬　骨吸収抑制薬 → P.105

歯肉の増殖を招く薬②　カルシウム拮抗薬 → P.109

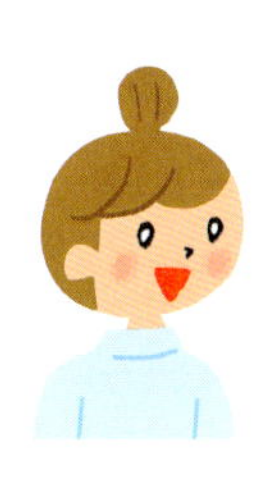

説明のPOINT

# 出血が止まらなくなる薬 抗血栓薬

**歯科治療に際し勝手に服用をやめないよう、患者さんに説明しましょう。**

## 抗血栓薬って?

血液を固まりにくくし、血栓で血管がつまるのを防ぐ薬で、歯科治療時に出血が止まりにくくなる点に注意が必要です。

**こんな人が飲んでいるかも**

- 狭心症や心筋梗塞の予防をしている
- 脳梗塞を起こしたことがある
- 冠動脈ステント治療*1を受けたことがある

**特にこの前には要注意!**

- 抜歯
- インプラント埋入
- 歯周外科処置
- 縁下でのスケーリング

## 簡単に説明するなら……

脳梗塞や心筋梗塞を防ぐ抗血栓薬には、血液をさらさらにする作用があるため、出血すると血が止まりにくくなります。歯科治療では意外に出血する場面が多いので注意が必要です。だからといって歯科治療のために服用をやめると、血栓・塞栓症*2につながるおそれがありますので、勝手に服用をやめないでください。

## 詳しく説明するなら……

### 歯科治療では意外に出血する場面が多い

抗血栓薬を服用していると、出血が止まりにくくなります。血の出る治療のイメージがない歯科治療ですが、血の出る場面は意外に多いです。たとえば、歯石をとったり、歯周ポケットの深さを測ったりしても、もともと歯ぐきが腫れている場合は血が出ることがあります。毎日のブラッシング(歯磨き)で出血することもありますよね。この程度の出血では特に支障はありませんが、抜歯やインプラント手術など、血の出る治療がいくつもあるのです。でもほとんどの場合、歯科医院できちんと止血できますので、心配しないでください。

### 手術の後に内出血が起こることもあります

抜歯やインプラント埋入などの手術の場合、お口の中では止血できたとしても、手術が終わってから皮膚に内出血を起こして、顔や首に青あざができることがあります(図10-1)。内出血は通常1～2週間で自然に消えます。

### 勝手に服用をやめないでください

「歯科治療のときに血が止まらないと困るから」といって、ご自分の判断で服用をやめないでください。医科や歯科のガイドラインでは、抗血栓薬の服用を続けたまま抜歯を行うよう推奨されています。ワルファリン(ワーファリン®)の服用を中断して抜歯した方の約1%(493人中5人)が、血栓が原因の発作を起こし、その80%(4人)が亡くなったという報告もあります。

**図10-1 ワルファリン服用中の抜歯後、起こった内出血**

ワーファリン®2.5g/日を内服中の抜歯により内出血を起こした、75歳男性。

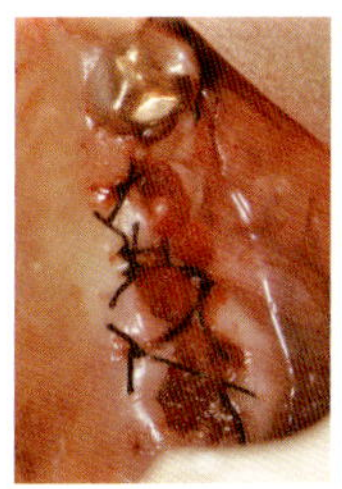
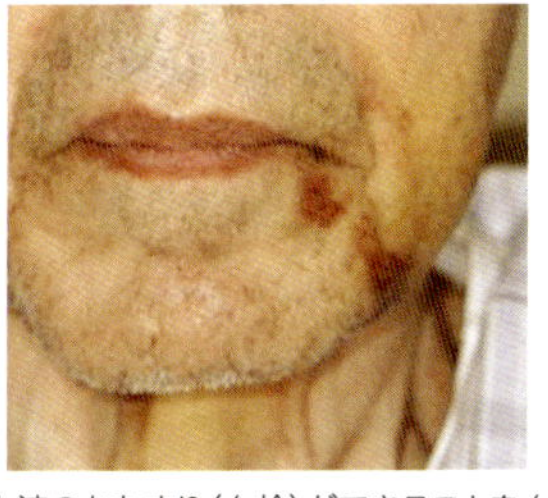

*1 冠動脈ステント治療:手足の動脈からカテーテルを挿入し、細くなっている冠動脈まで到達したら、先端につけたバルーンを膨らませて冠動脈を広げ、金属でできた網目状の筒(ステント)を入れて、血管を内側から補強する治療法。ステントを置いた後も血管が細くなりやすいため、抗血小板薬が投与される。

*2 血栓・塞栓症:血管内に血液のかたまり(血栓)ができることを血栓症といい、できた血栓がはがれて血管内を流れ、脳や心臓などの血管に詰まることを塞栓症という。

## 覚えておこう！

### 薬の飲み方やその他の要因によって、出血傾向が変わってくる

抗血栓薬には抗血小板薬と抗凝固薬があります。抗血小板薬は、血小板が血管に傷がついた部分に集まって血栓をつくることによって修復するはたらきを抑える薬です。抗凝固薬は、血小板が血栓をつくるのを一次止血とすると、二次止血として強固な血栓をつくる「血液凝固反応」を抑制する薬です。

それぞれを単独で服用しているのか、両方の薬を併用しているのか、また、肝機能障害など薬以外の出血性の要因があるのかによって、出血傾向が変わってくるため、注意が必要です。

### 抗血栓療法を継続したままの抜歯が推奨されている

日本循環器学会や日本有病者歯科医療学会などのガイドライン（P.110）では、抗血栓療法を継続したまま抜歯を行うよう推奨されています。一定の基準を守れば、薬の服用を継続したまま抜歯などの歯科外科治療が可能です。また、局所の縫合などの止血処置は歯科医院でできることを、医科の主治医（処方医）に伝えましょう（**図10-2**）。

### 術後の内出血や出血について説明しておこう

ワルファリン服用患者は、皮膚や粘膜に内出血が起こりやすいので注意が必要です。内出血斑は約1週間で自然に吸収されるので特別な処置は必要ありませんが、事前に説明しておくとよいでしょう。内出血が起きた場合には、必ず治癒することを説明し、患者さんの不安を取り除きましょう。また、術後に出血する可能性もあります。その原因はいくつか挙げられますが、術前の口腔内の炎症のコントロール不良もその1つです（**図10-3**）。

**図10-2 抗血栓療法患者への止血方法の例**

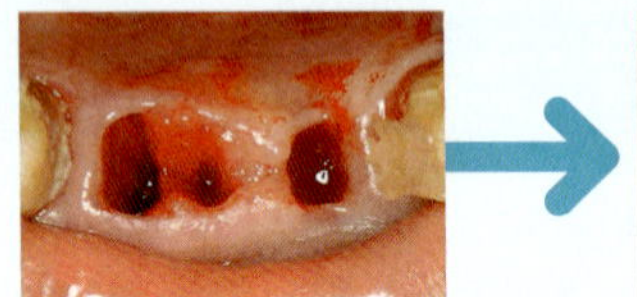

抜歯後の創部

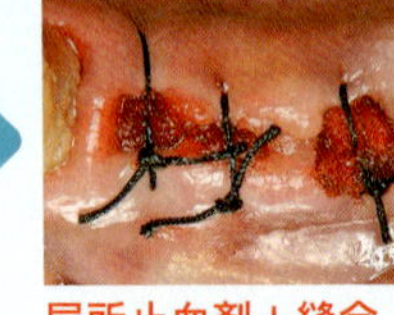

局所止血剤＋縫合

ほとんどの症例は、**局所止血剤＋縫合＋圧迫止血**で止血可能。その他に、プラスチック保護床やパックを使用する方法もある。自院の止血方法をきちんと説明できれば、患者さんも安心して手術に臨むことができる。

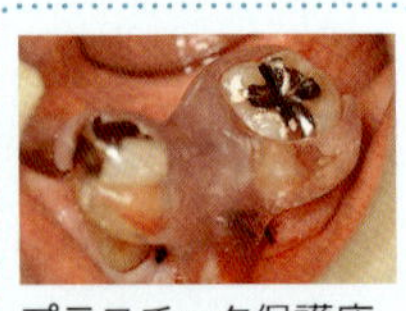

プラスチック保護床（止血シーネ）

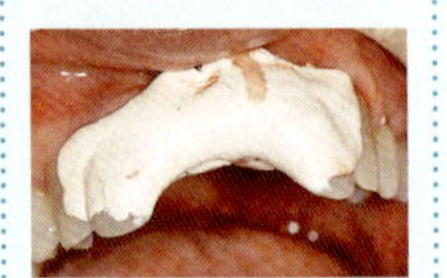

パック

**図10-3 術後の出血の原因**

①局所の炎症（歯槽膿瘍、歯周膿瘍の形成）
②抜歯時の器械操作による周囲組織の損傷
③炎症性肉芽組織の残存
④不適確な局所止血処置
⑤術後の疼痛や不安による血圧の変動
⑥術後の鎮痛薬、抗菌薬

①において、術前に口腔内の急性炎症を消退させるためには、歯科衛生士によるブラッシング指導などが欠かせない。

説明のPOINT

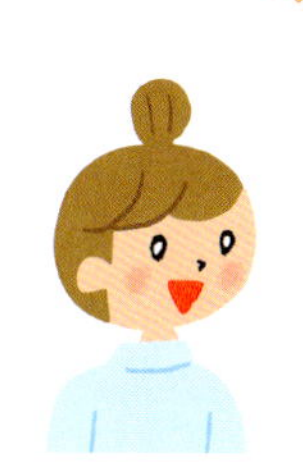

# 顎骨壊死を引き起こす可能性のある薬　骨吸収抑制薬

**長期間服用している人は特に顎骨壊死のリスクが高まることを、患者さんに説明しましょう。**

## 骨吸収抑制薬って？

骨を増やして骨折の予防などに使う薬で、長期間服用している人は顎骨壊死のリスクがあります。

### こんな人が飲んでいるかも

- 骨粗鬆症の予防をしている
- 骨ページェット病*3の治療中
- 骨折したことがある
- ステロイド治療*4を受けている

### 特にこの前には要注意！

- 抜歯
- インプラント埋入
- 歯根端切除術
- 歯周外科手術
- 口蓋および舌側骨隆起の切除術
- 骨縁下ポケットのSRP

## 簡単に説明するなら……

骨を強くする骨吸収抑制薬は、骨粗鬆症の治療にいちばんよく使われる薬です。しかし、重大な副作用として、顎の骨が壊死すること（顎骨壊死）（**図10-4**）があります。特に、抜歯などの外科処置の刺激によって引き起こされることが多いです。顎骨壊死の予防には、抜歯など外科処置まで至らないように、日頃からケアをしっかりして歯の健康を保つことが重要です。

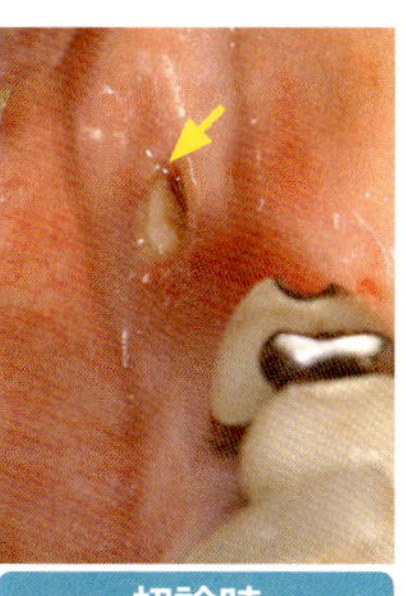

初診時

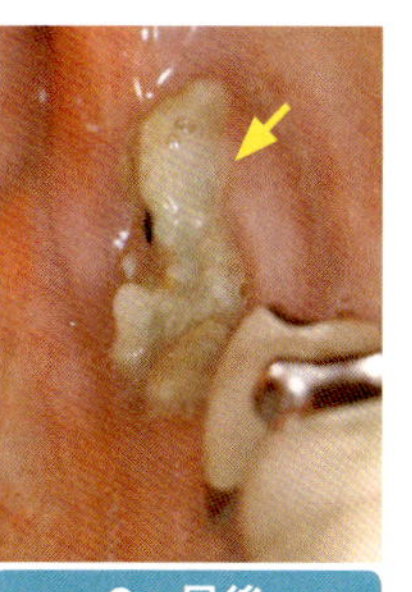

3カ月後

**図10-4　骨粗鬆症でBP製剤を服用していた患者さん**

骨粗鬆症でビスフォスフォネート製剤（BP製剤［アレンドロネート］）を8カ月投与されていた61歳女性。下顎に骨露出がみられる。

## 詳しく説明するなら……

### 骨吸収抑制薬が顎の骨に集中することが問題

わたしたちの体では、つねに細胞によって古い骨が吸収されて新しい骨がつくられています。骨吸収抑制薬は、古い骨を吸収する細胞のはたらきを低下させ、骨が吸収されるのを抑制します。そして、骨吸収抑制薬は骨にはたらきかける薬ですから、飲めば当然、骨に集まります。

さらに、その85%は固い骨（緻密骨）に集まるといわれており、顎の骨はほとんどが緻密骨からできているので、顎の骨に高濃度の骨吸収抑制薬が蓄積されることになります。高濃度の骨吸収抑制薬が蓄積されると、新しい骨ができにくくなります。さらに新しい血管ができることも抑制され、骨の血流が悪くなるため、骨にできた傷も治りにくくなります。歯石をとるなど普段の歯科治療の刺激では心配いりませんが、抜歯やインプラント埋入などの外科処置で顎の骨に刺激を与えることで、顎の骨が壊死してしまうことがあります。

### お口の中の細菌が感染して傷が治りにくくなる

お口の中には細菌がたくさんいます。抜歯やインプラント埋入などの外科処置でできた傷に細菌が感染すると、傷が治らなくなり、顎骨壊死を発症しやすくなります。

＊3　骨ページェット病：日本では稀だが、骨の肥厚と変形を起こす病気。

＊4　ステロイド治療：喘息や関節リウマチ、アレルギーなどの治療法の一つ。合併症として骨粗鬆症を引き起こす可能性がある。

## 覚えておこう！

### 骨吸収抑制薬が顎骨壊死を引き起こすメカニズム

骨吸収抑制薬による顎骨壊死のメカニズムについてはいまだ不明な点も多いですが、以下のように考えられています。

服用された骨吸収抑制薬が骨の破骨細胞に特異的に取りこまれることにより、破骨細胞が死んでしまいます。破骨細胞が死んで少なくなると骨吸収が抑制され、連動して起こる骨芽細胞による骨形成が妨げられます。すなわち骨のリモデリング（破骨細胞が古い骨を吸収し、骨芽細胞が新しい骨を形成すること）が妨げられるわけです。

また、骨吸収抑制薬の長期間の服用により血管の新生が阻害され、創傷の治癒に遅れが生じます。さらには、骨吸収抑制薬が口腔内細菌の増殖にも関与しているといわれており、感染を引き起こす要因となっているようです。

### いつから、どの種類の骨吸収抑制薬を処方されているか確認

もっとも重要なのは、患者さんが骨吸収抑制薬をどのくらい前から処方されていたのかということです。また、同じ骨吸収抑制薬でも構造式により強弱があるので、必ず薬剤名を確認しましょう。

### いま服用していない場合でも要注意！

現在服用していなくても、いつからいつまでの期間服用していたかなどの情報を得る必要があります。骨のリモデリングの期間は3ヵ月といわれており、過去に服用していた薬の影響も3ヵ月は残るといわれているからです。

顎骨壊死のリスクファクターとしては、糖尿病、抗がん剤の服用、ステロイド療法中、喫煙、飲酒、高齢、口腔衛生状態の不良などがあります。そのため骨吸収抑制薬の投与期間が短くても、抜歯などの外科処置を行うためには、リスクファクターを考慮した休薬が必要です（図10-5）。

**図10-5　骨吸収抑制薬投与中の患者の休薬フローチャート**

歯科治療前の休薬期間は、少なくとも2ヵ月前後が望ましい。投薬再開までの期間は、術創が再生粘膜上皮で完全に覆われる2〜3週間または十分な骨性治癒が期待できる2〜3ヵ月が目安である。

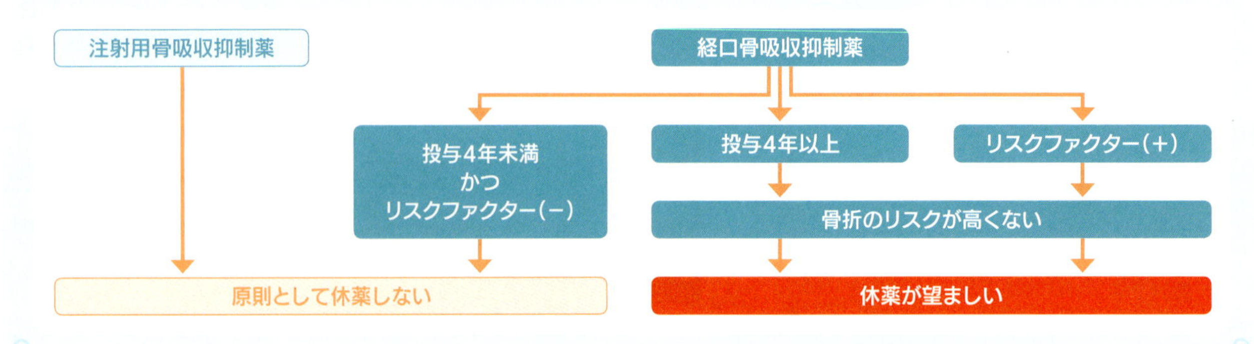

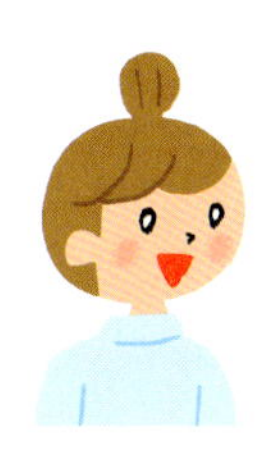

# 歯肉の増殖を招く薬①<br>抗てんかん薬

**歯肉増殖の予防には定期的なメインテナンスが有効なことを、患者さんに説明しましょう。**

## 抗てんかん薬って？

脳の興奮を抑えて、てんかんの発作を防ぐ薬です。歯科治療の内容に関係なく、てんかんの発作が起こる可能性を頭に入れる必要があります。

### こんな人が飲んでいるかも

- てんかん*5の治療をしている

*5　てんかん：大脳の神経細胞（ニューロン）のリズムが突然崩れて、過剰に発射されることにより起こる発作。全身がけいれんしたり、意識を失ってしまったりする。繰り返し発作が起こることが特徴。

## ▶▶▶ 簡単に説明するなら……

抗てんかん薬の中で、フェニトインという成分の入った薬を長期間服用した場合、副作用として、50％以上の方に歯ぐきの腫れがみられます。歯ぐきの腫れは、慢性的な歯肉炎にもつながります。歯ぐきに刺激が与えられると腫れが起こりやすくなるため、予防するには歯石の除去など日頃のケアが必要です。

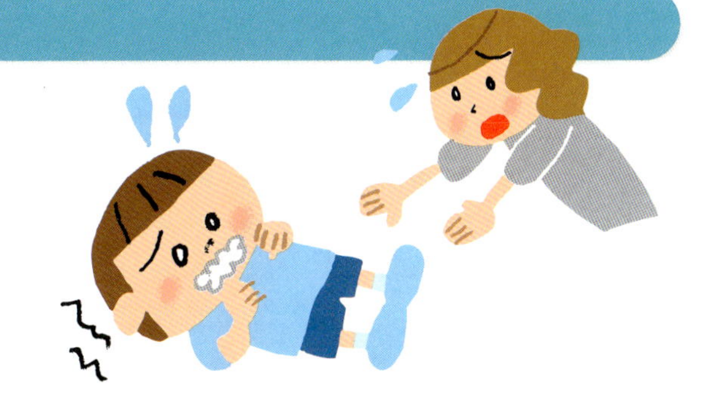

## ▶▶▶ 詳しく説明するなら……

### 歯を覆い尽くすほど歯ぐきが腫れることも

てんかんの治療に使われる抗てんかん薬の中でも、フェニトインを大量に長期間服用すると、その副作用として、歯ぐきが腫れることがよくあります。歯ぐきの腫れは、歯と歯の間の歯ぐきからはじまり、歯全体を覆うまでになってしまいます（図10-6）。

### 予防には定期的なメインテナンスが有効

予防にはケアが必要です。特に歯石がついていると、歯ぐきへの刺激となり、歯ぐきの腫れを招きやすくなります。お家でのブラッシングも大切ですが、歯科医院での定期的なメインテナンスでチェックし、歯石をとるなどお口の中をきれいに保ちましょう。もし、歯ぐきの腫れが起こってしまった場合は、うがい等をして、お口の中を清潔に保ちましょう。場合によっては抗てんかん薬の服用を中止するか、ほかの種類の抗てんかん薬に変更することで腫れが減少することもあります。いずれの場合も医科の主治医（処方医）と相談して、勝手に休薬しないようにしましょう。

**図10-6　抗てんかん薬の長期間服用による歯肉の増殖**

ヒダントインの服用により歯肉が増殖。カルシウム拮抗薬の服用患者（P.109）と比較して、炎症性が低いのが特徴。

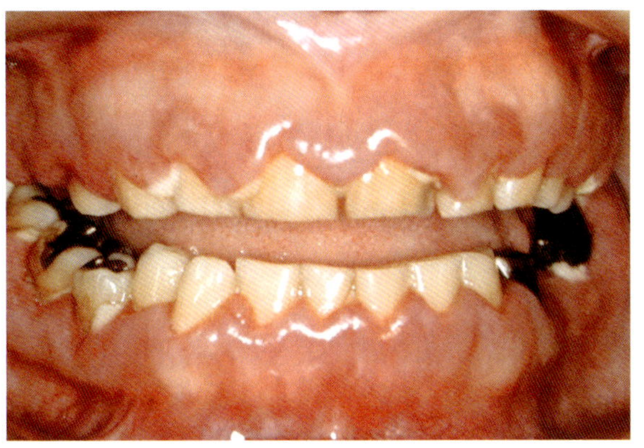

（写真提供：静岡市立清水病院歯科口腔外科　高森康次先生）

Chapter 10

## 覚えておこう！

### てんかんは乳幼児～思春期の子どもと高齢者に多い病気

てんかんは、大脳皮質の神経細胞の過剰興奮などによって、けいれんや意識消失などの発作を繰り返す中枢神経疾患です。人口約100人あたり1人、乳幼児期～思春期の子ども、あるいは高齢者に発症が多いとされています。治療は薬物療法が中心で、投薬で70～80％の患者が寛解します。

### 治療中に患者さんが発作を起こしたら

歯科治療中に患者さんがてんかんの発作を起こした場合には、治療を中断し、チェアを倒して安静にさせてください。多くの場合、発作は短時間でおさまりますが、外傷がついたり、異物を飲み込んで気道が閉塞してしまったりすることがあるため、注意が必要です（図10-7）。

### 歯肉増殖の予防と治療

フェニトインの長期服用による歯肉増殖は、炎症症状に乏しいのが特徴です。しかし、口腔の清掃状態が悪いと、歯肉は赤味を増し、炎症症状が生じてきますのでよく注意してください。

歯肉増殖は、必ず歯のあるところに発症します。不適合の歯冠修復物やう蝕、歯石の沈着など、歯肉に刺激が加わらないように治療をすることが大切で、場合によっては歯肉切除術を行うこともあります。

歯肉の増殖を減少させるために、医科の主治医にお願いし薬剤の減量や変更をすることもあります。また、歯科治療中にてんかん発作が起こらないように、前もって主治医に相談することも必要です。

図10-7 患者さんがてんかんの発作を起こしたら

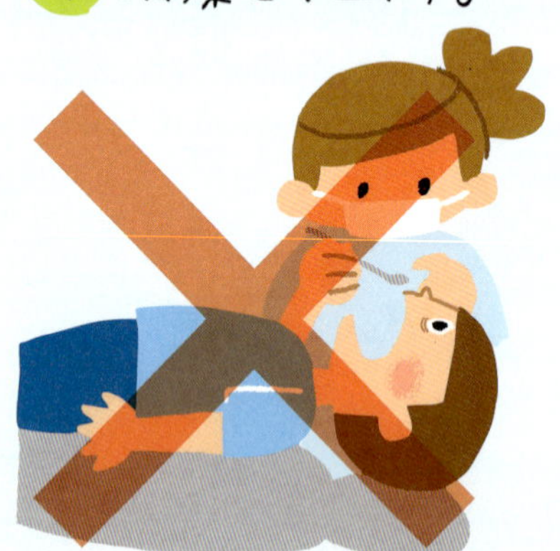
1 治療を中断する

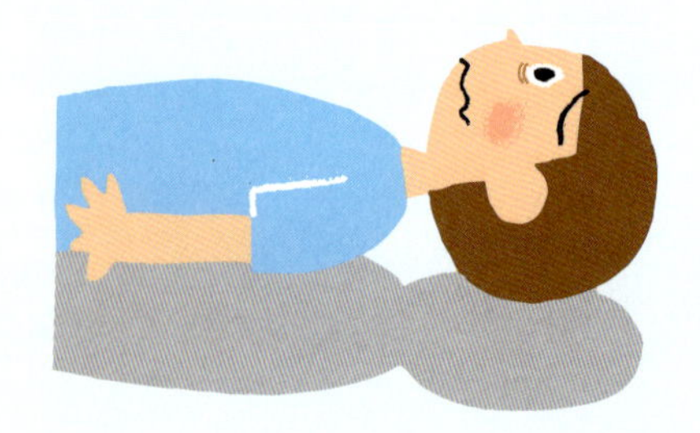
2 安静にする
※治療器具など患者さんの体を傷つけるおそれのあるものは遠ざける。

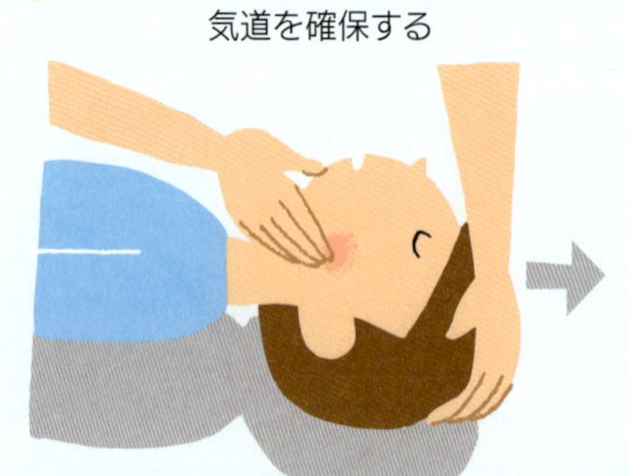


3 発作がおさまってきたら…
気道を確保する
あごを押し上げて…

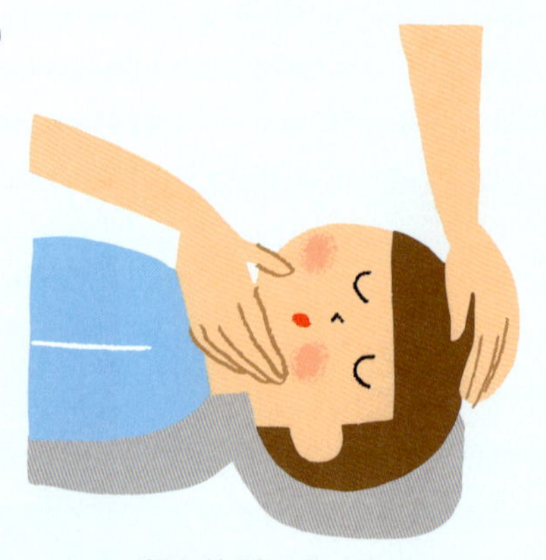
顔を片側に向ける

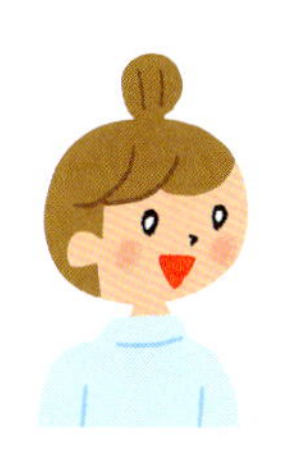

# 歯肉の増殖を招く薬② カルシウム拮抗薬

**特に高齢者に歯肉増殖が起こりやすいことを、患者さんに説明しましょう。**

### カルシウム拮抗薬って?

血管の壁の収縮を抑えて血管を広げ、血圧を下げる薬です。

**こんな人が飲んでいるかも**

- 高血圧の治療をしている
- 虚血性心疾患*6の予防をしている

＊6 虚血系心疾患：冠動脈の閉塞や狭窄などにより心臓の筋肉への血流が阻害され、心臓に障害が起こる疾患の総称。狭心症、心筋梗塞などが含まれる。

## ▶▶▶ 簡単に説明するなら……

高血圧症や狭心症、心筋梗塞などの治療に使われるカルシウム拮抗薬（Ca拮抗薬）は、血管の壁の収縮を抑えて血管を広げ、血圧を下げる薬です。血管が広がる副作用として歯ぐきの腫れが起こることがあります（**図10-8、9**）。

**図10-8 カルシウム拮抗薬服用による歯肉の増殖**

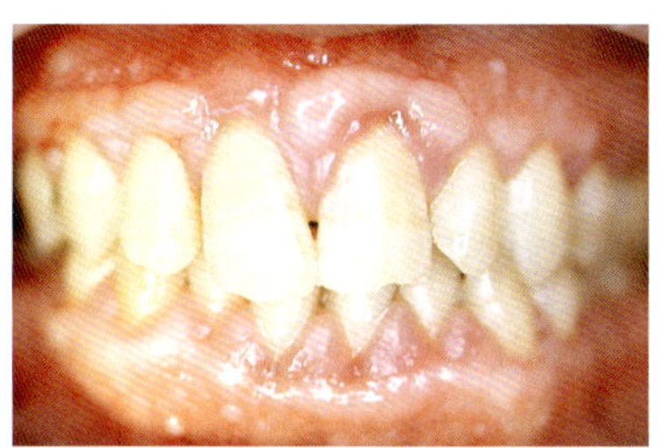

アダラートの服用により起きた歯肉の増殖。ぷっくり膨れている点が、抗てんかん薬服用患者（P.107）と異なる。

（写真提供：高森康次先生）

**図10-9 クラウンの不適合による激しい増殖の例**

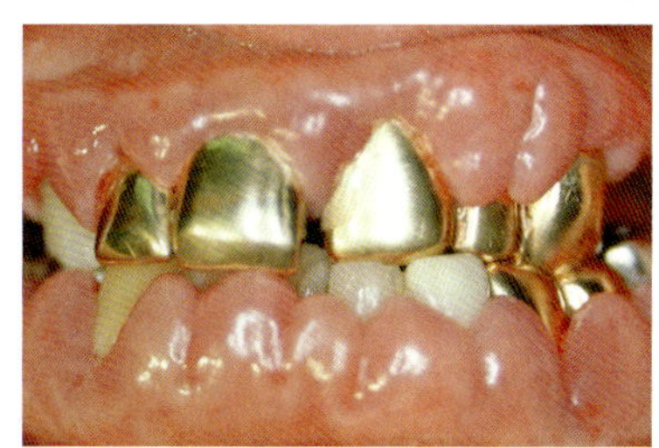

アダラートの服用により歯肉が増殖した、52歳女性の口腔内写真。不適合のクラウンが刺激となり、増殖の程度がより激しくなっている。

（写真提供：山王病院歯科 小飼英紀先生）

## ▶▶▶ 詳しく説明するなら……

### どの種類の薬を飲んでいるか教えてください

血圧を下げたり、狭心症や心筋梗塞などの症状をやわらげたり、症状を改善したりすることを目的として飲んでいる薬はありませんか。これらの薬の中で、Ca拮抗薬という薬に含まれる成分が、長期間使い続けることで歯ぐきに影響を与えることがあります。血圧を下げる薬の種類はいろいろありますので、どの種類の薬を飲んでいるのか、ぜひお薬手帳を見せてください。

### ご高齢の方や歯周病にかかっている方は特に注意

Ca拮抗薬を長期間服用している方で、歯ぐきの腫れが起こってしまう方の割合は、約20％といわれています。なかでも、ご高齢の方に起こりやすいようです。その理由は、そもそもCa拮抗薬を服用されている方の年齢層が高いこともありますが、ご高齢の方は歯周病の罹患率も高いため、歯ぐきに歯周病菌が感染し、炎症が起こりやすいからです。

### 予防には定期的なメインテナンスを

抗てんかん薬と同様に、歯ぐきの腫れを予防するためには定期的なメインテナンスが大切です（P.107、111）。

もし、歯ぐきの腫れが起こってしまった場合は、患部を清潔に保ちましょう。症状によっては医科の主治医と相談して薬を変更することも必要です。また、歯ぐきの腫れがひどい場合は、歯ぐきを切って取り除く手術を行うこともあります。

## 覚えておこう!

### Ca拮抗薬の中でも ジヒドロピリジン系に注意

歯科を受診する有病者の中で、血圧が高く、高血圧症の治療を受けている患者さんはきわめて多いです。その治療は、生活習慣の改善と降圧薬の投与ですが、降圧薬の中でもCa拮抗薬を選択する症例は多く、ニフェジピンやアムロジピンなどのジヒドロピリジン系Ca拮抗薬は、その代表的な薬剤です。この両薬剤の副作用として、血管の拡張に起因する頭痛や、顔面紅潮、浮腫のほか、歯肉増殖があります。

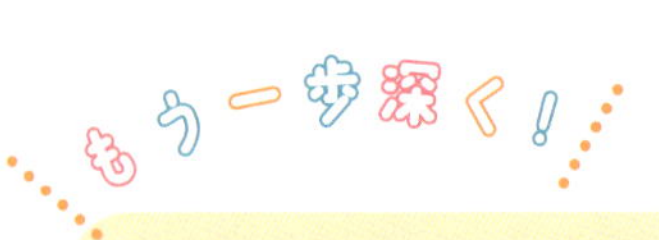


# 発展講座

発展講座では、一般歯科治療において注意しなければならない医科の薬について、医療従事者として歯科衛生士さんに知っておいていただきたい、もう少し専門的な知識をご紹介します。

## 抗血栓薬服用者の抜歯時には検査値の確認を

### ワルファリン療法の場合

ワルファリン療法を継続したまま抜歯を行う時に必要な検査として、血液凝固検査のPT-INRがあります。これは、従来行われていた評価を、国際的に標準化する目的で作られた検査です。INR値はワルファリンの効果(血液のさらさら度合)を示します。高すぎると出血のリスクがあり、逆に低すぎると血栓予防効果がないということです。

ワルファリン療法を受けている患者さんは、薬の効果をチェックするために、定期的に採血し、INR値を計測しています。そして、INR値の高さにより、投与するワルファリンの量を増減し、血液が安定した状態になるように調整しています。日本人の場合、INR値が3.0以下であれば、通常の抜歯はかまわないとされています(**図10-10**)*。

また近年では、モニタリングを必要としない、直接トロンビン阻害薬のダビガトラン(プラザキサ®)、第Xa因子阻害薬のリバーロキサバン(イグザレルト®)、エドキサバン(リクシアナ®)、アピキサバン(エリキュース®)が出てきています(**付録参照**)。

### 抗血小板療法の場合

現時点では、ワルファリン療法におけるPT-INRのような適切なモニタリング検査がありません。抗血小板療法の効果を判定する指標には、出血時間や血小板凝固能などいくつかありますが、出血時間を測定しても異常値が出ることが少ないことや、抗血小板薬はワルファリンと比べ個体差が少ないため凝固能モニターが重要視されていないことなどが理由です。

**図10-10 『科学的根拠に基づく抗血栓療法患者の抜歯に関するガイドライン 2015年改訂版』[1)]**

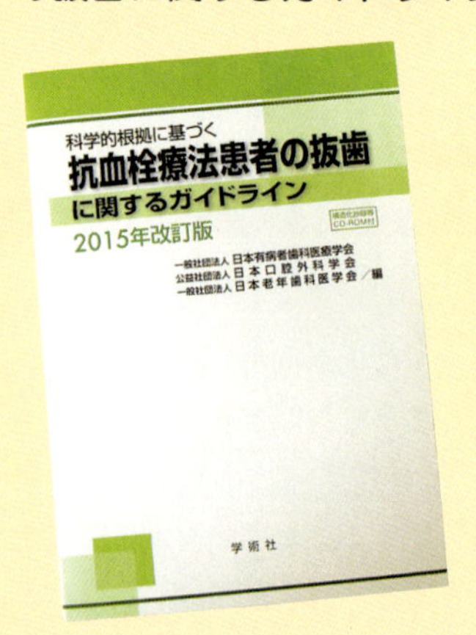


ワルファリン継続下での抜歯が可能なINR値について記載されている。

*欧米の論文では、INR値4.0(または3.5)までであれば普通抜歯は可能である(エビデンスレベルⅠ)。また、日本人を対象にした観察研究の結果からでは、INR値が3.0以下であればワルファリン継続下に抜歯を行っても重篤な後出血を含む重篤な出血性合併症は生じない(エビデンスレベルⅣ b)。ただし、埋伏歯や粘膜骨膜弁を形成し、骨削除を行うような難抜歯に関しては、エビデンスの高い論文が少ないので慎重に対応する。

## ▶▶▶ BP製剤を注射で投与されている場合、外科処置は行えない

### がん患者さんはBP製剤の投与が優先

BP製剤は現在、日本に約1,100万人いるという骨粗鬆症患者の特効薬ですが、そのほかにも、溶骨性の骨転移を抑制することにより、乳がんや前立腺がんの骨転移や、多発性骨髄腫などに対しても有用性が認められています。

このような骨粗鬆症以外の疾患には、注射薬が用いられています。注射薬は内服薬より顎骨壊死の発症率が高いため、BRONJの取り扱い指針（ポジションペーパー）では、注射薬投与患者への口腔外科処置は原則禁忌としています。がんの治療を優先すれば、休薬しないで静脈内への投与を継続することはやむをえないでしょう。

また近年では、骨吸収抑制薬としてRANKL阻害薬デノスマブ（ランマーク®、プラリア®）を投与されている場合もあります。

## ▶▶▶ 薬による歯肉増殖予防はプラークコントロールがカギ！

### 歯周基本治療後に歯肉増殖が改善した例も

抗てんかん薬のフェニトイン、カルシウム拮抗薬のニフェジピンのほかに、免疫抑制薬のシクロスポリンAも、副作用として歯肉の増殖を起こすことがあります。これらの薬の副作用による歯肉増殖の発症メカニズムはいまだ明確にされていませんが、薬剤による歯肉内の線維芽細胞の増殖や、線維芽細胞から産生される活発なコラーゲン産生能などが原因として考えられています。

薬剤性の歯肉増殖は、口腔内清掃不良による歯肉の炎症が関与していることから、プラークコントロールがきわめて重要となります。歯周基本治療後に、歯肉増殖が著しく改善した例も多いようです。

一方、投薬の中止や変更が先決で、中止後1～3ヵ月で歯肉増殖は消退し、その後著明に改善したとの報告もあります。いずれにしても、口腔内の清掃状態に留意し、口腔内の診査により症状を早期に発見することが大切です。

### 特に注意したい患者さん

前述のとおり、カルシウム拮抗薬を投与されている患者さんは高齢者に多いため、高血圧の合併症として糖尿病にも罹患している場合があります。糖尿病は、歯周病を悪化させる要因であることから、歯肉増殖には糖尿病のコントロールがきわめて重要となることは言うまでもありません。

また、抗てんかん薬服用患者は重症心身障がい者（児）に多いです。運動機能の低下やてんかんの発作により、プラークコントロールが十分にできないことが問題です。歯科衛生士がいかに支援していくかに、大きな期待がかかります。

## ▶▶▶ おわりに

特に歯科衛生士は、直接患者さんと接することが多いので、歯科治療を行う前に、患者さんの最新の常用薬を把握することを心がけてください。同時に、薬剤の副作用によって現れる口腔内の症状についての幅広い知識を持つことも、安心安全な歯科治療を行ううえできわめて重要です。

〈引用文献〉
1. 日本有病者歯科医療学会, 日本口腔外科学会, 日本老年歯科医学会（eds）. 科学的根拠に基づく抗血栓療法患者の抜歯に関するガイドライン 2015年改訂版. 東京：学術社, 2015；3.
2. 朝波惣一郎, 王 宝禮, 矢郷 香（eds）. これならわかるビスフォスフォネートと抗血栓薬投与患者への対応. 東京：クインテッセンス出版, 2011；1.
3. 矢郷 香, 片倉 朗, 飯嶋 睦, 朝波惣一郎（eds）. そのままつかえる照会状の書き方. 東京：クインテッセンス出版, 2013；8.
4. 伊藤公一. 薬物性歯肉増殖症の治療と現状. 歯薬療法 2008；27（2）；68-78.

Chapter

# 11

# 喫煙がお口の健康に与える影響について こう説明しましょう

高木景子

# 喫煙がお口の健康に与える影響について
## こう説明しましょう

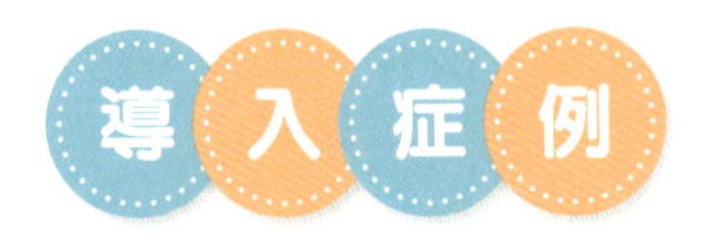


### Aさん（71歳・男性）

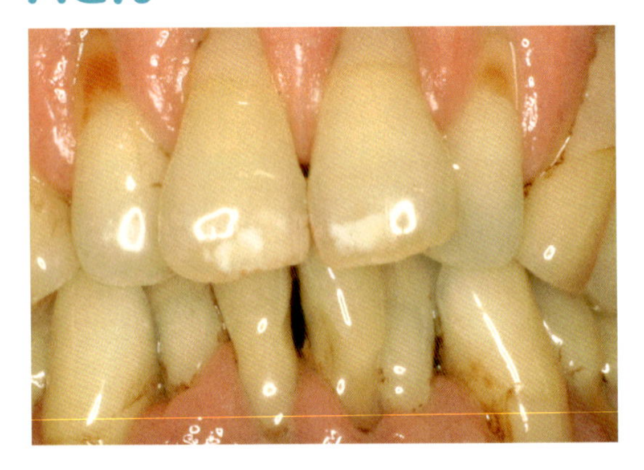

71歳の男性の患者さんで、歯周病の治療を受けたいというのが来院の理由でした。口腔内を拝見すると、たしかに歯周病がかなり進行しています。歯面の着色は患者さんにもわかりやすいですが、注目すべきは歯肉。20歳からタバコを1日15本吸っているそうです。

歯周病の治療を進めていくうえで、禁煙すれば予後がずいぶん変わってきます。タバコの害と禁煙のメリットについて説明し、できれば禁煙のお手伝いがしたいですね。ところが、問診票の「治療についての希望」欄には、「禁煙するつもりはありません。勧めないでください」の言葉が……。さて、あなたならどうしますか？

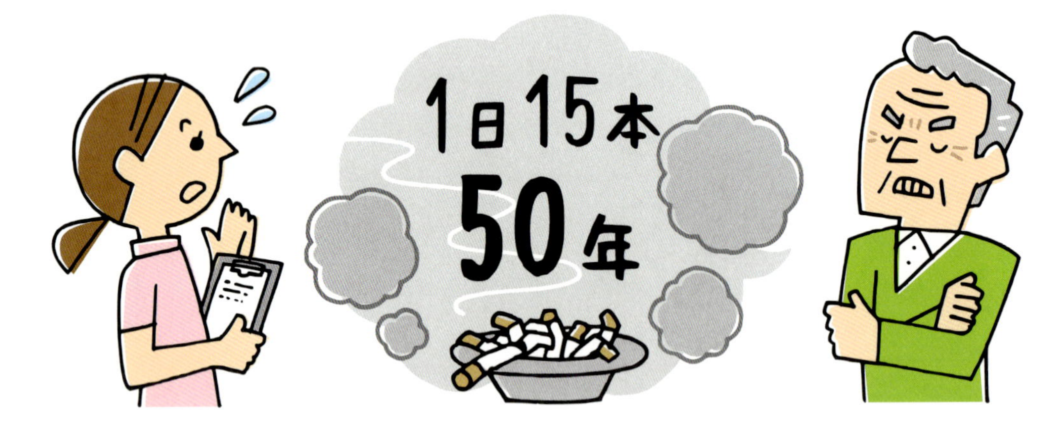


### 説明のPOINT

- 喫煙は歯や歯肉の着色などお口にさまざまな影響を与える → P.115 付録連動
- 喫煙者と非喫煙者は歯肉にも違いが出る → P.116
- 喫煙は歯周病の大きなリスクとなる → P.117
- 喫煙には身体的な依存と心理的な依存がある → P.118
- 禁煙するとお口の中も健康を取り戻す → P.119

説明のPOINT

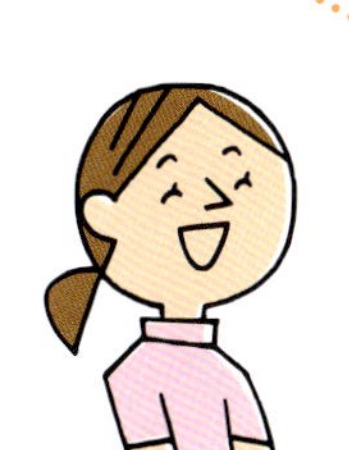

# 喫煙は歯や歯肉の着色などお口にさまざまな影響を与える

口はタバコの煙が最初に通過する場所。じかにさまざまな影響を受けることを説明しましょう。

## 簡単に説明するなら……

タバコの全身への害はよく知られていますが、お口への害はあまり知られていません。喫煙すると、歯の表面に「ヤニ」がつくだけでなく、口腔がんの発生率が増加するなど、悪い影響がたくさんあります。特に身近なのは、歯周病の大きなリスク要因となることです。

## 詳しく説明するなら……

### お口のさまざまなトラブルの原因

タバコにより、歯ぐきにも着色が起こります。加えて、**口腔・咽頭がんの発生率が3倍になるほか、味覚が鈍くなったり、口臭を悪化させたりします。**1980年代ごろより、喫煙者と非喫煙者で歯周病の進行具合に差があることが注目され始め、現在では喫煙は歯周病の大きなリスク要因であることもわかっています。また、最近では子どものむし歯発生率や歯内療法の予後も、親が喫煙者か非喫煙者かで左右されるとの報告もあります。

とじ込み付録で説明しよう!

Chapter 11

### 覚えておこう!

タバコには4000種以上の化学物質が含まれ、そのうち40種類は発がん性物質といわれています。お口の中はタバコの煙が最初に体を通過する場所ですから、さまざまな悪影響をじかに受けるのです。

タバコの三大有害物質は「ニコチン」「タール」「一酸化炭素」です。ニコチンは依存性が強く、禁煙しようと思ってもなかなかやめられないのは、これが原因です。タールはいわゆる「ヤニ」で、強い発がん性があります。タバコを吸っていると、住居の壁が黄ばんだりベタベタしたりするのは、タールのせいです。また、タバコは低い温度で不完全燃焼するため、一酸化炭素が発生します。

一酸化炭素は、血液中のヘモグロビンと非常に強く結びつきます。普通なら、ヘモグロビンは酸素と結びついて、体中に酸素を運搬するはたらきをするのですが、一酸化炭素と結びつくと、体への酸素供給が妨げられます。その結果、タバコを吸う人特有の、肌の老化が起こります。いわゆる「スモーカーズフェイス」はこれが原因です(図11-1)。

図11-1 スモーカーズフェイス

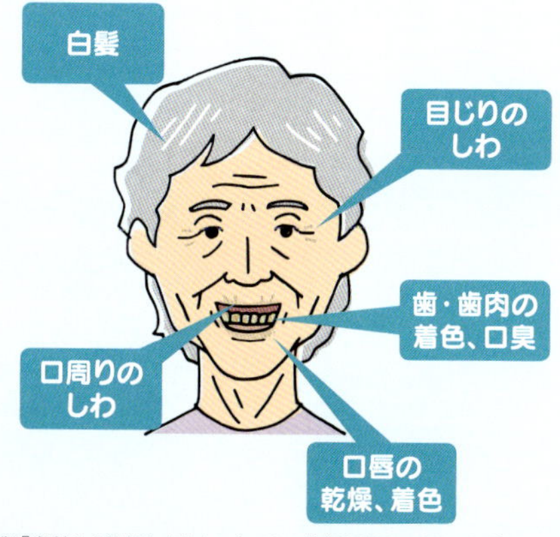


(クインテッセンス出版『歯科から発信! あなたにもできる禁煙支援』より引用改変)

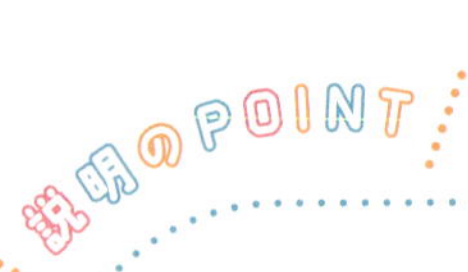


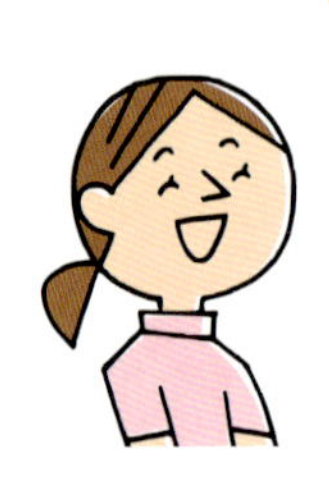

# 喫煙者と非喫煙者は歯肉にも違いが出る

タバコを吸う人と吸わない人のお口の中が、こんなに違うことを伝えましょう。

## 簡単に説明するなら……

喫煙者と非喫煙者の違いは、歯ぐきにも現れます。喫煙者の歯ぐきは暗紫色、ゴツゴツと硬く乾燥して見えます。特に直接タバコの煙があたる口蓋側でその傾向が顕著です(図11-2)。

図11-2 喫煙者と非喫煙者の口腔内比較

喫煙者

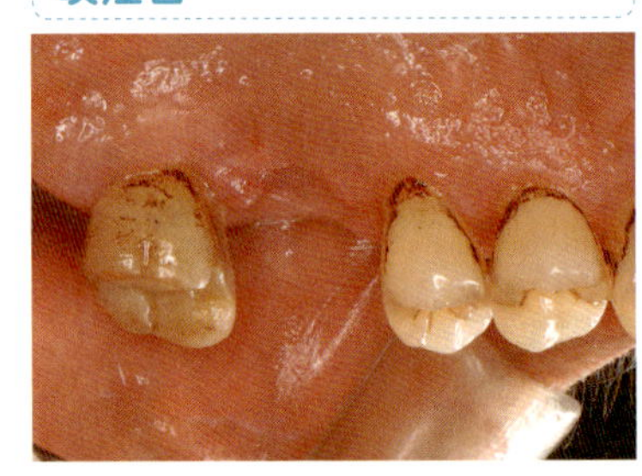

非喫煙者

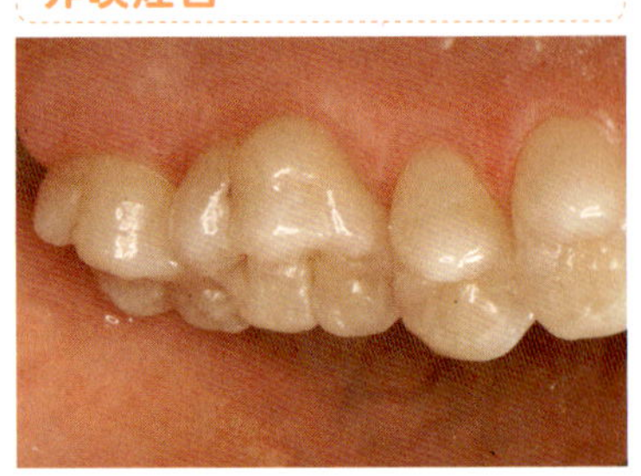

## 詳しく説明するなら……

### 比べてみれば一目瞭然!

喫煙者の歯ぐきが暗紫色になるのは、ニコチンの毛細血管収縮作用と、一酸化炭素が原因です。ニコチンの血管収縮作用により、組織の血行は悪くなります。また、一酸化炭素がヘモグロビンと結合することで、血液の色自体もどす黒くなります。このような理由で、歯ぐきは健康なピンク色ではなく、暗紫色になります。メラニン色素の沈着も強く認められるほか、辺縁歯肉がロール状に肥厚し、線維性でゴツゴツとしています。これは見た目だけでなく、実際に治療をしていても感じることができます(図11-3、4)。

図11-3 喫煙者の口腔内

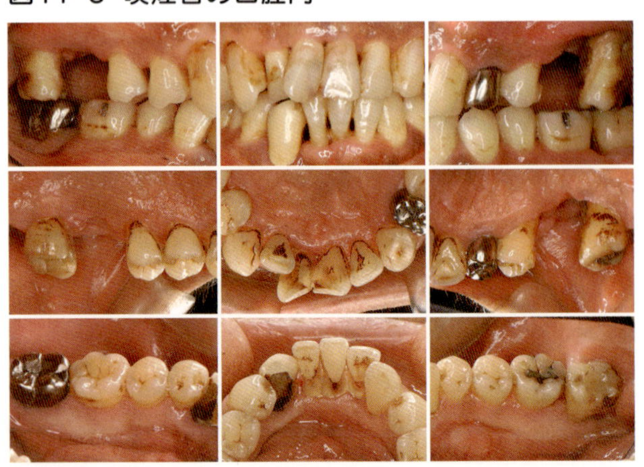

図11-4 非喫煙者の口腔内

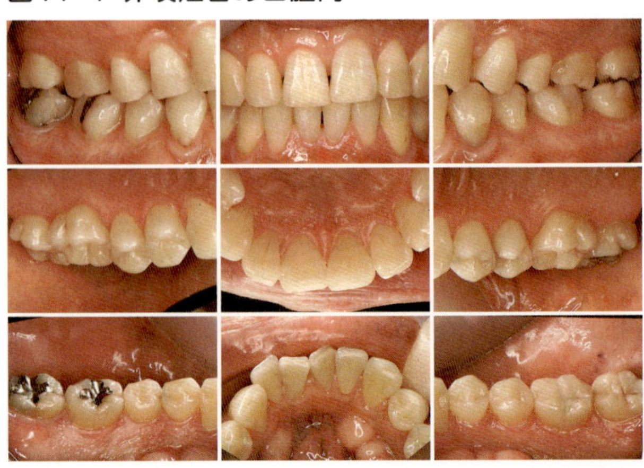

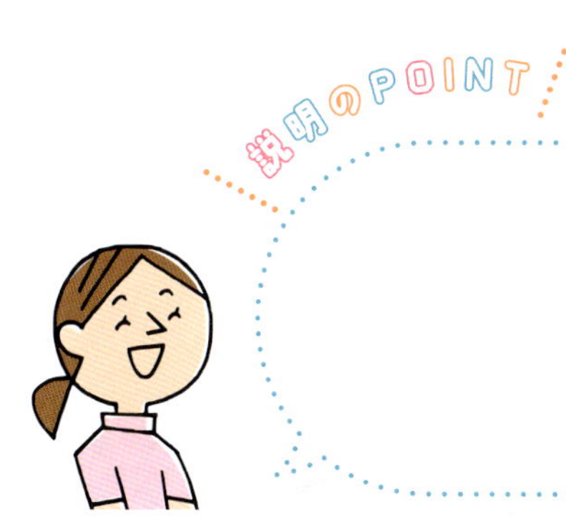


# 喫煙は歯周病の大きなリスクとなる

患者さんに伝えやすいよう、タバコと歯周病の関係を整理しておきましょう。

## 簡単に説明するなら……

喫煙は歯周病のもっとも大きなリスク要因のひとつです。非喫煙者と比較すると、喫煙者の歯周病の罹患リスクは2.7倍にもなり、歯の喪失は10年早まるといわれています。特定の細菌や年齢、糖尿病などよりも、喫煙のほうが歯周病の重症度と関連が深いという報告もあります。

## 詳しく説明するなら……

### 知らぬ間に歯周病が進行していることも……

喫煙の歯周病への影響は、「かかりやすい」「気がつきにくい」「治りにくい」の3つです。まず、生体の本来の免疫機能が喫煙により妨げられるため、**歯周病にかかりやすくなります。**喫煙者は非喫煙者に比べて罹患率が高く、重度に進行した人の割合も高いことが知られています。

また、ニコチンの血管収縮作用により炎症症状が隠され、歯周病が進行しても出血などの自覚症状が出にくくなります。そのため、発見が遅れてしまい、**気づいたら重度の歯周病になっていたということがあります。**歯ぐきに赤みや腫れがそれほど目立たないのに、歯周組織の破壊が進んでいることもあります。

さらに、いざ治療を始めても、喫煙者の歯ぐきは硬くて沈着物の除去が難しく、歯周組織の修復も阻害されているため、**思うように治療効果が上がらない**のです。



### 覚えておこう！

1998～2014年にかけ、当院で初診時にプロービングとエックス線検査を行った患者3,144人について、歯周病進行度を喫煙者と非喫煙者に分けて比較しました（分類は日本ヘルスケア歯科学会の基準による）。喫煙者の患者さんの方が非喫煙者より「骨吸収なし」の割合が低く、「重度」の骨吸収がみられる割合が高いことがわかります（**表11-1**）。

**表11-1　喫煙と歯周病進行度の関係**

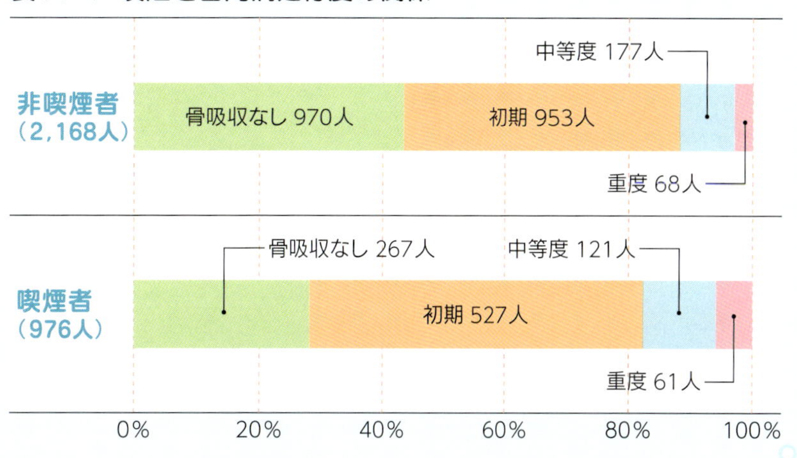

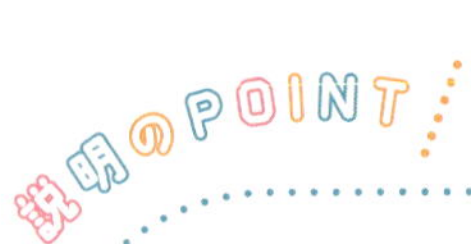


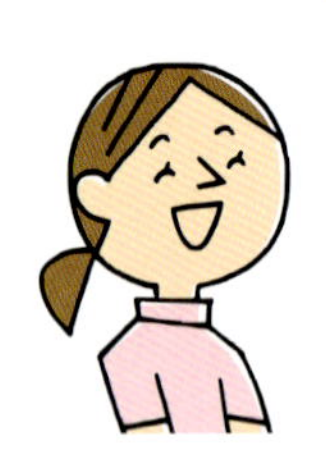

# 喫煙には身体的な依存と心理的な依存がある

**ニコチン依存には、身体的な依存と心理的な依存があることを説明しましょう。**

## 簡単に説明するなら……

禁煙を難しくしているのはニコチン依存です。禁煙を始めるとニコチン離脱症状が現れ、タバコを吸いたい気持ちが強くなります。以前はひたすら我慢するしかありませんでしたが、今では離脱症状を抑える方法がいくつかありますので、ぜひ試してください。医科では保険適応にもなっています。

## 詳しく説明するなら……

### 2つの依存が禁煙を難しくしている

禁煙のために、歯科では禁煙支援を行っています。残念ながら保険適応ではありませんが、プラークコントロールと同じように、歯周病の治療には禁煙が効果的です。依存には身体的依存と心理的依存の2つがあり、禁煙達成のためにはこれらを乗り越える必要があります。

**身体的依存はいわゆる「薬物」に対する依存**で、体内のニコチン濃度が減ると「離脱症状」が出て、ニコチンが欲しくなります。山場は3日目で、これを超えると第一段階クリア！少し楽になります。離脱症状を抑えるには、ニコチンパッチなどのニコチン補充療法が有効です。

**意外と厄介なのが心理的依存で、身体的な依存はないけれどつい習慣で吸ってしまうというもの**です。これには習慣を変えるのがポイントです。食後に吸いたくなるなら、食べ終わったらすぐに歯を磨く、コーヒーを飲むと吸いたくなるなら、しばらくは紅茶に変えてみる、というような工夫をしてみましょう。

### 覚えておこう！

タバコを吸う人は年々少なくなってきています(**図11-5**)。特に禁煙外来が保険適応になってからは、その傾向に拍車がかかっているようです。ただ、女性や若年者の喫煙が増えていることを忘れてはいけません。

タバコを吸い始めてから禁煙を目指すよりも、最初の1本を吸わずに非喫煙を続ける方がずっと楽なことは言うまでもありません。ぜひ、タバコを吸わない人にもタバコと歯周病の関係について話をしてください。特に中高生へは、防煙がとても大切です。

**図11-5 現在習慣的に喫煙している者*(20歳以上)の割合の年次推移**(2003～2012年)

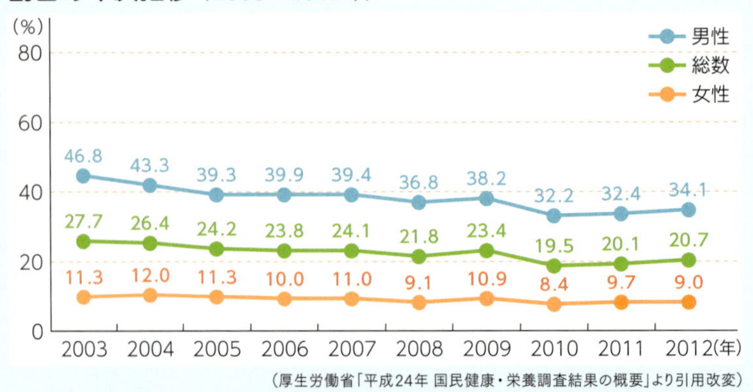


(厚生労働省「平成24年 国民健康・栄養調査結果の概要」より引用改変)

＊「現在習慣的に喫煙している者」とは、これまでにタバコを習慣的に吸っていたことがある者※のうち、「この1ヵ月間に毎日またはときどきタバコを吸っている」と回答した者。
※2003～2010年は、合計100本以上または6ヵ月以上タバコを吸っている(吸っていた)者。2012年のみ全国補正値。

説明のPOINT

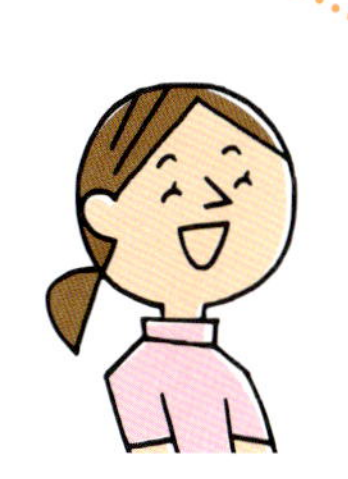

# 禁煙するとお口の中も健康を取り戻す

禁煙のメリットを提示して、患者さんのモチベーションアップにつなげましょう。

## ▶▶▶ 簡単に説明するなら……

禁煙をすると、お口の中も健康を取り戻します。継続すれば歯周病のリスクも低下します。禁煙直後は一時的に歯ぐきの出血が増えることもありますが、これは正常な反応です。歯ぐきが健康を取り戻せば、次第に治まっていきます。

## ▶▶▶ 詳しく説明するなら……

### 時間をかけて健全な歯ぐきに戻っていく

**禁煙すると歯ぐきの出血が増えるのは、ニコチンの血管収縮作用がなくなるためです。**また、正常な炎症反応が戻ることにより、赤みや腫れなども増すかもしれません。どちらも一時的なものなので、心配しないでください。プラークコントロールがきちんとできていれば治まってきます。禁煙を続けるにつれ、歯ぐきは健康なピンク色になり、みずみずしさを取り戻します。メラニン色素の着色も薄くなっていきます(図11-6)。

**図11-6 禁煙後の変化**

禁煙直後

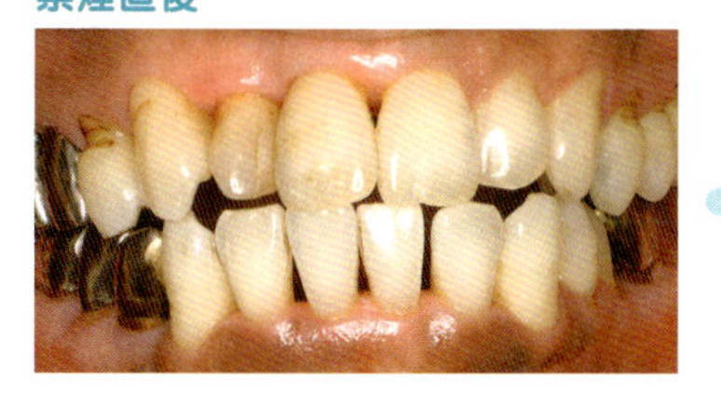

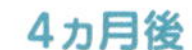

4ヵ月後

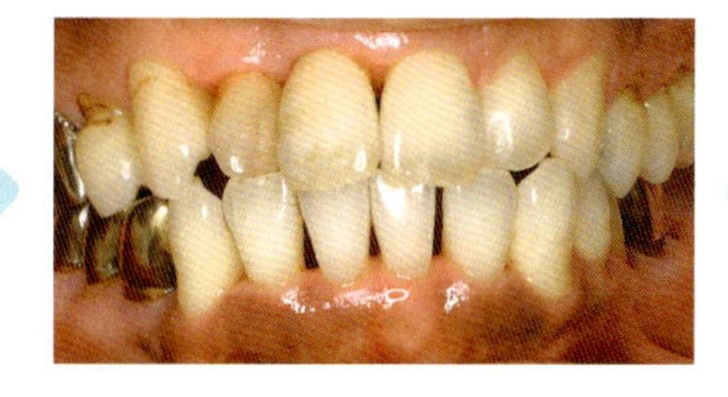

10ヵ月後

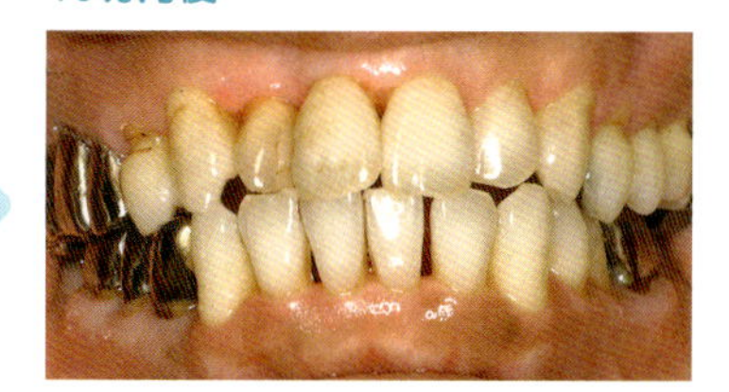

### モチベーションは人それぞれ

P.114でご紹介した患者さんの話に戻ります。「禁煙を勧めないでください」と問診票に書いてあったため、筆者はちょっと構えて説明に臨みました。

- **歯周病が重度に進行している**
- **これから歯周病の治療をしていく**
- **すでに何本かは抜歯をしなくてはならず、保存できるかどうかきわどい歯も多くある**
- **進行を止め、1本でも歯を多く残していくには禁煙が効果的である**

エックス線写真や歯周組織検査の結果をふまえて、これらの現状を説明しました。「禁煙を勧めない」ように事実を淡々と述べつつも、治したい、治ってほしいという熱い想いを込めて30分ほどお話ししたでしょうか。当初は「タバコをやめるくらいなら肺がんで死んだって構わない」とおっしゃっていましたが、説明を終えたあとに一言。「タバコをやめたら残せる歯が増えますか?」

そして、この患者さんはその日を境に禁煙されました。禁煙へのモチベーションは人によってさまざまです。この患者さんにとっては、肺がんで死ぬことよりも歯を失うことのほうがつらかったのですね。

もう一歩深く！

# 発展講座

**長期的に患者さんとかかわっていける歯科は、禁煙支援にうってつけの場所です。
タイミングに合わせたアプローチを通じて、禁煙の"芽"をしっかりと育てていきましょう。**

## ▶▶▶ 受動喫煙に注意！

受動喫煙はタバコを吸っている本人以外にも影響を与えます。本人は吸っていなくても、家族に喫煙者がいる場合などに、歯肉に変化がみられることがあります（図11-7）。

換気扇や空気清浄機では、受動喫煙をなくすことはできません。目の前で吸わなくても、髪や衣服、吐く息からも有害物質が排出されます。受動喫煙の影響は強く、同じ部屋の中はもちろん、別の部屋やベランダなどで吸っても、扉の隙間から煙が入りこんでくることがわかっています。換気扇ではすべて吸い取ることはできませんし、空気清浄機でもすべての有害物質を取り除くことはできません。分煙では受動喫煙をなくすことはできないのです。

また、吸い終わってからしばらくは、吐く息の中にも有害物質が存在することを知っておきましょう。昨今、公共施設、病院、学校など人が集まる場所において、分煙ではなく敷地内全体を禁煙にすることがスタンダードになりつつあります。自治体で受動喫煙防止のための条例を制定するところも増えています。ご自身の健康のためにはもちろんですが、大切なご家族のためにも禁煙を勧めましょう。

**図11-7 受動喫煙の影響**

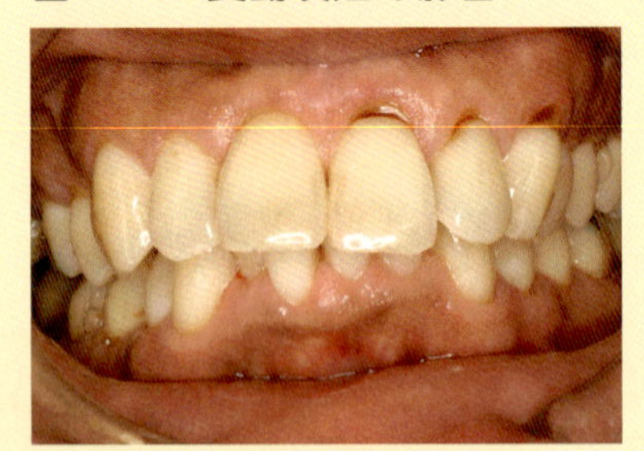
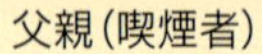
父親（喫煙者）

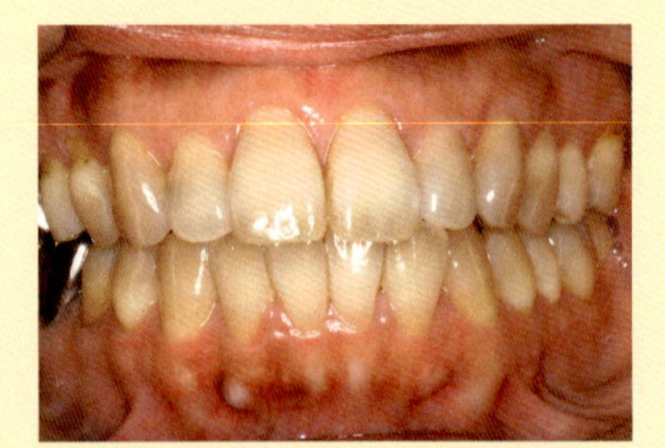
母親（非喫煙者）

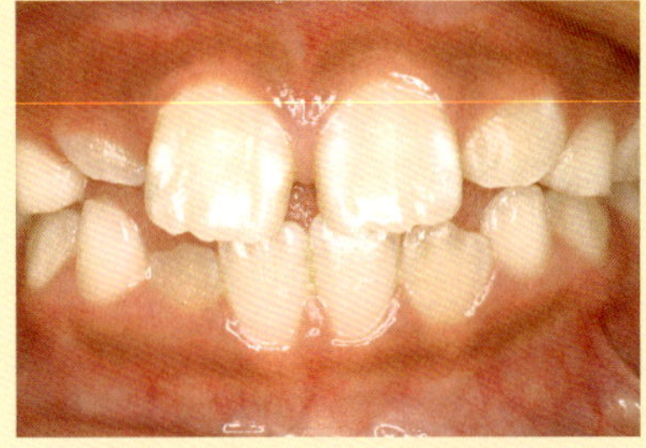
子ども

## ▶▶▶ 歯科は禁煙支援にぴったり

お口の中は喫煙の影響を目で見ることができる唯一の場所です。それと同じく、禁煙の効果も目でしっかり確認できます。患者さん本人の視覚に訴えることができるのが歯科の最大の強みなのです。

タバコを吸う人も吸わない人も、やめようと思っている人も思っていない人も、大人も子どもも、歯科医院を受診します。非喫煙者にはこのままタバコを吸わないようにしてもらうために、喫煙者には禁煙してもらうために、さまざまなアプローチが可能です。来院するすべての患者さんに、喫煙とお口の健康について説明しましょう。

メインテナンスを通じて継続的に患者さんにかかわっていけるというのも、歯科の強みです。そのときは禁煙する気持ちがなくても、継続してメインテナンスではたらきかけるうちに、患者さんの気持ちに変化が起きることがあります。そのタイミングを逃さずに、禁煙のお手伝いができるよう、準備しておきましょう。すぐに禁煙とはいかないケースもありますが、その方の心の状態に合わせたアプローチをして、禁煙へとサポートしましょう。

禁煙外来では、禁煙に成功したり、あるいは失敗したりすると来院は終了しますが、歯科ではメインテナンスを受けるかぎり、患者さんが来院します。そのため、禁煙支援と禁煙達成後のフォローを行いやすいという利点があります。

たとえ再び喫煙してしまっても、今まで禁煙していたメリットがゼロになるわけではありません。何度でも再チャレンジすればいいのです。来院が途絶えてしまわないことがもっとも大切ですから、禁煙を強く勧めすぎたり、喫煙再開を責めたりしないように配慮しましょう。

図11-8 禁煙の木

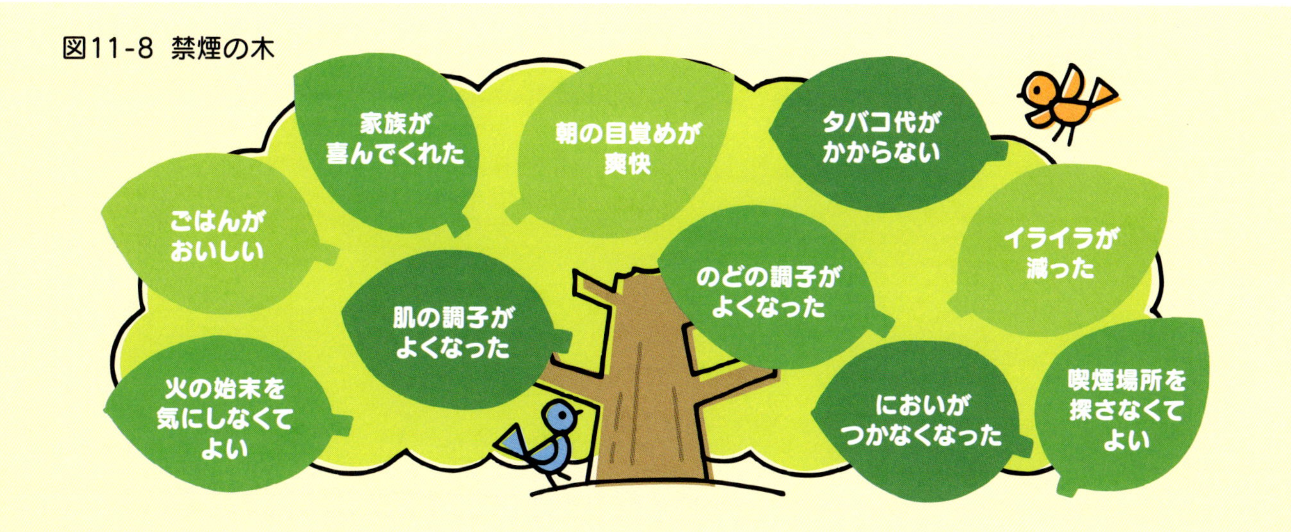
家族が
喜んでくれた
朝の目覚めが
爽快
タバコ代が
かからない
ごはんが
おいしい
イライラが
減った
のどの調子が
よくなった
肌の調子が
よくなった
火の始末を
気にしなくて
よい
においが
つかなくなった
喫煙場所を
探さなくて
よい

## 育てよう「禁煙の木」

喫煙のデメリットを知ることは、禁煙を始めるモチベーションとなります。しかし、実際に禁煙を継続していくには、禁煙のメリットを患者さん自身が感じることがいちばんです。禁煙中、禁煙してよかったことをできるだけたくさん書き出してもらいましょう（**図11-8**）。

「ごはんがおいしくなった」「孫にくさいと言われなくなった」「ジョギングが楽になった」「持ち物が1つ減った」「吸う場所を探すストレスがなくなった」「おこづかいが減らなくなった」……ほら、意外とたくさんあるものでしょう？

行動を持続するモチベーションにはデメリットではなくメリットが大切です。禁煙以前と以後で口腔内写真を見比べてもらえば、歯肉の健康改善が一目でわかるでしょうし、ポケットが改善したデータを見てもらうのも効果的でしょう。患者さんが健康を取り戻していくことを、いっしょに喜んであげてください。

歯周病をきちんと治療しようとすればするほど、喫煙の影響を感じるはずです。それは皆さんがいちばんわかっていることでしょう。それなのに、なかなか言うことを聞いてもらえないから、いやな顔をされるから、という理由で、禁煙を勧めるのをしり込みしていませんか。すぐにあきらめてしまわず、患者さんの人生全体を考えてみましょう。

禁煙はタイミングです。種をまいたらときどき水をやって、禁煙の“芽”が出るのを待ちましょう。水をやり忘れないように、でもやりすぎてもいけません。芽が出かけていないか、いつもチェックを忘れずに。そして、禁煙の芽が出たら思い切り喜んで、芽が“木”になるまで患者さんといっしょに育てていきましょう。何度でも、さあチャレンジ！

〈参考文献〉
1. 石井正敏. タバコをやめよう. 歯医者さんからのメッセージ. 東京：砂書房, 2000.
2. 高橋裕子. 禁煙指導の本. 東京：保健同人社, 1998.
3. 吉田 修(監修), 日本禁煙科学会, 富永祐民, 中原俊隆, 高橋裕子(編). 禁煙指導・支援者のための禁煙科学. 東京：文光堂, 2007.
4. 松崎道幸, 渡辺文学(監修), 加濃正人(編). タバコ病辞典. 吸う人も吸わない人も危ない. 埼玉：実践社, 2004.
5. 埴岡 隆, 雫石 聡. 歯周病患者と喫煙習慣. 日歯医師会誌 1996；49(6)：17-25.
6. 石井正敏. クリニカル 歯周病の考え方の変遷と危険因子. 歯周治療の新しいパラダイム. 日歯医師会誌 2000；53(4)：304-309.
7. Genco RJ. Assessment of risk of periodontal disease. Compend Suppl 1994；(18)：678-683.
8. Bergström J, Eliasson S, Preber H. Cigarette smoking and periodontal bone loss. J Periodontol 1991；62(4)：242-245.
9. Grossi SG, Zambon J, Machtei EE, Schifferle R, Andreana S, Genco RJ, Cummins D, Harrap G. Effects of smoking and smoking cessation on healing after mechanical periodontal therapy. J Am Dent Assoc 1997；128(5)：599-607.
10. Hanioka T, Tanaka K, Ojima M, Yuuki K. Association of melanin pigmentation in the gingiva of children with parents who smoke. Pediatrics 2005；116(2)：186-190.
11. Calsina G, Ramón JM, Echeverría JJ. Effects of smoking on periodontal tissues. J Clin Periodontol 2002；29(8)：771-776.
12. Axelsson P, Paulander J, Lindhe J. Relationship between smoking and dental status in 35-, 50-, 65-, and 75-year-old individuals. J Clin Periodontol 1998；25(4)：297-305.
13. 9学会合同研究班(編). 禁煙ガイドライン. Circ J 2005；69(suppl IV)

Chapter

# 12

# 妊娠による口腔内の変化と赤ちゃんへの影響をこう説明しましょう

倉治ななえ　児玉実穂　代田あづさ　柳井智恵

# 妊娠による口腔内の変化と赤ちゃんへの影響をこう説明しましょう

## 妊娠期間の基礎知識をおさえておこう！

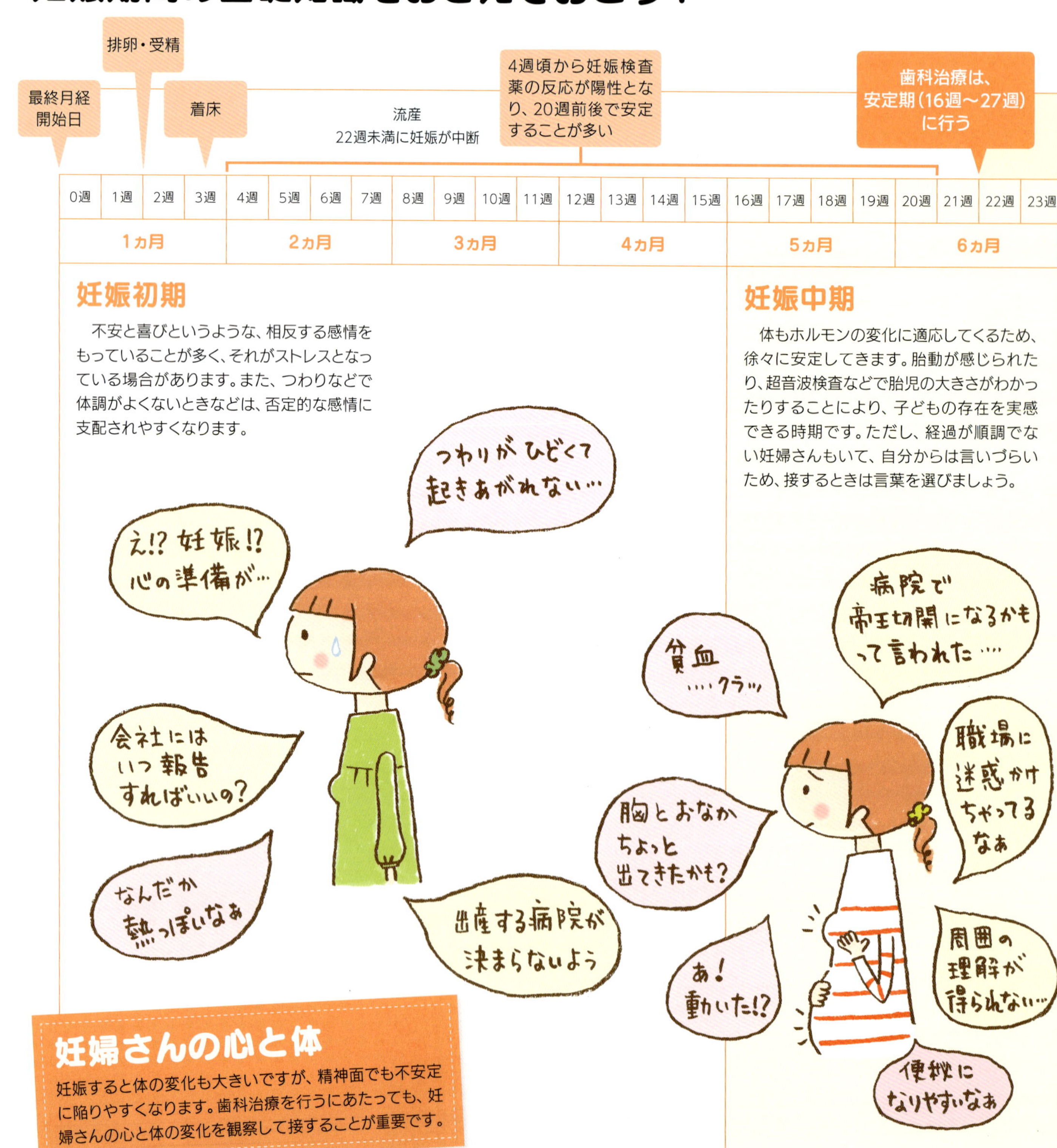
最終月経開始日
排卵・受精
着床
流産
22週未満に妊娠が中断
4週頃から妊娠検査薬の反応が陽性となり、20週前後で安定することが多い
歯科治療は、安定期（16週～27週）に行う
0週 1週 2週 3週 4週 5週 6週 7週 8週 9週 10週 11週 12週 13週 14週 15週 16週 17週 18週 19週 20週 21週 22週 23週
1カ月 2カ月 3カ月 4カ月 5カ月 6カ月
つわりがひどくて起きあがれない…
え!? 妊娠!? 心の準備が…
会社にはいつ報告すればいいの？
なんだか熱っぽいなぁ
出産する病院が決まらないよう
貧血……クラッ
病院で帝王切開になるかもって言われた….
職場に迷惑かけちゃってるなぁ
胸とおなかちょっと出てきたかも？
あ！動いた!?
周囲の理解が得られない…
便秘になりやすいなぁ

### 妊娠初期

不安と喜びというような、相反する感情をもっていることが多く、それがストレスとなっている場合があります。また、つわりなどで体調がよくないときなどは、否定的な感情に支配されやすくなります。

### 妊娠中期

体もホルモンの変化に適応してくるため、徐々に安定してきます。胎動が感じられたり、超音波検査などで胎児の大きさがわかったりすることにより、子どもの存在を実感できる時期です。ただし、経過が順調でない妊婦さんもいて、自分からは言いづらいため、接するときは言葉を選びましょう。

### 妊婦さんの心と体

妊娠すると体の変化も大きいですが、精神面でも不安定に陥りやすくなります。歯科治療を行うにあたっても、妊婦さんの心と体の変化を観察して接することが重要です。

説明のPOINT

妊娠による口腔内の変化 → P.126

女性ホルモンの増加で
歯周病のリスクが上がる → P.127

歯周病が早産や
低体重児出産のリスクを高める  P.128

妊娠中のお口のケア → P.129

ミュータンス菌の
母子伝播 → P.130 付録運動

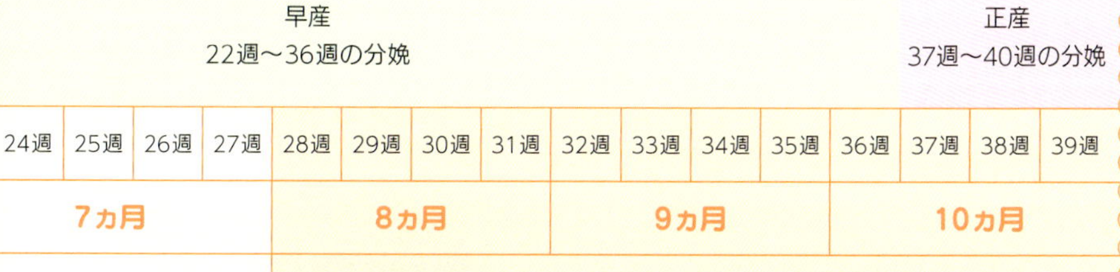

| 早産<br>22週～36週の分娩 | | | | | | | | | | | | | 正産<br>37週～40週の分娩 | | |
|---|---|---|---|---|---|---|---|---|---|---|---|---|---|---|---|
| 24週 | 25週 | 26週 | 27週 | 28週 | 29週 | 30週 | 31週 | 32週 | 33週 | 34週 | 35週 | 36週 | 37週 | 38週 | 39週 |
| 7カ月 | | | | 8カ月 | | | | 9カ月 | | | | 10カ月 | | | |

## 妊娠後期

子宮が大きくなり内臓を圧迫することによって、体に不快症状が現れます（後づわり、便秘など）。また、出産や陣痛に対する漠然とした不安や恐怖心、出産後の育児に対する不安が出てくるようになります。

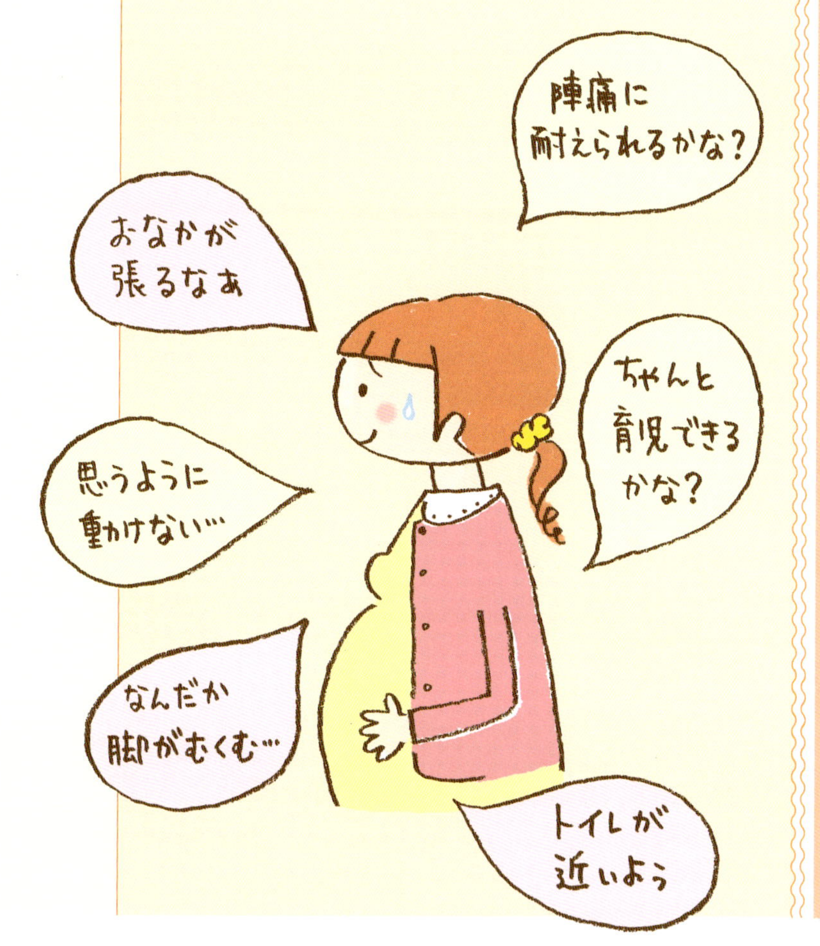
陣痛に
耐えられるかな？
おなかが
張るなあ
ちゃんと
育児できる
かな？
思うように
動けない…
なんだか
脚がむくむ…
トイレが
近いよう

## 妊娠中に起こりやすい主な問題

### つわり

妊娠初期に、気持ちが悪くなって吐いてしまったり、食欲が落ちたり、食の好みが変わったりすることなどを"つわり"といいます。気持ちが悪くて食欲がでない"吐きづわり"タイプと、何か食べていないと気持ちが悪くなる"食べづわり"タイプがあります。さらに、つわりの症状が悪化し、水分補給ができなくて脱水症状が起きる、体重が極端に落ちるなど日常生活を送ることができない状態を、「妊娠悪阻（おそ）」といいます。

### 妊娠高血圧症候群（妊娠中毒症）

主な症状は、血圧の上昇とタンパク尿で、妊娠20週～出産後1週の間に多く発症し、妊婦さんのおよそ5%にみられます。原因は不明ですが、初産婦、多胎妊娠、前回の妊娠で妊娠高血圧症候群があった人、もともと高血圧や血管の病気がある人などによくみられます。15歳以下または35歳以上の妊婦さんもなりやすい傾向にあります。

### 妊娠糖尿病

妊婦さんの約1～3%が発症する糖尿病のことで、発症に気づかず治療を行わない場合、母子ともに健康上の問題が生じるリスクが高まり、胎児が死亡するおそれもあります。原因のほとんどは、妊娠後期に血糖値が高くなるため、体内のインスリン需要が増大するにもかかわらず、それに見合う量のインスリンが産生されないことによります。妊娠前から糖尿病があって、妊娠して初めて気づくケースもあります。

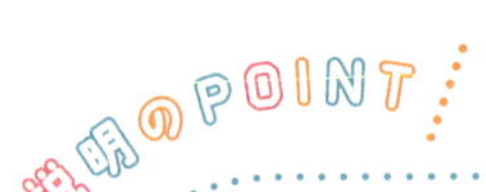


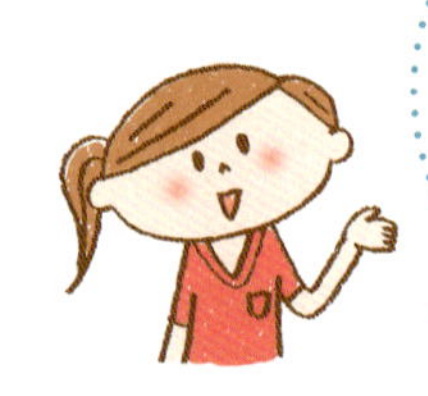

# 妊娠による口腔内の変化

**妊娠期間はお口にとってリスクの高い時期であることを説明しましょう。**

## ▶▶▶ 簡単に説明するなら……

妊娠すると、唾液の分泌量に変化が現れます。また、妊娠初期には半数以上の方に“つわり”が起き、嘔吐をともなう“つわり”や食べ物の好みの変化により、歯の表面が弱くなることがあります。さらに、歯ぐきが腫れたり出血しやすくなったり、歯ぐきに問題を起こしやすくなります。

## ▶▶▶ 詳しく説明するなら……

### 妊娠による体の変化がお口の変化も引き起こす

妊娠すると、さまざまな変化が体に現れますが、それにともないお口の中も変化します。嘔吐をともなう“つわり”や嗜好の変化などにより、唾液の酸性度（pH値［酸・アルカリの度合を数字で表したもの］）が酸性に傾き、歯のエナメル質が弱くなる可能性もあります。その他、食事回数が増えたり不規則になり口腔内環境は悪くなります。さらに、ブラッシング（歯磨き）が困難となる方も多くいらっしゃいます。

### 唾液や歯ぐきが変化し<br>むし歯や歯肉炎を起こしやすくする

妊婦さんには、唾液の分泌量が減って口の中がネバネバすると感じる方がいる一方で、唾液の分泌が多すぎて気持ちが悪くなる方もいます。また、お口の中の環境を整えている唾液のはたらきが低下するため、口の中にプラーク（むし歯や歯周病の原因となる細菌の塊）が停滞し、むし歯が発症・進行しやすくなります。さらに、歯ぐきが腫れたり出血しやすくなったりなど、歯ぐきの炎症（歯肉炎）が起きやすくなるほか、免疫力が低下することから、口内炎や口角びらん（炎症）なども起こしやすくなります。

## 覚えておこう！

### 赤ちゃんの歯は妊娠7週頃からつくられはじめる

妊娠4～8週は胎児の主な器官の発生時期であり、乳歯も妊娠初期から形成される。

| 妊娠初期 | | | 妊娠中期 | | | 妊娠後期 | | | 出生後 |
|---|---|---|---|---|---|---|---|---|---|
| 2カ月 | 3カ月 | 4カ月 | 5カ月 | 6カ月 | 7カ月 | 8カ月 | 9カ月 | 10カ月 | |

**出生1カ月半頃**
乳中切歯は歯冠が完成し、乳側切歯、第一乳臼歯、乳犬歯、第二乳臼歯と完成し、萌出の準備を始める。

**7週頃～**
妊婦自身も妊娠の自覚があまりないこの時期に乳歯の形成は始まる。口腔上皮から、上下合わせて20個の細胞の塊が将来の乳歯の位置に一致してできる。これが乳歯の基となり「歯胚」とよばれる。

**4カ月頃～**
エナメル質、象牙質、歯髄、セメント質、歯根膜をつくる部分に組織が分化。乳歯の石灰化開始。カルシウムやリンなどが沈着し、硬さを増す。

**5カ月頃**

**7カ月頃**

**出生**
乳歯の歯冠の一部ができ始め、第一大臼歯は石灰化を開始。

（文献1,2を元にイラスト作成）

説明のPOINT

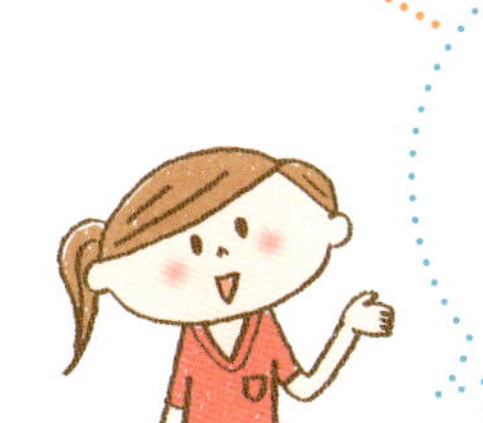

# 女性ホルモンの増加で歯周病のリスクが上がる

適切なプラークコントロールを行えば、歯肉の炎症は改善できることを説明しましょう。

## 簡単に説明するなら……

妊娠中は、女性ホルモンの増加によって、「妊娠関連性歯肉炎」や「妊娠関連性歯周炎」、「妊娠性エプーリス」といった歯ぐきの問題が起こりやすくなります。ブラッシング時の出血や歯ぐきの腫れを訴える方が多くいますが、適切なブラッシングとプラークコントロールを行えば炎症を最小限に抑えることができ、ほとんどの方の症状が改善されます。

## 詳しく説明するなら……

### 歯周病菌は女性ホルモンがお好き

妊娠すると、女性ホルモンであるエストロゲン（卵胞ホルモン）やプロゲステロン（黄体ホルモン）の血清濃度の上昇にともない、唾液や、歯ぐきの溝から出てくる組織液（歯肉溝浸出液）の中における女性ホルモンの濃度も上昇し、種類によっては妊娠していないときの10～1,000倍にも増えます。歯周病菌は女性ホルモンを栄養素とするので、女性ホルモンが増加すると歯周病菌も増殖します。ですから、「妊娠関連性歯肉炎」などが起こりやすくなるのです。

### 妊婦の1～5％に生じる「妊娠性エプーリス」

エプーリスとは、お口の中の粘膜に部分的に生じる良性のしこりのようなもののことです。妊娠期に発症したものが「妊娠性エプーリス」(**図12-1**) と呼ばれ、妊婦の1～5％に生じるといわれています。女性ホルモンの増加によって歯ぐきのコラーゲンが増殖したものと考えられています。「妊娠性エプーリス」は上の前歯に現れることが多く、血管成分の多い「血管腫性エプーリス」や「肉芽腫性エプーリス」の割合が高い傾向にあります。

### 血流の増加も炎症を引き起こす一因

プロゲステロンが、細い血管を拡張して浮腫を生じさせたり、抹消血管の抵抗性を弱める物質がつくられるのを促進することで体の組織の血流が増加するため、歯ぐきの腫脹や出血が起こりやすくなると考えられています。「妊娠関連性歯肉炎」は、ほとんどが歯と歯の間の炎症を中心とする歯肉炎で、ブラッシングとプラークコントロールで改善できます。

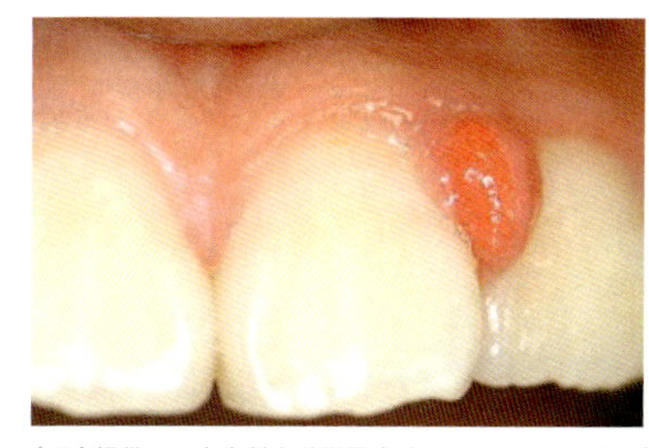

（写真提供：日本歯科大学附属病院マタニティ歯科外来）

**図12-1　妊娠性エプーリス**

妊娠性エプーリスは出産後に消失することが多いので、妊娠中は基本的に外科処置を行わず、観察する。

Chapter 12

### 覚えておこう！

**_Prevotella intermedia_が妊娠期に増加する**

歯周病菌の中には女性ホルモンを栄養源とするものもあるため、妊娠中は歯周病のリスクが一段と高まります。中でも、*Prevotella intermedia*（*P. intermedia*）は、エストロゲンやプロゲステロンを栄養素として利用するグラム陰性嫌気性桿菌で、妊娠中に爆発的に増えることから、妊娠関連性歯肉炎・妊娠期の歯周炎で高頻度に検出される菌として知られています。

妊娠中は、エストロゲンやプロゲステロンが血中から歯肉溝浸出液に移行するため、*P. intermedia*が選択的に増殖することによって歯肉の炎症が引き起こされると考えられているのです[3)]。

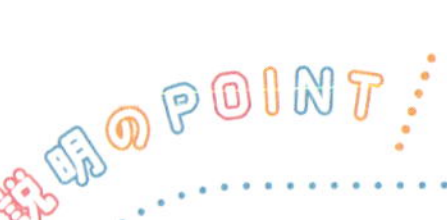


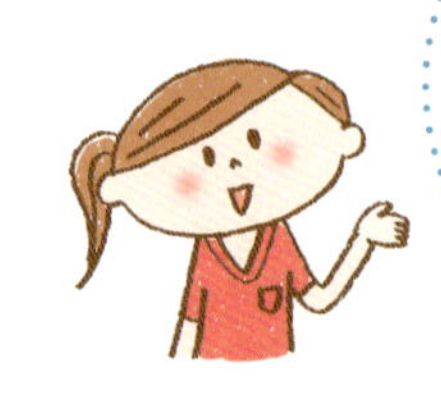

# 歯周病が早産や低体重児出産のリスクを高める

**歯周治療をすればリスクを軽減できることを伝えましょう。**

## ▶▶▶ 簡単に説明するなら……

歯周病にかかっている妊婦さんは、かかっていない妊婦さんに比べ、早産や低体重児出産のリスクが5〜7倍に膨らむといわれています。母子健康手帳の「妊娠中と産後の歯の状態」[4]にも、「歯周病は早産等の原因となることがあるので注意しましょう」と明記されています。妊婦中の歯周病は赤ちゃんにも影響することを知っておきましょう。

## ▶▶▶ 詳しく説明するなら……

### 歯周病の炎症により子宮を収縮させる物質が増加

歯周病の炎症があると、子宮を収縮させる作用がある物質（$PGE_2$[プロスタグランジン$E_2$]、炎症性サイトカイン）の血中濃度が高まります。特に$PGE_2$は、陣痛促進剤として使われるほど子宮収縮作用が強いため、歯周病が重症化すると早産や低体重児出産の可能性が高くなるのです。

### 歯周治療をして少しでもリスクを減らしましょう

しかしながら、妊娠中でも徹底的に歯周病の治療をすれば、必ず炎症を最小限に抑えることができますし、これらのリスクを軽減できることも知られています。ぜひご一緒に、できることから始めていきましょう。

## 覚えておこう！

### 早産とは

通常の出産（正産期）を妊娠37〜40週の分娩とするのに対し、早産は妊娠22〜36週の間の分娩で、出産の約5〜11%とされます。主な原因は母体側の健康状態です。妊娠高血圧症候群などによる母児救命のために人工的に分娩させる「人工早産」と、前期破水などによる「自然早産」があります。

早産で生まれた赤ちゃんは低体重児ということもあって、呼吸器官や哺乳能力などの発達が不十分なことが多いので、体外で生活するのに必要とされる器官の発達を促すために、出生後に保育器など人工的な手助けが必要となります。

### 低体重児（低出生体重児）とは

出生時の体重が2,500g未満の出生児で、出産の約10%とされます。原因は、早産や子宮内での発達異常があげられ、母親が十分な栄養を摂ることが大切です。

出生体重の低下は、子どもの将来的な疾病（生活習慣病）発症リスクを上げるといわれており、高血圧、冠動脈疾患、2型糖尿病、脳梗塞、脂質異常症など、関連が明らかな疾患もわかっています。

### 成人性歯周炎と妊娠関連性歯肉炎のおもな原因菌

成人性歯周炎と妊娠関連性歯肉炎・歯周炎では、検出される歯周病菌の種類が異なる。特に、後者では*Prevotella intermedia*（P.127）が高頻度に検出されていることが特徴。

| 成人性歯周炎 | 妊娠関連性歯肉炎 |
|---|---|
| *Porphyromonas gingivalis* | *Prevotella intermedia* |
| *Aggregatibacter actinomycetemcomitans* | *Aggregatibacter actinomycetemcomitans* |
| *Prevotella intermedia* | *Copnocytophaga species* |
| *Tannerella forsythia* | *Porphyromonas gingivalis* |

説明のPOINT

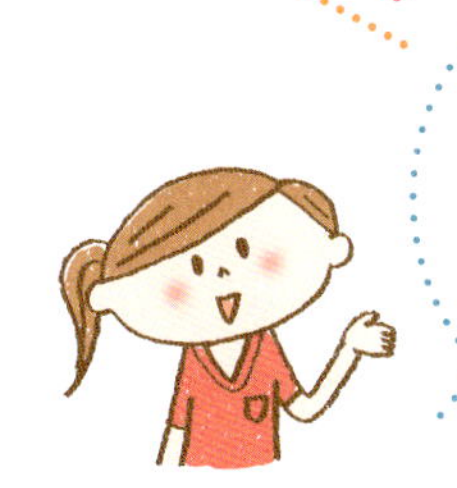

# 妊娠中のお口のケア

**体調にあわせて少しでもできることをできるタイミングで行うよう伝えましょう。**

## ▶▶▶ 簡単に説明するなら……

妊娠中は、“つわり”や食の好みの変化、体調の変化などで、食事が摂れない、あるいは摂りすぎるなど、食生活が不規則になり、それにともないブラッシングも不十分になってしまいがちです。気分がよいときにササッとすませたり、食後すぐに水で強めにブクブクしたり、キシリトールガムやタブレット、洗口剤を利用するなどして、苦しい時期を乗り切りましょう。

## ▶▶▶ 詳しく説明するなら……

### 無理をせず、できる範囲でお口のケアを

妊娠すると、食生活が不規則になって口腔内環境が悪化しがちなうえ、唾液の変化、体調の変化、つわりなどで、いつも通りのブラッシングができにくいものです。そんなときは、無理をせず、できる範囲でお口のケアに努めましょう。

ブラッシングは気分がよいときにササッと行えるように、洗面所だけでなくリビングやキッチンなど目につく場所に自分用の歯ブラシを置いておき、できそうなときに磨くというのもおすすめです(**図12-2**)。自分でできないときは、歯科医院でクリーニングするだけでも、何もしないよりはお口の中を清潔に保つことができます。

キシリトールガムやタブレット(**図12-3**)も、どのタイミングでもよいので摂取することで、プラークの粘着性を低めたり、唾液の分泌が増えて歯の再石灰化を促進する効果などが期待できます。食後すぐに水で強めにブクブクうがいをするだけでも、食べかすを取り除く効果があります。気分がすぐれないときは、小児用の歯ブラシやワンタフトブラシなど小さめの歯ブラシを使うのも一案です(P. 130**図12-4**)。

**図12-2 できるタイミングでブラッシングを**

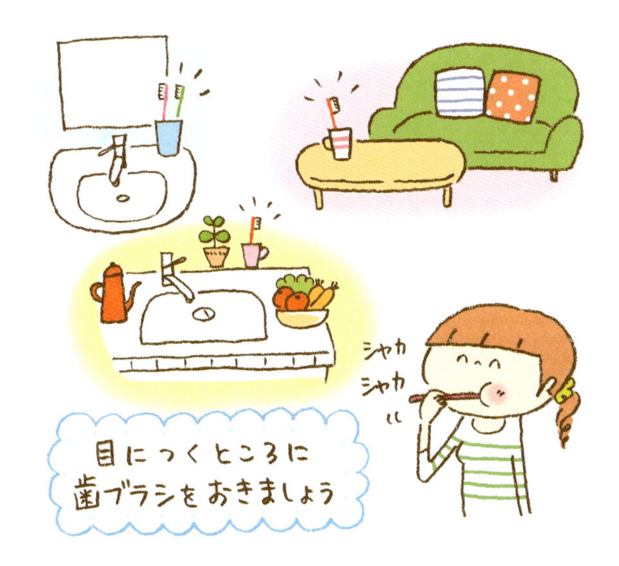
シャカ
シャカ
目につくところに
歯ブラシをおきましょう

**図12-3 キシリトールガムとタブレット**

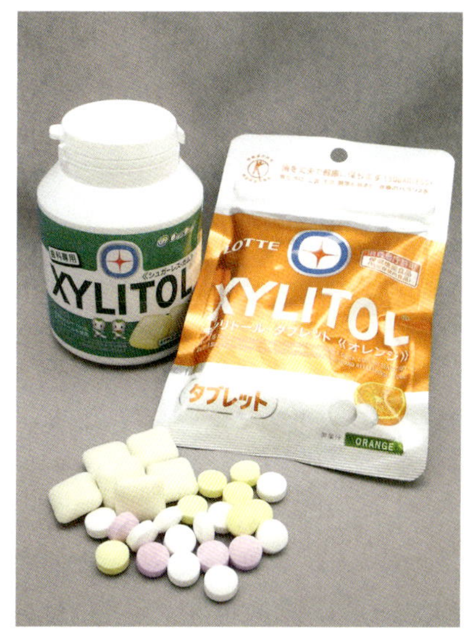


キシリトール配合ガムやタブレットは、シュガーレスが基本。甘味剤中のキシリトールの割合が100%のものが望ましいが、50%でも2倍の量を摂取することで、100%と同様の効果が期待できる。

Chapter 12

図12-4 妊婦さんのお口のケアにおすすめのグッズ

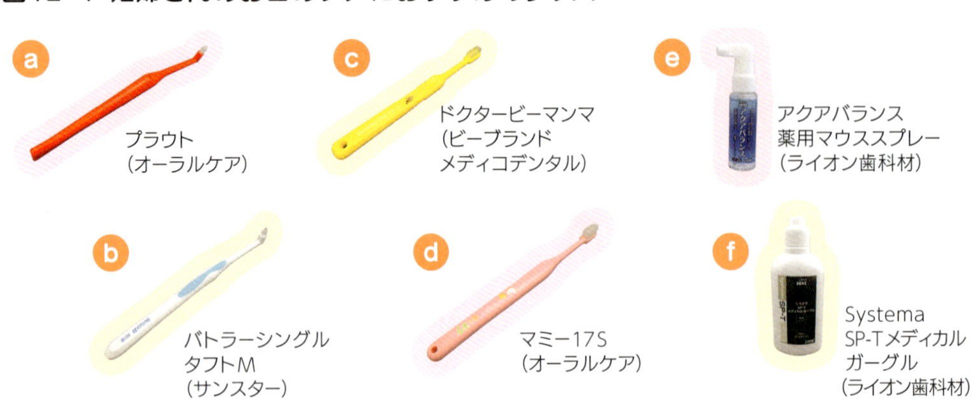
a
プラウト
(オーラルケア)
b
バトラーシングル
タフトM
(サンスター)
c
ドクタービーマンマ
(ビーブランド
メディコデンタル)
d
マミー17S
(オーラルケア)
e
アクアバランス
薬用マウススプレー
(ライオン歯科材)
f
Systema
SP-Tメディカル
ガーグル
(ライオン歯科材)

毛先が一束のワンタフトブラシⓐⓑや、乳幼児向け仕上げみがきブラシⓒⓓは、ヘッドが小さいのでつわりの時期に重宝する。ⓔは納豆のネバネバ成分から抽出したアミノ酸の力で、渇いた口内がうるおう。ⓕは歯周病菌などの殺菌効果が期待できる。ブラッシングができないときの一時避難としての使用を。

## 覚えておこう!

### 日頃のケアがハイリスクな妊娠期にも、ものをいう

妊娠関連性歯肉炎や妊娠関連性歯周炎は、日頃からプラークコントロールが行き届いている人には起こりません。妊娠前から口腔内にプラークがあり、軽度の歯周病に罹患している人が、妊娠関連性歯肉炎や妊娠関連性歯周炎を起こすのです。日頃の健康管理が大切だということを、患者さんに伝えるようにしましょう。

妊娠中は日頃に増して、歯科医院でセルフケアを邪魔するような歯石を除去すること、PMTCなどによって歯の表面のバイオフィルムを除去して滑沢にすること、適切なブラッシング指導を行うことが重要です。

歯石除去などの処置の時期については、安定期(16～27週)に行うのが基本ですが、歯科医師と相談のうえで適切な時期に行いましょう。

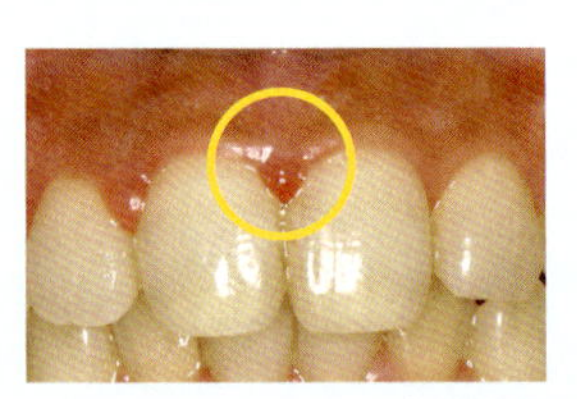
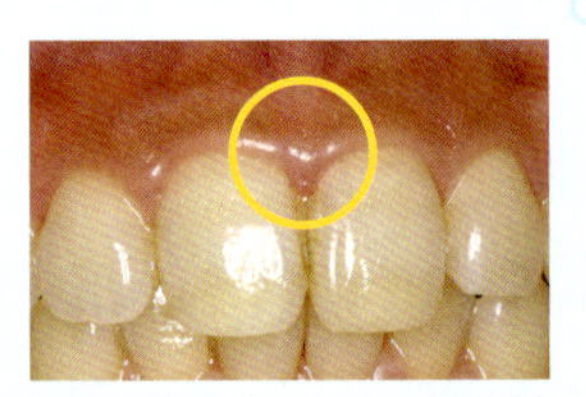

(写真提供:日本歯科大学附属病院　マタニティ歯科外来)

**妊娠関連性歯肉炎が歯石除去後に改善した例**

妊娠関連性歯肉炎(写真左)の主な症状は、歯肉の出血、発赤、腫脹。仮性ポケットを形成するが、通常アタッチメントロスは認めないため、プラークコントロールを良好にし、歯石が沈着している場合では除石を行うことで改善する。

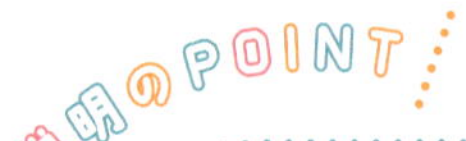
説明のPOINT

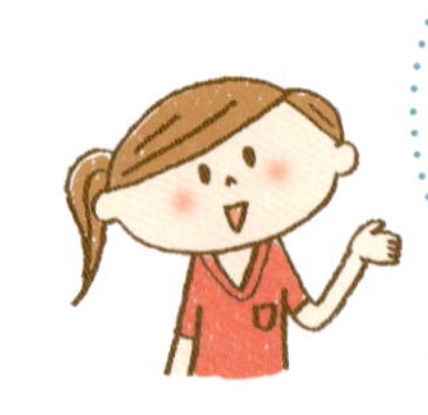

# ミュータンス菌の母子伝播(でんぱ)

**ミュータンス菌の「母子伝播」を防ぐために今からできることを説明しましょう。**

## ▶▶▶ 簡単に説明するなら……

むし歯菌(ミュータンス菌)は、生まれたばかりの赤ちゃんのお口の中には存在しません。ところが、奥歯が生える1歳6ヵ月頃になると、まわりの大人の唾液をとおしてミュータンス菌が赤ちゃんに伝播(でんぱ)することがわかっています。世界的にみても、もっとも身近な母親からの感染がいちばん多いので、赤ちゃんのためにも、あらかじめお母さんの口の中のミュータンス菌を減らしておくことが大切です。

## 詳しく説明するなら……

### 母親からのミュータンス菌感染が圧倒的に多い

元来、赤ちゃんのお口の中に存在しないむし歯菌ですが、奥歯が生える1歳6ヵ月頃に、周囲の大人の唾液を通して感染します。世界的に見てミュータンス菌は、母親の唾液から感染する「母子伝播」がとても多いのです(図12-5)。日本人の大人の約9割にミュータンス菌がいると言われていますから、周囲の家族や大人が自身のミュータンス菌を減らして、赤ちゃんに伝播させないようにすることが大切です。

### 感染しやすい時期は 1歳6ヵ月〜2歳7ヵ月

ミュータンス菌は、砂糖をえさにしてグルカンというネバネバ物質をつくり歯の表面にくっついて感染します。複雑な形の乳臼歯が生え、糖分を摂取する機会の増える1歳6ヵ月頃から乳歯列が完成する2歳7ヵ月頃までがいちばん感染しやすいのです(図12-6)。

とじ込み付録で説明しよう!

**図12-5 母親のミュータンス菌レベルと子の感染率**

母親595人を唾液中のミュータンス菌レベル*によりグループ分けした。色が濃くなるにしたがい母親のミュータンス菌レベルが高くなる。

＊唾液1mℓ中の菌コロニー数

母親のミュータンス菌レベルが高ければ高いほど、子どもへの感染率が高く、低年齢で子どもに感染していることがわかる。

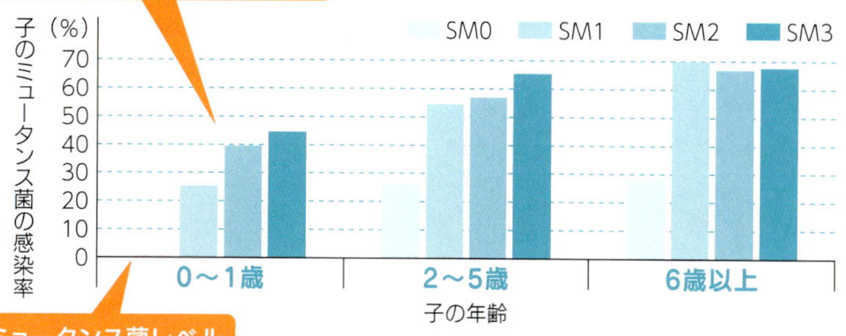


ミュータンス菌レベルがSM0の母親の子は0〜1歳での感染率0%

唾液1mℓ中のミュータンス菌数は、CFU(colony forming unit、コロニー形成単位)で数える。SM0=10,000以下、SM1=100,000以下、SM2=100,000〜1,000,000、SM3=1,000,000以上(単位はすべてCFU/ml)。(1997年12月〜2003年7月、母親595人、子717人　クラジ歯科調べ)

**図12-6 ミュータンス菌の感染年齢と4歳時点の乳歯う蝕経験歯数**

ミュータンス菌のつくるプラークは、歯にベッタリついてブラッシングでも落としにくいため、低年齢で感染するとむし歯被害が大きくなる。

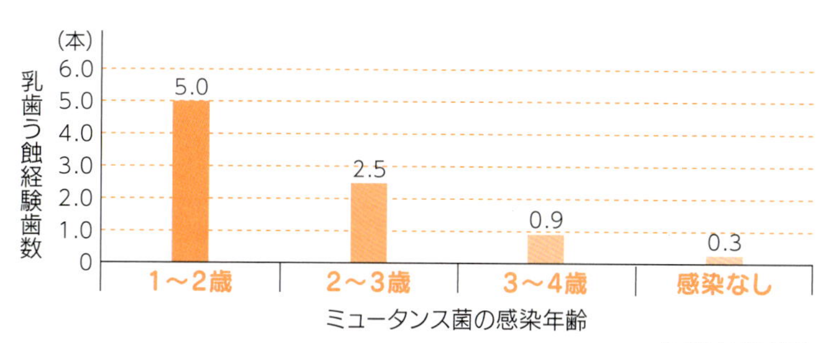


(文献5より引用改変)

### 覚えておこう!

#### 常在菌とミュータンス菌の違い

むし歯菌には、母親の産道を通る際に感染してくる力の弱い常在菌と、後から唾液を通して伝播してくるミュータンス菌(MS菌)がいます。常在菌のむし歯菌が作るグルカンは「水溶性」なので、常在菌が作るプラークは歯ブラシなどで簡単に落とすことができます。しかし、MS菌の作るグルカンは「非水溶性」なので、MS菌がつくるプラークはネバネバ度が非常に強く、歯ブラシでこすったくらいでは容易に落とせません。

さらに、歯のエナメル質を溶かす「酸」の産生能も、常在菌には限界がありますが、MS菌は酸を産生する力が強く、プラークのpHが低くても酸を産生することができ、ランパントカリエスのように急速に多発進行性のう蝕をつくるのです。

MS菌に伝播する年齢が低いほどカリエスリスクが高くなるので、同じ感染するのでも、なるべく遅い年齢(高い年齢)で感染することが、その子のカリエスリスクを下げることになることも知っておいてください。

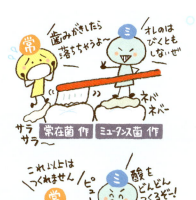


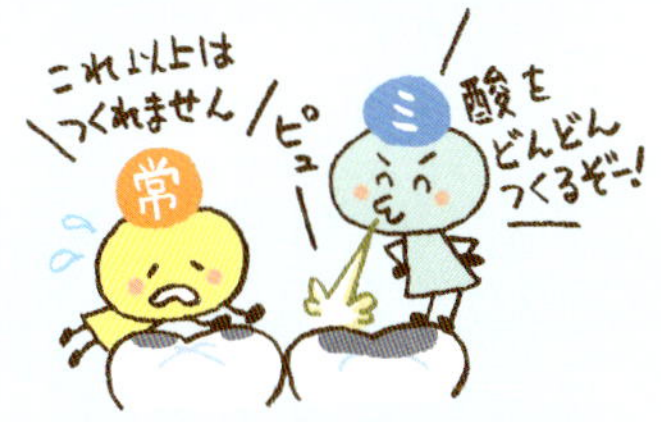


※ミュータンス菌は「酸」をつくる力が強い

# 発展講座

## 妊婦さんにカリエスリスクテストをおすすめしよう

ミュータンス菌の母子伝播を防ぐには、母親をはじめ周囲の大人の口腔内のミュータンス菌を減らすことが大切です。まずは大人の口腔内にミュータンス菌がどれくらい存在するのかを知る必要があります。ミュータンス菌だけでなく、ラクトバチルス菌、唾液の分泌量、唾液の緩衝能、う蝕経験歯数(DMFT)、飲食の回数、プラークの蓄積量、フッ化物の使用状況などのカリエスリスクテストは、すべて唾液からわかる有用なテストです。妊娠中にできないときは、出産後、赤ちゃんが1歳6ヵ月になる前に母子で行うことをおすすめしましょう。

## キシリトールガムは母子伝播の予防に効果あり

静岡県立大学の仲井雪絵先生(元・岡山大学)らによる、ミュータンスレンサ球菌(MS菌)の母子伝播に対するキシリトールの予防に関する介入研究(2010年)では、妊娠6ヵ月～出産後9ヵ月までの13ヵ月間、MS菌数がハイリスクな母親にキシリトールガムを1日4回以上噛んでもらったところ、キシリトールガムを摂取した母親の子どもは、生後12ヵ月の時点で、口の中にMS菌の見つかる確率が、摂取していない母親の子どもの4分の1以下でした(**図12-7**)。さらに、その予防効果は子どもが2歳になるまで得られたことが報告されています。妊娠中からガムやタブレットでキシリトールを摂ることは、お腹の赤ちゃんの歯を守るのに役立つことがわかります。

**図12-7 各月齢時点におけるMS菌が検出された子の割合**

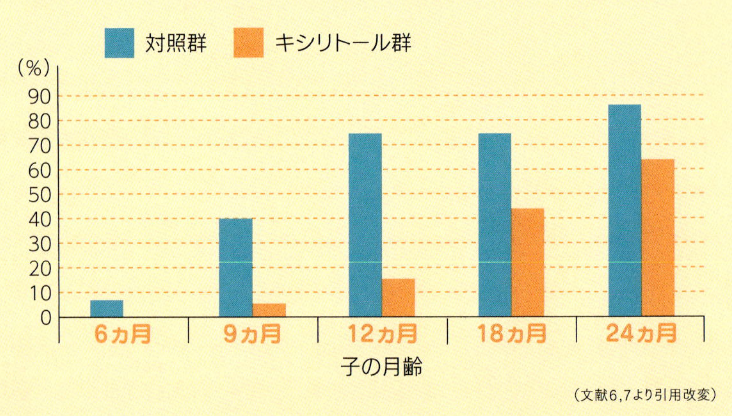


(文献6,7より引用改変)

## フッ化物配合歯磨剤は妊娠期の使用も効果的

2012年以降、「母子健康手帳」の「保護者の記録【1歳6ヶ月の頃】」のチェック項目に、「歯にフッ化物(フッ素)の塗布やフッ化物配合歯磨きの使用をしていますか」とあるように、フッ化物配合歯磨剤の使用が公的にも勧められるようになりました。フッ化物配合歯磨剤は、子どもがブクブクうがいをできるようになってからの使用が基本です。また、年齢による適切な量を知って臨床の指導に役立てましょう。

なお、日本口腔衛生学会のフッ化物応用委員会では、妊婦・授乳婦のフッ化物摂取基準を1日2.5mg Fと示しています[8]。歯磨剤のフッ素残留量は、成人で約10%といわれ、1,000ppmの歯磨剤を1g(2cm)、1日3回使ったとしても1日のフッ素摂取量は0.3mgで、基準よりはるかに低い数字です。また、フッ化物は胎児への移行が制限されるため、フッ化物配合歯磨剤は妊婦さんにも安心しておすすめできます。

〈引用文献〉
1. 小林茂夫(監訳). ホーイラー 歯の解剖・生理・咬合学. 新潟:西村書店, 1990:23.
2. Schour, Massler M. The development of the human dentition.J. Am.Dent.Assoc 1941;28.
3. 梅本俊夫ほか(eds). 図説口腔微生物学 改定第3版. 東京:学建書院;2001.
4. 児玉実穂. 妊娠中の歯の健康. 東京:社会保険出版.
5. Köhler B, Andréen I, Jonsson B. The earlier the colonization by mutans streptococci, the higher the caries prevalence at 4 years of age . Oral Microbiol Immunol 1998;3(1):14-17.
6. Nakai Y, Shinga-Ishihara C, Kaji M, Moriya K, Murakami-Yamanaka K, Takimura M. Xylitol gum and maternal transmission of mutans streptococci. J Dent Res 2010;89(1):56-60.
7. 仲井雪絵.「マイナス1歳」からはじめるむし歯予防. 東京:オーラルケア, 2011.
8. 一般社団法人日本口腔衛生学会フッ化物応用委員会. フッ化物応用の科学. 東京:口腔保健協会, 2010.

〈参考文献〉
1. 倉治ななえ, 田村文誉. マタニティ歯科外来. 東京:わかば出版, 2012.
2. 倉治ななえ(監修). 図解　むし歯・歯周病の最新知識と予防法. 東京:日東書院, 2015.
3. 倉治ななえ. 子育て歯科. 東京:デンタルフォーラム, 1998.
4. 鴨井久一, 沼部幸博(eds). 命をねらう歯周病. 東京:砂書房, 2002.
5. 田村文誉, 児玉実穂, 倉治ななえ. 女性歯科医師によるマタニティ歯科外来. 日本歯科医師会誌 2011;64(5).
6. 日本フィンランドむし歯予防研究会. ミュータンスコントロール. 東京:オーラルケア, 2000.
7. 武笠英彦(監修), 今井 奨, 西沢俊樹, 花田信弘, 福島和雄(編). う蝕細菌の分子生物学 研究の成果と展望. 東京:クインテッセンス出版, 1997.

Chapter

# 13

# ホワイトニングが気になる患者さんにこう説明しましょう

須崎 明

# ホワイトニングが気になる患者さんに
## こう説明しましょう

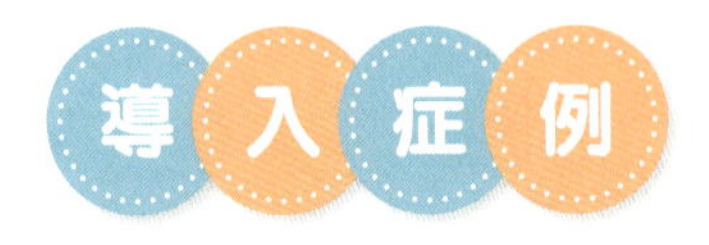


### Aさん（36歳・女性）

ホワイトニング前

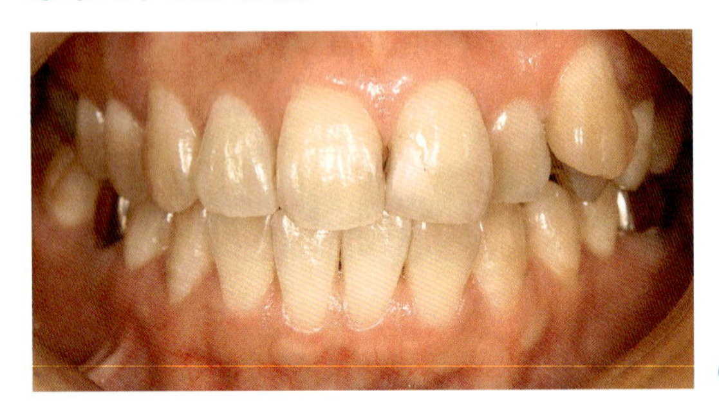

ホワイトニング後

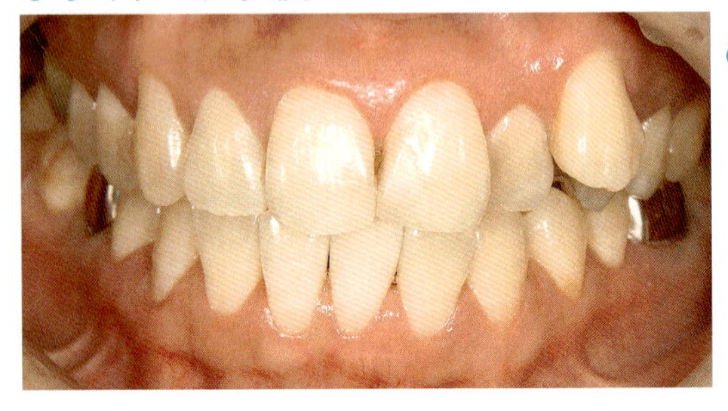

「ホワイトニングをしてみたいが、不安もある」という36歳の女性の患者さんです。ホワイトニングは、歯を白くきれいにできる魅力的なものですが、一方で、疑問に思うことが多いところでもあります。

患者さんのもつ疑問について以下の6つのポイントを説明したところ「ホワイトニングをしてみたい」という気持ちが強まり、2週間後にはきれいな口元を手に入れられました。さて、あなたなら以下の6つのポイントを、どのように説明しますか？

説明のPOINT


- 歯の黄ばみ、黒ずみは2種類の原因がある → P.135
- ホワイトニング効果が出やすい歯と出にくい歯がある → P.136
- 市販品の歯磨剤にはホワイトニング剤は入っていない → P.137


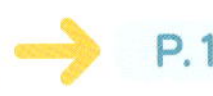


- ホワイトニングは歯を強くする → P.138


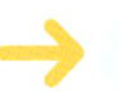


- ホームホワイトニングとオフィスホワイトニングの違い → P.139


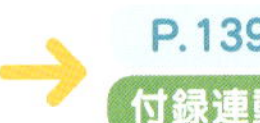



- ホワイトニングは後戻りする → P.140


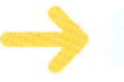

説明のPOINT

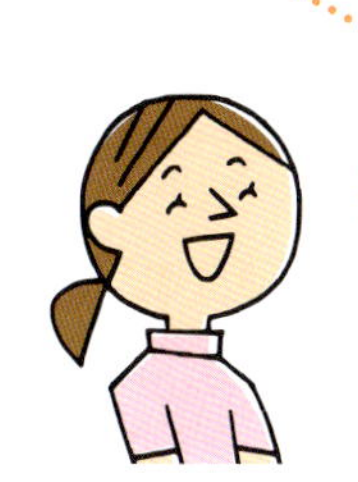

# 歯の黄ばみ、黒ずみは2種類の原因がある

まずは、歯の変色の原因を説明しましょう。

## 簡単に説明するなら……

歯の変色は、**むし歯やステイン（表面の汚れ）による外因性**のものと、**遺伝や代謝、歯の傷害、化学物質や薬剤の作用による内因性**のものの２種類があります。

## 詳しく説明するなら……

### 歯の変色の原因には２種類ある

外因性の変色（**図13-1**）は主にむし歯やステインによるもので、修復治療やPMTCにより改善できます。一方、内因性の変色（**図13-2**）は原因物質が歯に取り込まれることによるものです。永久歯の歯ぐきから上の部分（歯冠部）は、生まれてから６歳頃までに顎のなかですでに作られていますが、この、歯が作られる過程で変色の原因物質が歯に取り込まれると、「変色歯」となるのです。改善するにはホワイトニング剤を歯質に浸透させることが必要となります。

**図13-1　外因性による変色歯**

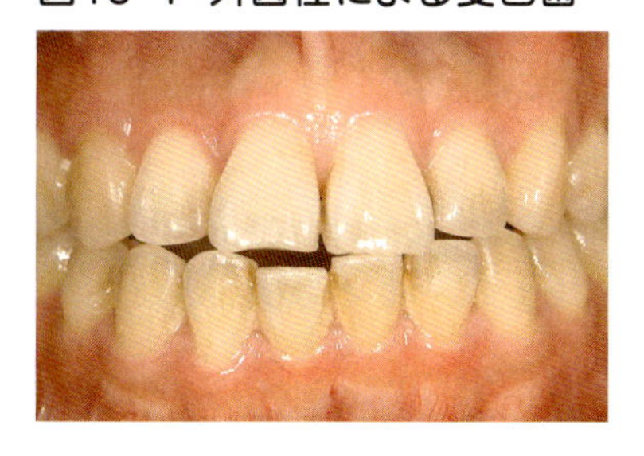

**図13-2　内因性による変色歯**

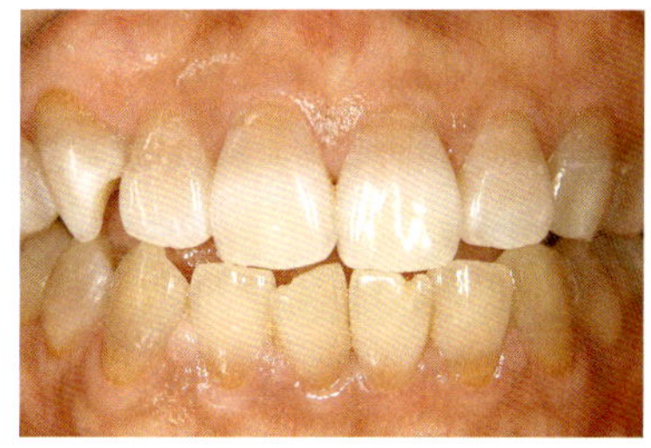

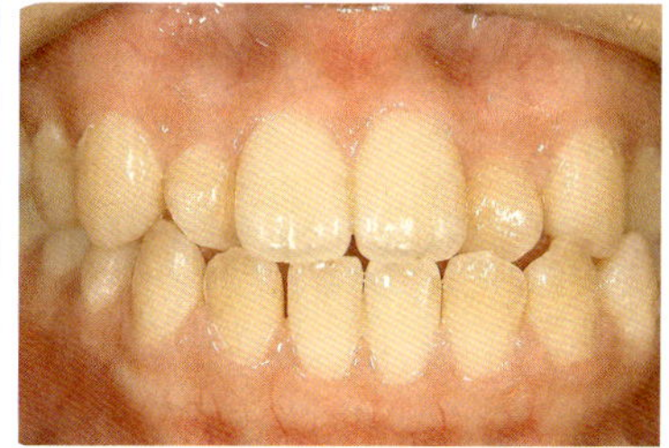

### 覚えておこう！

歯の変色は原因物質の分子量によって色調が異なります。分子量の大きい原因物質が歯に取り込まれると暖色系（赤、オレンジ、黄に近い色）の変色歯（**図13-3**）となります。逆に分子量の小さい原因物質が歯に取り込まれると寒色系（黒、グレー、青に近い色）の変色歯（**図13-4**）となります。

また、原因物質の量や取り込まれる時期により変色部が縞模様になることもあり、「バンディング」と呼びます。

**図13-3　暖色系の変色歯**

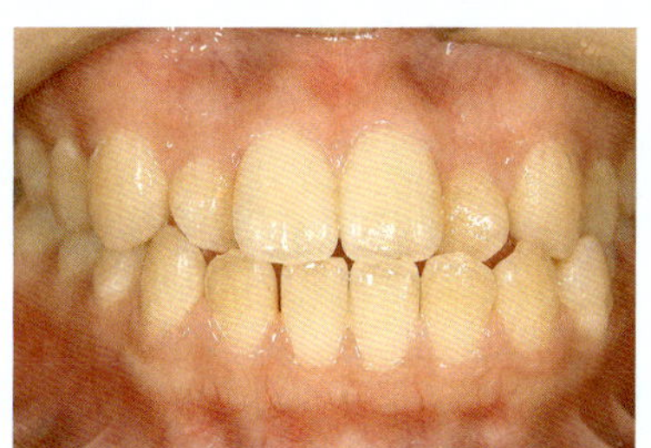

変色の程度は軽度でバンディングはみられない。

**図13-4　寒色系の変色歯**

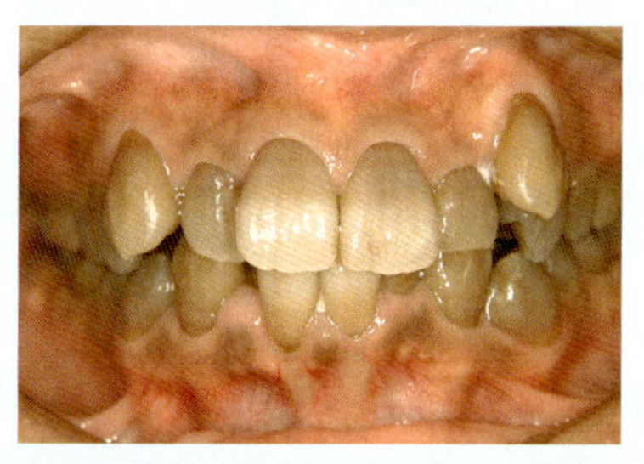

変色の程度は重度でバンディングがみられる。

Chapter 13

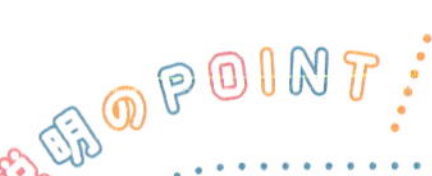


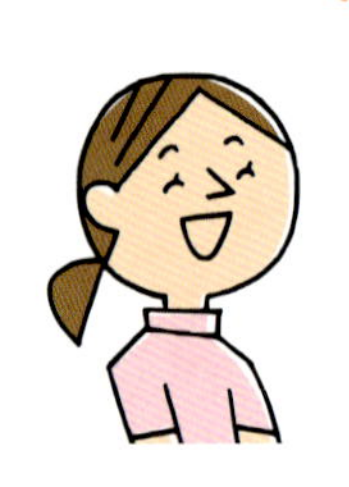

# ホワイトニング効果が出やすい歯と出にくい歯がある

**ホワイトニングの効果が出やすい歯、出にくい歯があることを伝えましょう。**

## 簡単に説明するなら……

暖色系（赤、オレンジ、黄に近い色）の変色歯はホワイトニングの効果が出やすく、寒色系（黒、グレー、青に近い色）の変色歯はホワイトニングの効果が出にくいと言われています。さらに縞模様（バンディング）がある場合もホワイトニングの効果が出にくいと言われています。

## 詳しく説明するなら……

### 歯の色によって効果の見え方が異なる

ホワイトニング剤は歯の表面を覆っている「ペリクル」を一時的に除去して歯の中に入り込み、変色の原因物質を白くしていきますが、作用は大きく分けて2つあります。

1つ目は**歯の有機質や無機質と変色の原因物質との結合を切り離す**こと。2つ目は**原因物質の分子を細かく切り、バラバラにすることで変色を目立ちにくくする**ことです。

暖色系と寒色系でくらべると、暖色系の変色歯のほうがホワイトニング効果は目立ちます。これは、変色の原因物質を脂肪量に例えてみるとわかりやすいでしょう。

脂肪量が多い（変色原因物質の分子量が大きい）、太った人（暖色系の変色歯）は、少し痩せる（色が変わる）だけでもダイエット（ホワイトニング）効果が目立ちますが、脂肪量が少ない（変色原因物質の分子量が小さい）痩せている人（寒色系の変色歯）は、少し痩せても目立たないというわけです。

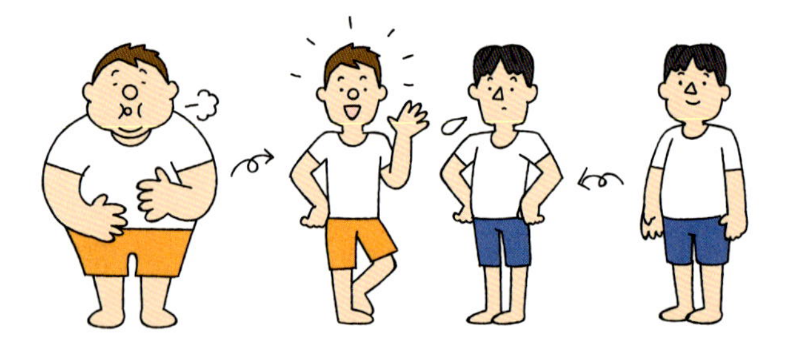

### 覚えておこう！

変色の原因物質はホワイトニング剤に含まれる「過酸化水素（$H_2O_2$）」により漂白されます。これは、消毒薬のオキシドールと同じ成分ですが、どのような仕組みで歯を白くするのか、たとえ話を用いて説明したいと思います。

愛し合っているカップル（過酸化水素）が、彼女のお父さん（ホームホワイトニングの場合体温や唾液中の水分、オフィスホワイトニングの場合化学触媒や光触媒）によって無理やり別れさせられ、バラバラになってしまう（HO*）としましょう。この時のお互いの「会いたい！」というストレスがホワイトニング作用となるのです。

また、お互いが東京都内に住んでいる場合（酸性環境）はストレスが弱い（O*）ですが、お互いが東京と北海道に住んでいる（アルカリ環境）と、ストレスが大きくなり（$HO_2$*）、ホワイトニング作用が強く発揮されます。

そのため、近年のオフィスホワイトニングはアルカリ性環境下での漂白作用を示すものが主流となっています。

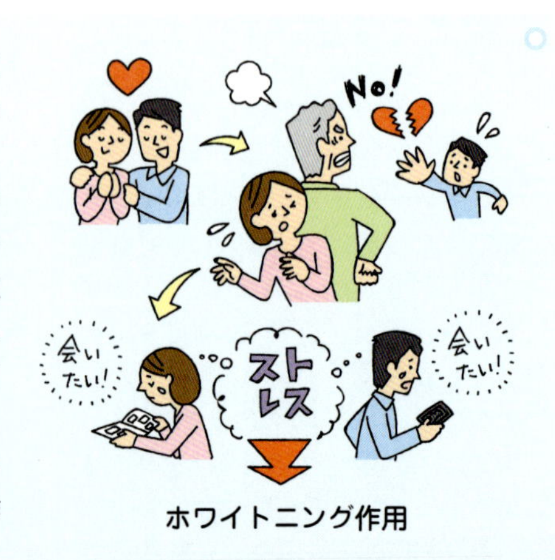

ホワイトニング作用

説明のPOINT

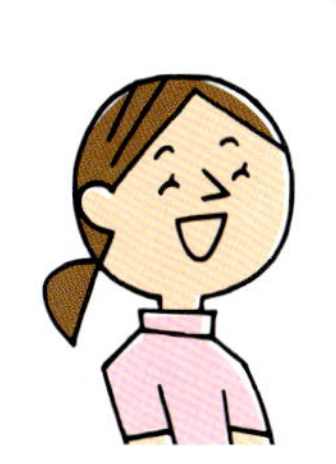

# 市販品の歯磨剤には ホワイトニング剤は入っていない

歯科医院のホワイトニング剤は薬局などで手に入るものとは違うことを知ってもらいましょう。

## ▶▶▶ 簡単に説明するなら……

歯科医院で使われるホワイトニング剤には歯本来の色を漂白するための薬剤が入っていますが、薬局やドラッグストア、スーパーなどで手に入る日本製の歯磨き剤には入っていません。市販品のなかに、「ホワイトニング用」として売られている歯磨き剤もありますが、それらはステインの除去にはすぐれているものの、歯本来の色を漂白する作用はないのです。

ですので、白くならないからといって、むやみに歯をこするのは止めましょう。歯の外側にある半透明のエナメル質が薄くなると歯の内側の象牙質が透け、かえって黄色く見えるだけでなく、いざホワイトニングを受けるとき、エナメル質の厚みが薄い分、効果の点で不利になってしまいます。また、知覚過敏も起きやすくなります。

## ▶▶▶ 詳しく説明するなら……

### 歯科医院のホワイトニングは安心・安全で効率的

じつは日本の薬事法では、**市販品への歯の漂白剤の配合は認められておらず、歯科医師の処方でのみ歯を漂白するための薬剤が使用されています。**

つまり、歯科医院でのみ高濃度のホワイトニング剤の使用が認められていて、効果が得られやすいというわけです。

また、むし歯があると知らないまま、自分でホワイトニングをしてしまうと、歯の中の神経や血管が激しく痛んだり（歯髄炎）、歯周病の状態のままだと思うような効果が出ず、薬剤の過度の使用で粘膜を痛めてしまうケースもあります。したがって、歯科医院で前診査・処置を受け、安心・安全な状態で効率的にホワイトニングするとよいでしょう。

## 覚えておこう！

### う蝕の処置は必須です

ホワイトニングの術前診査では、視診で確認できるう蝕はもちろんのこと、痛みのともなわない修復物下や隣接面などのう蝕診査が必要です。

その存在を知らずにホワイトニング剤を塗布すると、う窩に薬剤が入り込み激しくしみたり、最悪の場合は神経まで炎症が広がり歯髄炎になってしまうこともあります。ホワイトニング前に暫間修復することが必要です。

### 歯周病が効果を横取りしてしまう

P.136でも説明したように、歯を白くする作用をもつ「過酸化水素」は、消毒薬のオキシドールと同じ成分です。そのため、歯周病で歯肉に炎症があると、歯面よりも先に、歯肉の炎症に反応してしまいます。つまり、薬効を失い、本来の目的を果たすことができなくなってしまうのです。効率的なホワイトニングのためにも、歯周治療で歯肉の炎症を取ってから進めましょう。

### 修復物の再治療も視野にいれて

ホワイトニングは修復物（クラウン、インレー、CR）を白くすることはできません。そのため、天然歯だけが白くなると、修復物の色が目立ってしまうことがあります。そのような場合、修復物を再治療することで調和した口もとにすることができるでしょう。ホワイトニング前に患者さんに説明し、治療計画をしっかりと立てることが重要です。

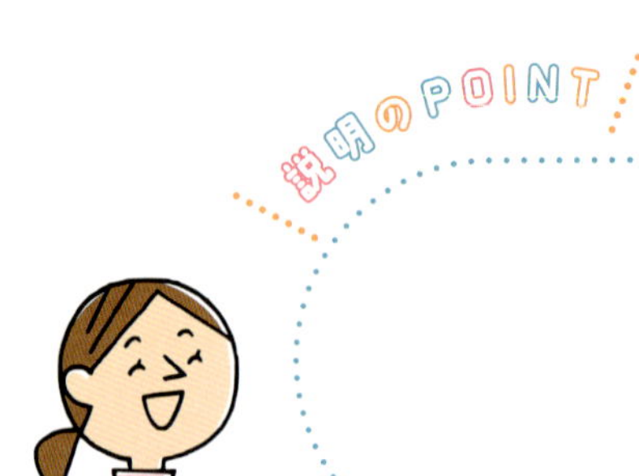


# ホワイトニングは歯を強くする

**ホワイトニングは歯を白くするだけでなく、う蝕、歯周病も予防できることを伝えましょう。**

## ▶▶▶ 簡単に説明するなら……

よく、ホワイトニングは歯に悪いの？と疑問に思われる方がいらっしゃいますが、ホワイトニング剤の主成分は消毒薬と同じ成分が含まれていて、歯周病菌や、むし歯菌に対して殺菌作用を持ちます。さらにホワイトニング後の歯には、歯を強くするフッ化物が浸透しやすいといわれています。つまり、ホワイトニングはむし歯や歯周病の予防効果（ホワイトニングプリベンション）があり、歯を強くするサポートもしてくれるのです。

## ▶▶▶ 詳しく説明するなら……

### ホワイトニングで歯を硬く、丈夫に！

ホワイトニング剤の主成分である過酸化水素は口腔内や唾液中に浮遊している歯周病菌やむし歯菌に対して殺菌作用を示します。さらに、歯を覆っているペリクルを一時的に消失させて歯の中へと入り込んでいくため、ホワイトニング後の歯はフッ化物が浸透しやすくなるのです。

ただし、この過酸化水素は、バイオフィルム（水分と菌体外多糖の基質内に細菌がパックされた巣）は分解できないため、「病原性の高いバイオフィルム」が原因とされる歯周病やむし歯を治療することはできません。

定期的なメインテナンスでプロフェッショナルケアを受けて、バイオフィルムを破壊しながら良好なセルフケアとホワイトニングで病原性の低い状態を維持することが、歯周病、むし歯の予防につながるでしょう。

### 覚えておこう！

筆者らの研究によると、ホームホワイトニング剤（主成分10％過酸化尿素）を6時間作用させたエナメル質の断面（**図13-5a**）と、オフィスホワイトニング剤（主成分35％過酸化水素）を通法に従い3回作用させたエナメル質断面（**図13-5b**）の偏光顕微鏡像は、初期う蝕病変の断面（**図13-5c**）にくらべて、正常な状態（**図13-5d**）との差異が認められませんでした。

この研究からも、ホワイトニング剤で歯質がもろくなりう蝕になりやすくなることはない、ということが理解できるでしょう。

**図13-5 偏光顕微鏡像**

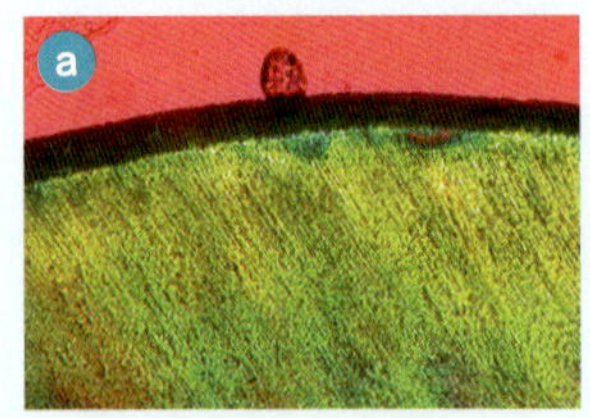

ホームホワイトニング後

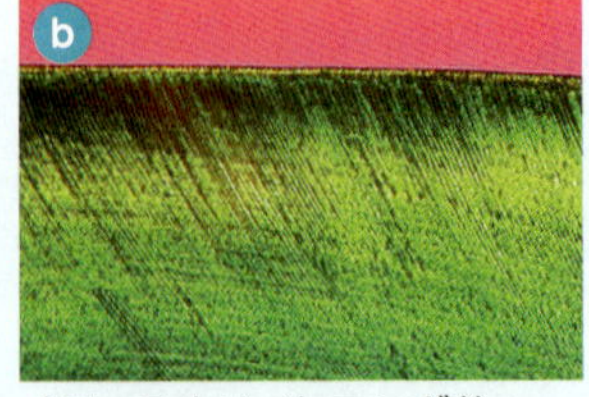

オフィスホワイトニング後

c
初期う蝕病変

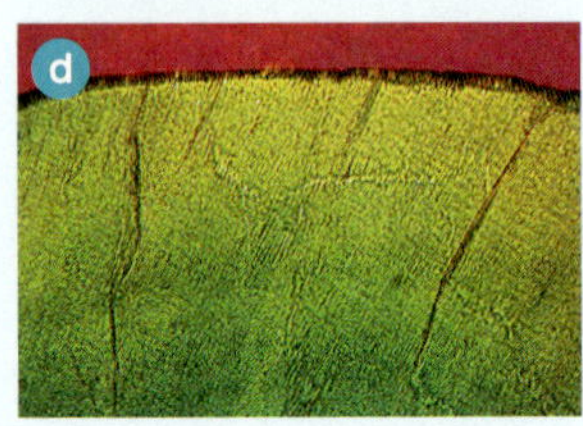

正常（コントロール）

ホワイトニングは初期う蝕病変とは異なり、脱灰像は認められない。

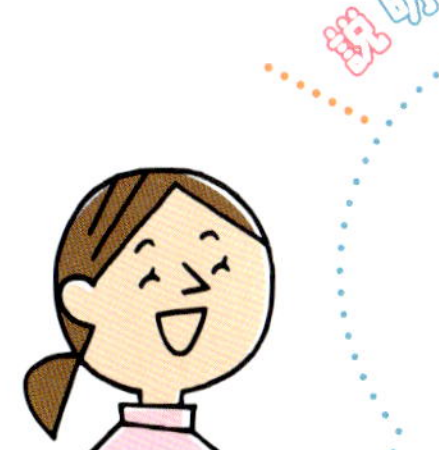

説明のPOINT

# ホームホワイトニングとオフィスホワイトニングの違い

**ホームホワイトニングとオフィスホワイトニングの違いを説明し、適切な方法を選択しましょう。**

## 簡単に説明するなら……

ホームホワイトニングは、自宅でマウストレーを装着して低濃度のホワイトニング剤でゆっくりと数日かけて歯を白くする方法です。

一方、オフィスホワイトニングは、歯科医院で高濃度のホワイトニング剤を使って短時間・短期間で歯を白くする方法です。

## 詳しく説明するなら……

### ご自身に合った方法でホワイトニングを

ホームホワイトニングは、まず前処置を受けていただき、歯型を採って患者さん専用のマウストレーを作製します。それを持ち帰って、自宅で好きな時間にお使いいただけるものです。トレーに薬剤を塗布し、歯にセットして、毎日2～6時間、2週間ほど続けます。歯の裏にも薬剤が行きわたるため、効果はゆっくりでも、さまざまな変色歯に幅広く対応できます。

オフィスホワイトニングは、前処置が終わったら、1～2回ほど歯科医院へお越しいただき、歯科医療者がホワイトニングを行います。まず歯肉に薬剤がついてしまわないようジェルで保護したのち、歯の表面にホワイトニング剤を塗付します。その後、数十分の照射を繰り返し、作用を活性化させます。これを3回ほど繰り返します（ホワイトニングシステムにより、回数は異なります）。どちらも効果に個人差はありますが、ご希望の白さになったら終了です。

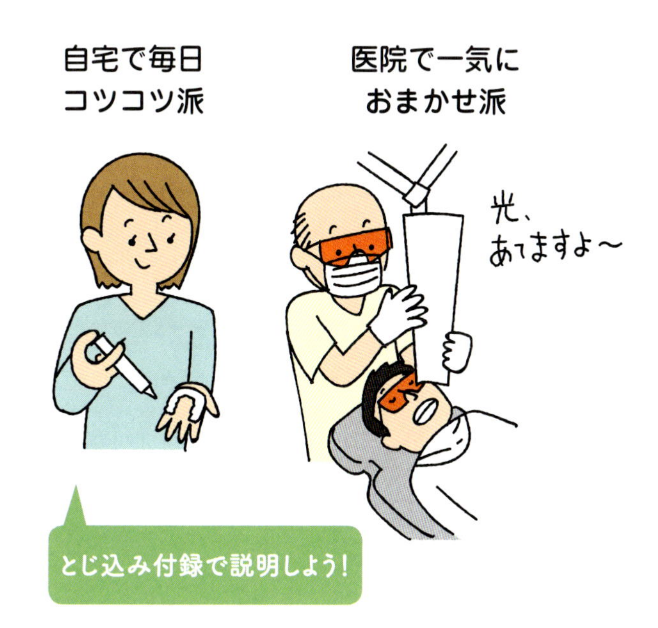
自宅で毎日
コツコツ派
医院で一気に
おまかせ派
光、
あてますよ～

とじ込み付録で説明しよう！

### 覚えておこう！

失活歯の変色は、傷害や根管治療後に起こるため、他の内因性のものとは変色する時期が異なります。これらの原因は根管内に残留した歯髄組織や、CR修復した接着界面からの細菌などの侵入（マイクロリーケージ）です。つまり、原因物質は、主に有機質です。有機質を分解するのに有利にはたらくのは尿素です。

ホームホワイトニングの主成分は「10％の過酸化尿素」で、マウストレー内に3.65％の過酸化水素とともに尿素が存在します。そのため、失活歯の変色にはホームホワイトニングのほうがオフィスホワイトニングよりも有効といえるでしょう。

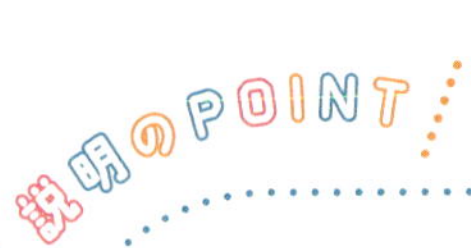


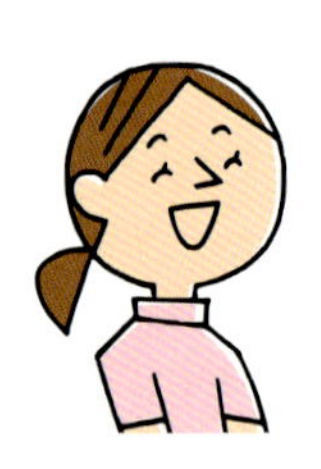

# ホワイトニングは後戻りする

**ホワイトニングには後戻りする可能性があることをしっかりと伝えておくことが必要です。**

## 簡単に説明するなら……

髪の毛を染めたときと同じで、ホワイトニング後の歯も元の色に戻る傾向があります。気になったときは、白さをキープするために、追加のホワイトニングを行ってください。これを「タッチアップ」と呼びます。

## 詳しく説明するなら……

### ホワイトニングは食器などの漂白といっしょ

ホワイトニングはコップや湯飲みなどに例えることができます(図13-6)。飲み物などにより着色したコップなどを漂白しても、お茶やコーヒー、紅茶などを飲む頻度が多い場合、また着色してきますよね。ホワイトニングにも同じことが言えるのです。そのため、再度漂白する「タッチアップ」が必要です。後戻りによる変色は表層に近い部分から起こるので、ホワイトニング剤が浸透しやすく、タッチアップは、ホームホワイトニングでもオフィスホワイトニングでも、1回で白さを取り戻すことができます。タッチアップにも自宅で無理なく自分のペースで行うタイプと、歯科医院で行うタイプがあります。

また、コップや湯飲みを使用した後、毎回しっかりと洗えば茶渋などは着色しにくくなります。これもホワイトニングも同じことで、定期的なメインテナンスでのプロフェッショナルケアにより、ホワイトニング後の後戻りを抑え、白さをより長く保つことができるのです。

**図13-6 着色したコップと漂白したコップ**

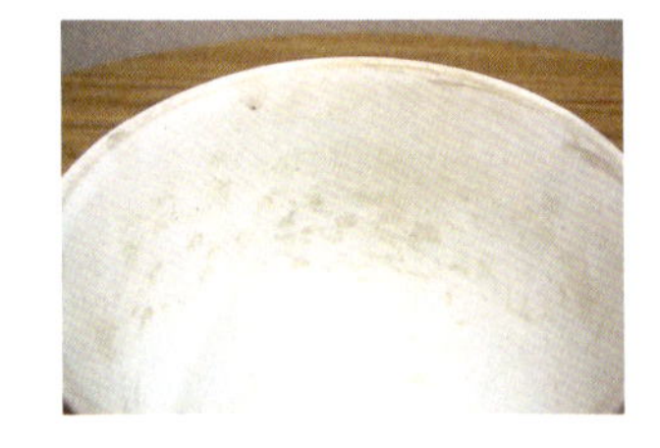

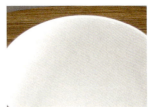

### 覚えておこう!

エナメル質表面に塗布されたホワイトニング剤は、エナメル小柱間隙やエナメルクラック、エナメル葉など、比較的すきまの開いている部分から内部に浸透していきます。ホワイトニング剤によって切り離された歯の有機質や無機質と、変色の原因物質のあいだが再石灰化により封鎖されることで、後戻りの程度を少なくすることができます。

**図13-7 ホワイトニング直後の歯質の変化**

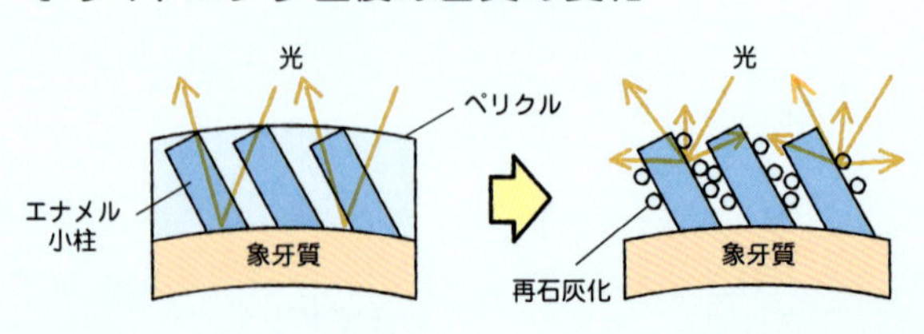


また、歯は通常、内側にある象牙質が外側にある半透明のエナメル質に透けて見えていますが、再石灰化されるとエナメル質は光を乱反射させるため、象牙質の色調を遮蔽する効果もあります(図13-7)。

# 実際の症例で見てみよう

P.134で紹介したAさんは軽度なバンディングをともなう暖色系の変色歯であったため、少し時間がかかるかもしれないが、ホワイトニングの効果が期待しやすい適応症であると説明しました。また、前歯にCR修復が認められたため、ホワイトニング後にCR修復の色調が気になる場合は再修復する必要があることも伝えました。軽度の歯周炎がみられたため、前処置として歯周治療を行いました。

ホワイトニング開始

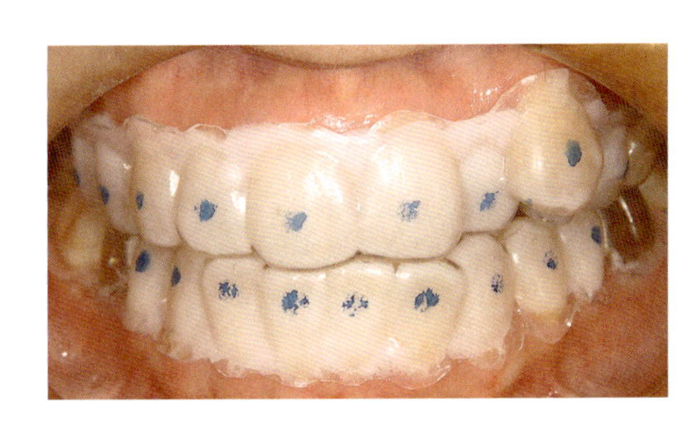

好きなタイミングでホワイトニングやタッチアップができるよう、ホームホワイトニングを選択されました。

1週間後

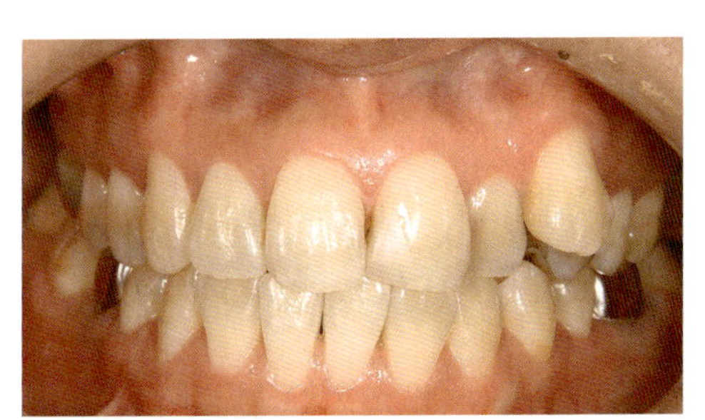

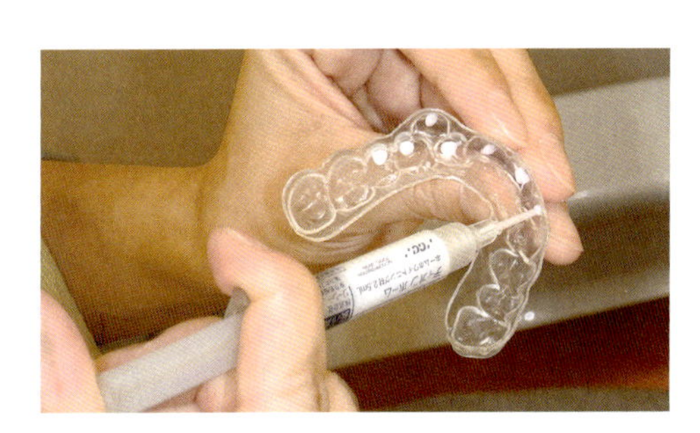

2週間後

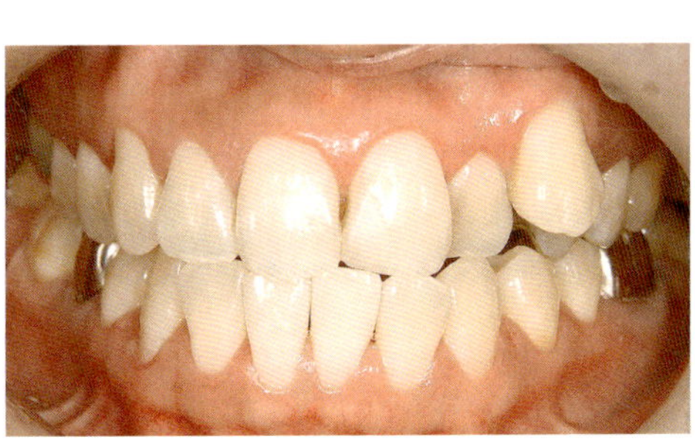

毎日ホワイトニングをされていましたが、1週間後の来院時には予想より白くなっておらず、診査の結果、マウストレーに塗布する薬剤不足がわかりました。

ジェルの塗布を再指導し、2週間後には予想通り白くなったのでタッチアップへ移行しました。

1年後

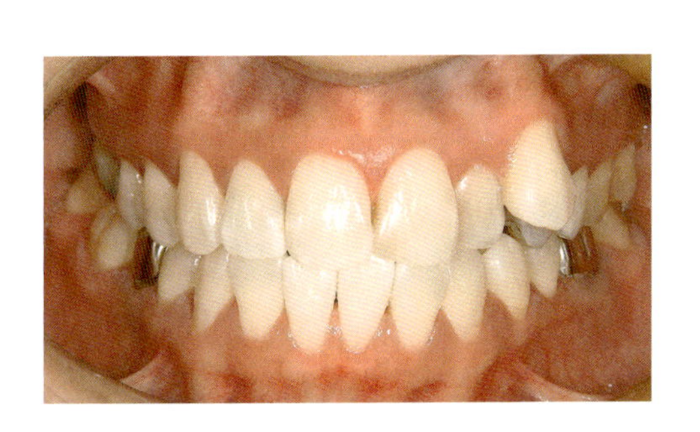

1年経過後の現在､経過は良好です。タッチアップは、気になるときにときどきご自身で行っています。

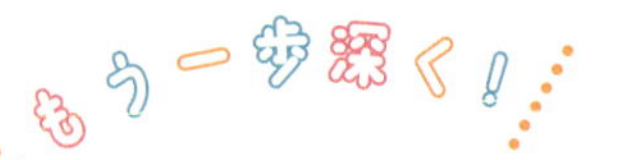


# 発展講座

## 知覚過敏の対処法をおさえておこう

ホワイトニングをすると、「歯がしみる」など知覚過敏症状が現れますが、これには、歯面を覆っている「ペリクル」が関係しています。P.138でも説明しましたが、ホワイトニングは、歯面を覆うペリクルを一時的に除去し、変色の原因物質を白くしていきます。

ペリクルは一時的には消失しますが、ホワイトニング後、約2時間するとふたたび形成されはじめます。完全に形成されるまでには約24時間かかり、ホワイトニング後の知覚過敏は、このペリクルが形成されるまでに発生しやすくなるのです。また、ホワイトニング剤の濃度が高いものを使用した場合や、歯質の厚みが薄い場合ももちろん、知覚過敏は発生しやすくなるようです。それでは、どのような対処ができるのかみていきましょう。

### 対処法1:ようすをみる

ペリクルが形成され成熟するにつれ、その厚みは増していきます。それにしたがい知覚過敏は消失していきます。一般的にホームホワイトニング後の知覚過敏は4時間以内に消失、オフィスホワイトニング後の知覚過敏は24時間以内に消失する傾向にあるようです。この間、ようすをみて知覚過敏を我慢してもらうか、必要なら鎮痛剤を内服してもらうのもよいでしょう。

**ホワイトニング後の知覚過敏**

| | |
|---|---|
| ホームホワイトニング | 4時間以内に消失 |
| オフィスホワイトニング | 24時間以内に消失 |

### 対処法2:頻度を減らし、事前のケアを

それでも知覚過敏が治まらない場合、ホワイトニングを行う頻度を減らしたり、事前に処置をしましょう。ホームホワイトニングでは、毎日行っていたものを2日に1回、あるいは3日に1回にしてみたり、オフィスホワイトニングでは、しみる場所が事前にわかっている場合は歯肉保護レジンを用いてコーティングしたり、1日の施術回数(ホワイトニングシステムにより異なりますが、3回くらいが多いようです)を減らすのもよいでしょう。

ここでポイントとなるのは、患者さんへの説明です。ホワイトニングの頻度を少なくすると漂白効果が得られるまでの期間は延長されますが、最終的な漂白効果は差がないことをしっかりと伝え、安心させることが大切です。

### 対処法3:再石灰化を促進させる

ホワイトニング後の知覚過敏は広汎性であることが多く、部位を特定しにくい場合が多くなります。したがってマウストレーにフッ化物(フッ化ナトリウム)配合ジェル**(図13-8)**や知覚過敏抑制ジェル**(図13-9)**、CPP-ACP配合ペースト**(図13-10)**を塗布し、15〜60分ほど保持して再石灰化を促進させる「パッキング」という方法があります。

**図13-8 メルサージュ クリアジェル(松風)**

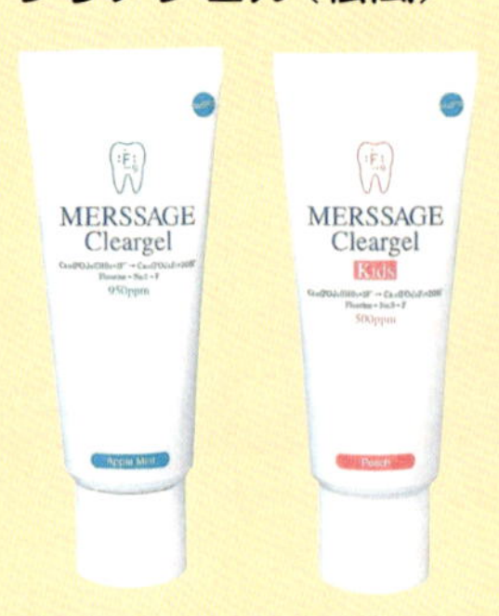


**図13-9 メルサージュ ヒスケアジェル(松風)**

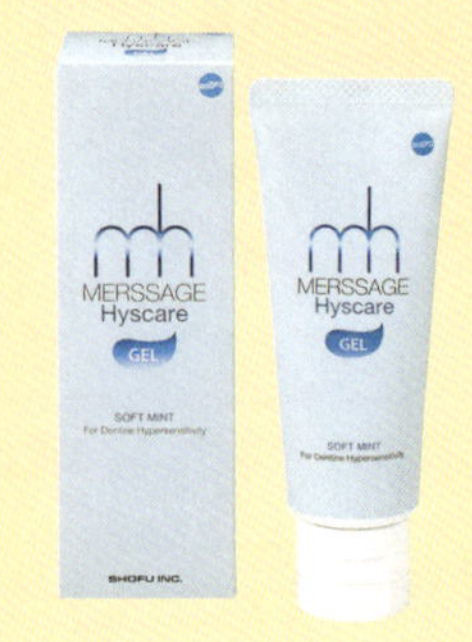


**図13-10 MIペースト(ジーシー)**

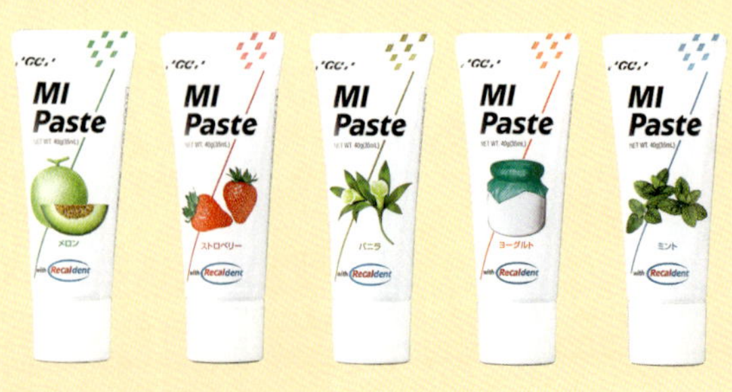

また、なかには知覚過敏抑制材（硝酸カリウムなど）とフッ化物が両方配合された製品（**図13-11**）もあります。知覚過敏抑制材は即効性があり、フッ化物やCPP-ACPは遅効性ですが、持続性があるのが特徴です。

**図13-11 ウルトライーズ（ウルトラデントジャパン）**

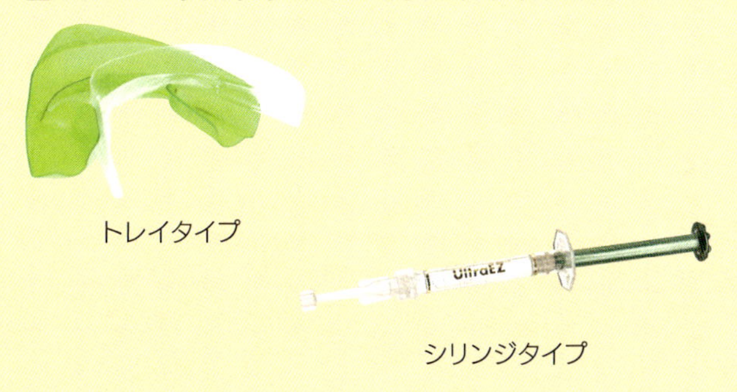


## 対処法4：ハイドロキシアパタイトの応用

また、歯と同じ成分であるハイドロキシアパタイト（HAp）の元となる、リン酸四カルシウム（TTCP）や無水リン酸水素カルシウム（DCPA）を配合した抑制剤（**図13-12、13**）をエナメルクラック内に塗布する方法もあります。

これらの物質は水分と反応し、約20～30分でハイドロキシアパタイトが生成されはじめ、硬化がはじまります。24時間後にはハイドロキシアパタイトが完全に生成され硬化物となります（**図13-14**）。

使用法としては、ホワイトニング直後のペリクルの存在しないエナメル質表面のエナメルクラックにラバーカップを用いて抑制剤を約30秒間押し込み、一度口をゆすいでもらいます。ハイドロキシアパタイトが形成されはじめる30分間は飲食を避けるように患者さんに指示しましょう。

**図13-12 ティースメイト® ディセンシタイザー（クラレノリタケデンタル）**

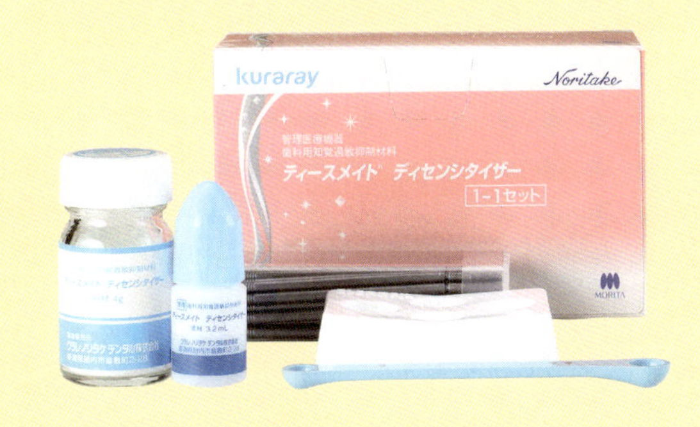


**図13-13 ティースメイト® APペースト（クラレノリタケデンタル）**

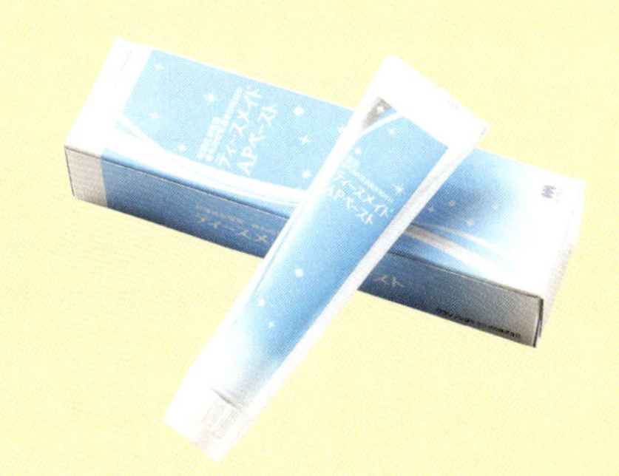

**図13-14 エナメルクラックの封鎖**

塗布前

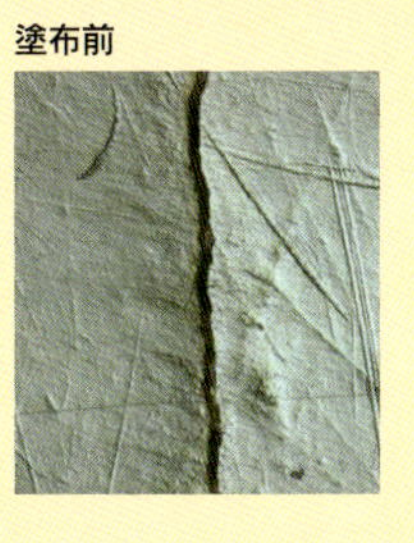

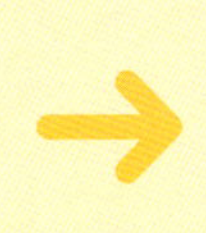

塗布後

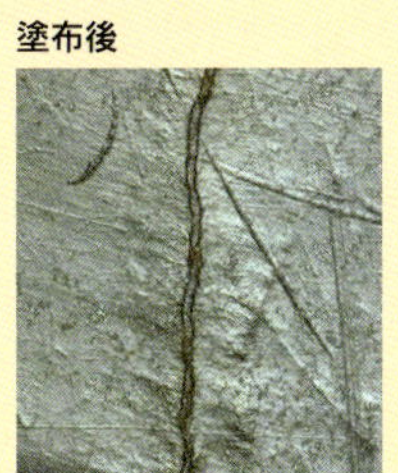

抑制剤はエナメル質表層には残らず、クラック内のみ封鎖した。

写真提供：クラレノリタケデンタル

# Chapter 14

# お子さんにMFTが必要な理由はこう説明しましょう

高橋 治　高橋未哉子

# お子さんに MFTが必要な理由は

## こう説明しましょう

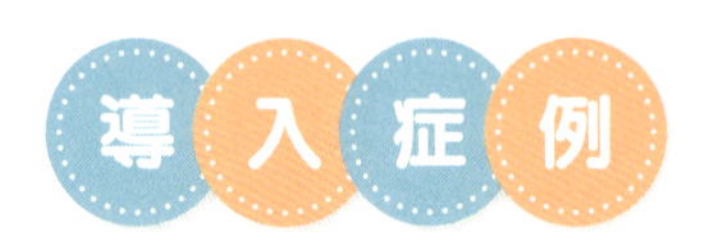


### Aさん（10歳10ヵ月・女性）

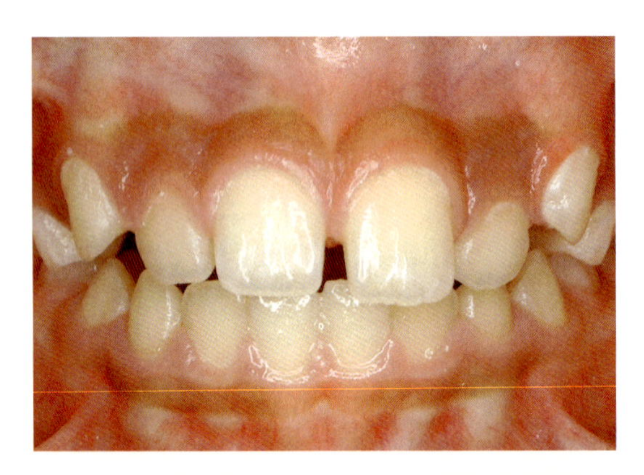

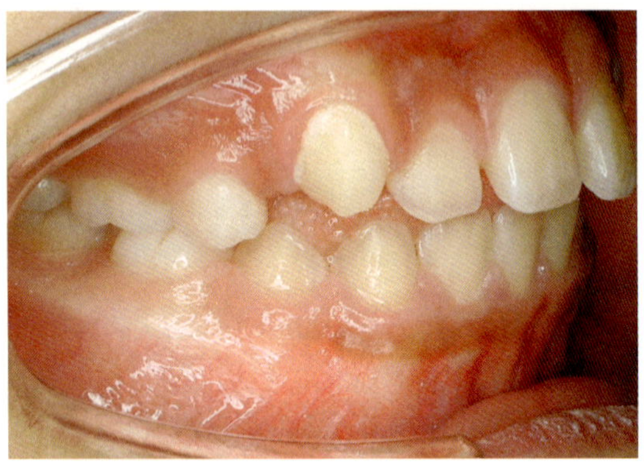

「歯並びを治したい」ということで、お母さんと一緒に来院されました。初診時所見では、前歯部の咬み合わせが浅く、少しガタガタしていました。機能的な問題として、口唇を開けたままクチャクチャと音を立てて食べたり、前歯の間から舌を前に出して発音したりする癖がみられました。

さて、あなたは、この状態をこのまま放置しておくと、どのような問題に発展してしまうのか、保護者の方に説明できますか？　MFTの必要性の説明も合わせてできるとよいでしょう。

説明のPOINT

口腔機能と歯並び・咬み合わせとの関係 → P.147

口腔機能の問題が子どもの将来に与える影響 → P.148 付録連動

MFTで口腔機能を改善できる 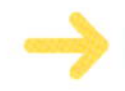 P.149

MFTの開始時期と訓練期間 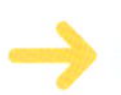 P.151

MFTの主な訓練方法 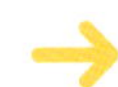 P.152

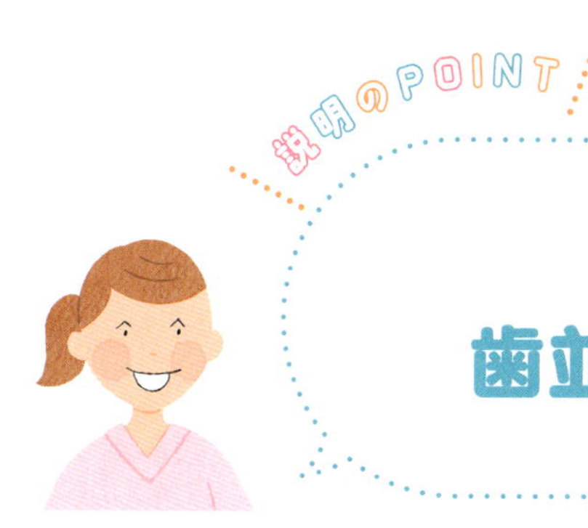

説明のPOINT

# 口腔機能と 歯並び・咬み合わせとの関係

まずは、日常生活における口腔機能の大切な役割と、
それが歯並びや咬み合わせなど歯の問題にも関係していることを説明しましょう。

## 簡単に説明するなら……

わたしたちの口は、「食べる」「飲み込む」「話す」などをはじめ日常生活を営むうえで大切な役割を担っています。その機能は、歯並びの良し悪しや咬み合わせとも深い関係があります。

## 詳しく説明するなら……

### 「食べる」「飲み込む」「話す」など 日常生活で大切な役割を担う

口腔機能とは、お口が担っている役割のことで、このうちもっとも重要なのは**「食べる」**ことや**「飲み込む」**こと、**「話す」**ことです。つまり、「咀嚼」「嚥下」「発音」です。咀嚼や嚥下に問題があると、口から食べ物を取り入れることが困難になるだけでなく、肺に食べ物が誤って入ってしまうことによって「誤嚥性肺炎」という生命にかかわる病気を起こすこともあります。また、発音に問題があると、ことばが通じにくいために自分の意思が相手に伝わりにくくなります。このように、口腔機能は日常生活を営むうえで大切な役割を担っているのです。

他にも、**「呼吸する」「感情を表す」「味を感じる」**、唾液を分泌して**「免疫や消化を助ける」**、噛むことで**「脳を刺激する」「身体の平衡感覚を保つ」**なども、お口のもつ重要な役割です。これらの機能のうち1つでも問題が生じると、やはり日常生活に影響があります。

**図14-1 口唇と舌の位置が正しくない患者さん**

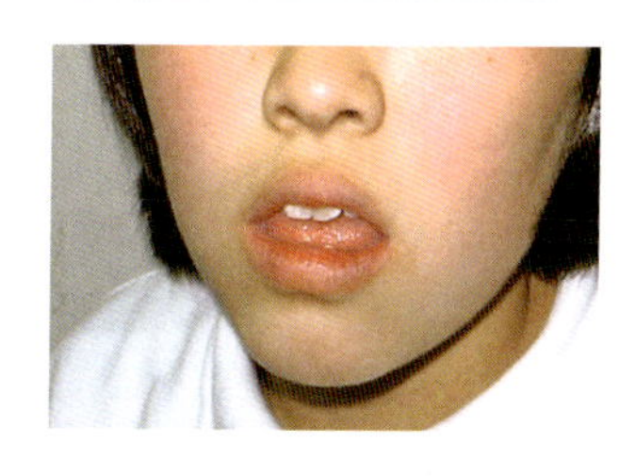

安静時につねに口唇が開き、舌が弛緩している。

**図14-2 開咬の一例**

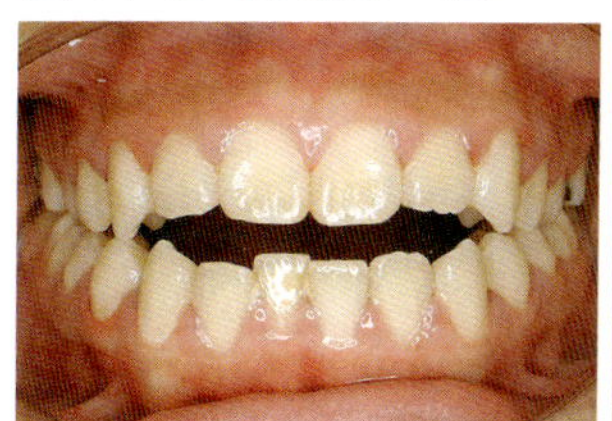

上下の歯の間に舌を挟み込むクセがあり、前歯が咬み合っていない。

**図14-3 空隙歯列の一例**

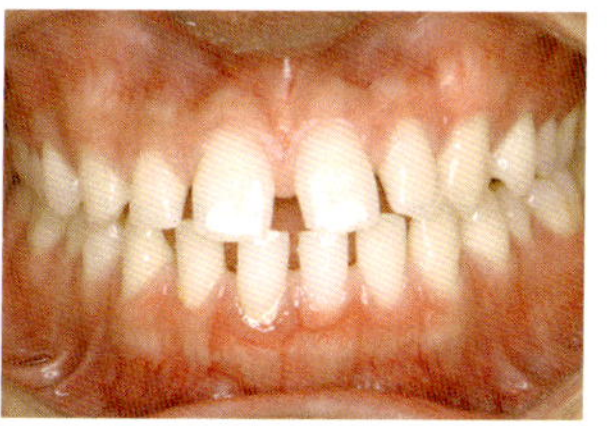

舌で前歯を前に押し出すクセがあり、歯と歯の間に隙間がある。

### 歯並びの良し悪しや咬み合わせにも関係する

歯はくちびる（口唇）や頬、舌などの筋肉に取り囲まれていて、外側からは口唇や頬が、内側からは舌が、それぞれ歯に圧力を与えています（P.150参照）。**図14-1**のように、いつも口唇が開き、舌が上下の歯の間からはみ出している状態では、その圧力のバランスが崩れて、歯並びや咬み合わせに影響が生じます。特に、前歯が咬まない状態（開咬）（**図14-2**）や歯と歯の間に隙間がある状態（空隙歯列）（**図14-3**）などの「不正咬合」は、口腔機能との関連性が深く、このような歯科と関連した口腔機能の問題は「口腔筋機能障害」と呼ばれています。

#### 覚えておこう！

**口腔機能に問題が生じるその他の要因**

口腔機能の問題の要因として、**食べる機能の発達不全、鼻疾患、口腔習癖、舌小帯短縮症、顎骨の形態異常、神経筋機構の病変**なども挙げられます。

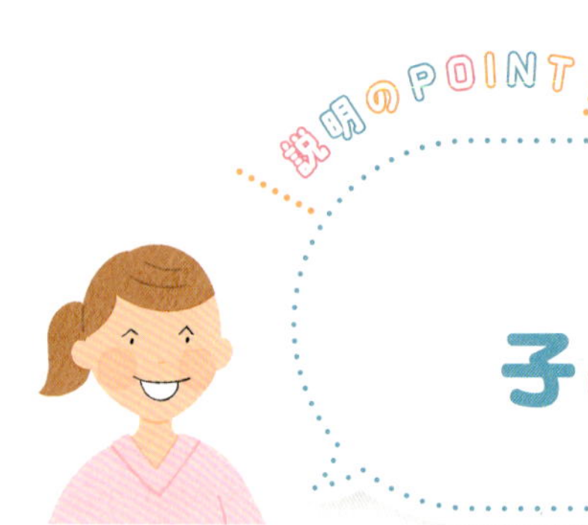


# 口腔機能の問題が子どもの将来に与える影響

**口腔習癖をチェックして、口腔機能の問題の有無と、それが将来のお子さんのお口に影響を与える可能性を説明しましょう。**

## 簡単に説明するなら……

お子さんに、「クチャクチャ食べる」「ガラガラうがい・ブクブクうがいがうまくできない」などのお口のクセはありませんか。これらのクセには口腔機能の問題が潜んでいます。

また、放っておくと、風邪の予防がしにくくなったり、アレルギー性疾患が生じやすくなったりすることにつながります。

## 詳しく説明するなら……

### お子さんにこんなクセ、ありませんか？

前述のとおり、口腔機能は歯並びや咬み合わせに影響する顎の骨の形と密接な関係があるため、口腔機能の問題を放っておくと、それらに悪い影響を与えてしまう可能性があります。それは、保護者の方からよくお聞きする、以下のようなお子さんのお口に関するお悩みとして現れます。

- 口呼吸のため、くちびる（口唇）を閉じて鼻呼吸をしながら噛めない（クチャクチャ食べ）
- 前歯の間から舌が前に出て（歯間音*）、舌足らずな発音になる
- 帰宅時のガラガラうがいや、ブラッシング（歯磨き）の後のブクブクうがいがうまくできない
- 錠剤が飲みにくい

特に近年、口呼吸が口腔機能だけでなく全身の健康状態に与える影響が注目されています。口呼吸がどの程度から問題となりうるかの客観的なデータはまだ十分に得られてはいませんが、できるだけ鼻で息をするよう心がけるのは良いことだと考えられます。

### 口腔機能の問題を放っておくと……

お子さんのお口のクセを放っておくと、以下のような悪い影響が考えられます。お口だけでなく、体の健康にも影響します。

- 風邪の予防がしにくい
- アレルギー性疾患が生じやすい
- 歯周病になりやすい
- 口臭が強くなりやすい
- 矯正治療の効果が得にくい

とじ込み付録で説明しよう！

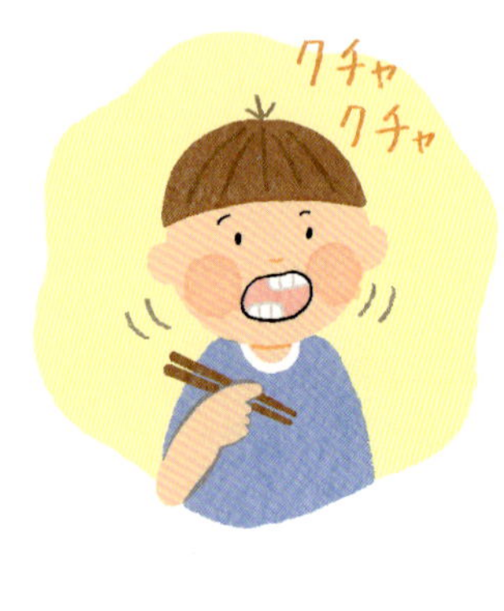


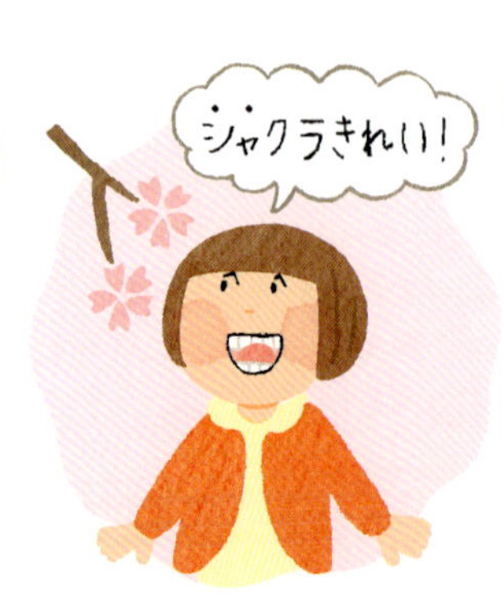


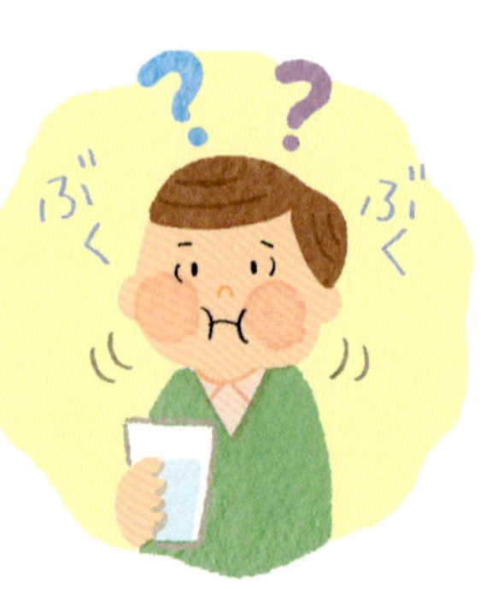


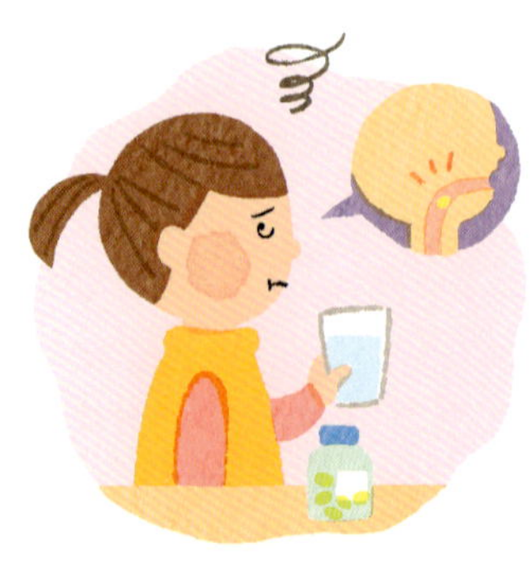

＊歯間音について：日本語の場合、多少舌足らずではあってもことばは通じるので、日常生活に与える影響はあまりありません。口腔機能の障害の程度としては「軽度な」症状です。しかし、正常な歯並びを得ようとする者にとっては「重大な」問題として立ちはだかります。

### 覚えておこう！

**不正咬合の2つの因子を考慮して、必要ならば矯正治療を**

口腔機能の問題を放っておくと、歯列や咬合に悪影響を与えてしまう可能性があると述べましたが、**歯列・顎骨の成長発育は口腔機能の良し悪しのみによって決まるのではありません。**不正咬合の原因には**「遺伝因子」**と**「環境因子」**があります。

歯の大きさや顎骨形態は、生まれながらに持った「遺伝因子」に大きく左右されます。口腔機能をいくら改善しても、遺伝因子は変えることができません。一方、「環境因子」とは、成長発育の過程で受ける後天的な要素で、口腔機能の問題や、指しゃぶり、頬杖、睡眠態癖、栄養状態などが挙げられます。**口腔機能を改善することによって、環境因子により生じている歯列・顎骨の成長発育の歪みを是正することが可能**であると考えられます。

しかし、ここでもう1点、機能と形態との関係で注意すべき点があります。それは、**「正しい機能は正しい形態とともにある」**ということです。遺伝要因によって生じた不正咬合の多くは、矯正装置を使用した歯科治療を行わなければ改善することができません。

本格的な矯正治療が行えない若年者（～8、9歳頃）の場合には、形態をある程度までしか改善できないことがありますので、その時期には機能もある程度までしか改善できません。適切な矯正治療が行える年齢が来るまでは、口腔機能へのアプローチも可能な範囲内で行うべきで、**焦って完璧を求めても、無理が生じてしまいます。**具体的な例としては、前歯部が前方に突出している状態のままで口唇を閉鎖することを強要しても、オトガイ筋の過緊張が生じてしまい、かえって正しい口腔機能が得にくくなってしまいます。したがって、矯正治療による形態治療とMFTによる機能訓練は、互いに連携を取って行うべきです。

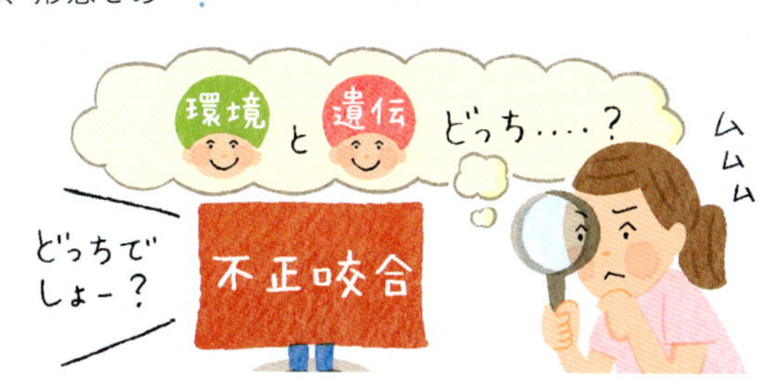


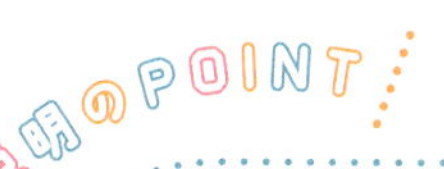


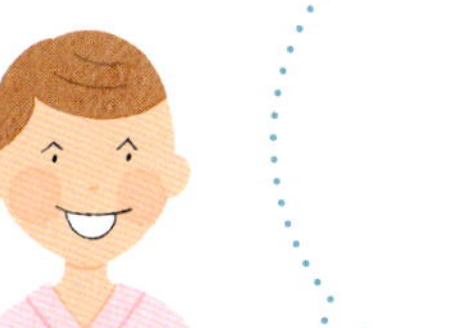

## MFTで口腔機能を改善できる

Chapter 14

**口腔機能の問題を改善するために、MFTが有効であることを説明しましょう。**

### ▶▶▶ 簡単に説明するなら……

MFTは、「口腔筋機能療法」とも言い、「食べる」「飲み込む」「発音する」「呼吸する」など、お口と関係のある機能を改善する訓練です。通院時のレッスンと、毎日のご家庭での訓練で、よい歯並びを維持できるための環境を整えていきましょう。

## ▶▶▶ 詳しく説明するなら……

### 歯にかかる圧力のバランス改善が目的

歯は、舌・くちびる（口唇）・頬などの「口腔周囲筋」からたえず圧力（筋圧）を受けています。「食べる」「飲み込む」「発音する」「呼吸する」など、お口と関連した機能に問題があると、歯にかかる筋圧のバランスが崩れてしまいます。そして、歯は正しい位置を保つことができなくなり、不正咬合や矯正歯科治療の後戻りの原因となります**（図14-4左）**。口腔周囲筋を訓練することにより、筋圧のバランスを改善して、正しい歯並びを維持するための環境を整えることが、MFTの主な目的です**（図14-4右）**。

**図14-4 口腔周囲筋が歯列に与える筋圧バランスとMFT**

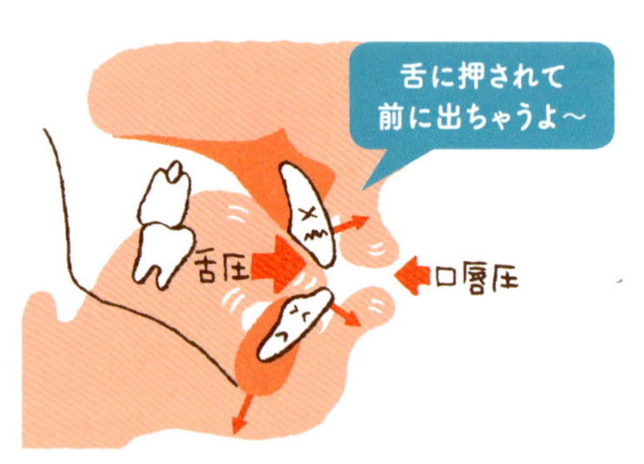


筋圧のバランスが崩れている（たとえば舌圧が強すぎる）と、歯は正しい位置を保つことができない。

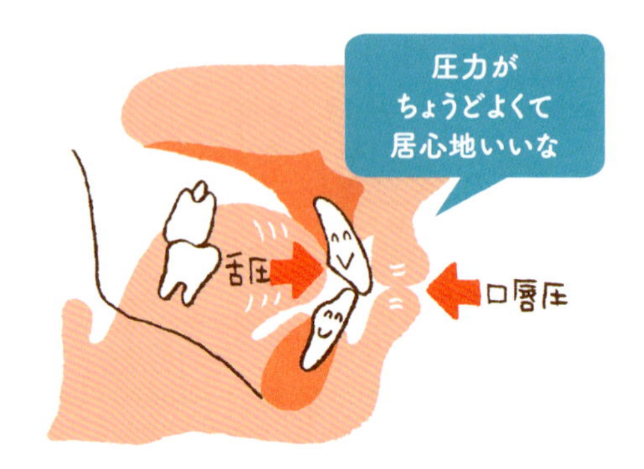


MFTにより筋圧のバランスを整え、歯列の正常な形態を維持するための環境づくりを行う。

## 覚えておこう！

### MFTでさまざまな口腔内トラブルも改善できる

MFTは主に矯正歯科と関連して実施されていますが、小児期における口腔機能育成、高齢者の口腔機能回復、歯周・補綴治療における力のコントロールなどの分野にも応用されています。

また、MFTで口腔周囲筋の機能を向上させ、口呼吸を抑制し、歯列に及ぶ筋圧のバランスを整えることを通じ、**補綴物の破損防止、舌痛症や知覚過敏の軽減、歯周病の改善**などの一助にする試みも行われています。口唇を閉じてよく咀嚼する習慣が身につくと、唾液の分泌が促されるため、口腔内の自浄作用が増して、**プラークの付着の減少、う蝕や歯への色素沈着などの防止**とともに、**口臭の予防**にもつながります。

### 摂食嚥下リハや言語指導とMFTはどう違う？

摂食嚥下リハビリテーションや言語指導は、咀嚼・嚥下・発音という共通する分野を取り扱うため、MFTと混同されやすいのですが、対象や目的、アプローチの方法が異なります**（下表）**。

| 訓練の種類 | 対象となる問題 | 目的 | アプローチ方法 |
|---|---|---|---|
| MFT（口腔筋機能療法） | 歯科的な問題が口腔周囲筋の機能障害によって生じていること | 安静時および機能時における筋圧の不均衡の是正 | 指導者（日本においては主に歯科衛生士）が歯科医師などと連携して口腔機能の改善を図る |
| 摂食嚥下リハビリテーション | 水や食べ物が飲み込めなかったり、肺へ入ったりすること | 栄養失調を防いだり、誤嚥性肺炎を防いだりすること | 医師・歯科医師をはじめとする多くの医療スタッフが連携して、摂食嚥下のケアを行う |
| 言語指導 | 正しく発音できないため、意思が通じにくいこと | 他人にことばが通じるようにすること | 言語聴覚士や通級教室の教諭などが、医師・歯科医師と連携して構音の改善を図る |

説明のPOINT

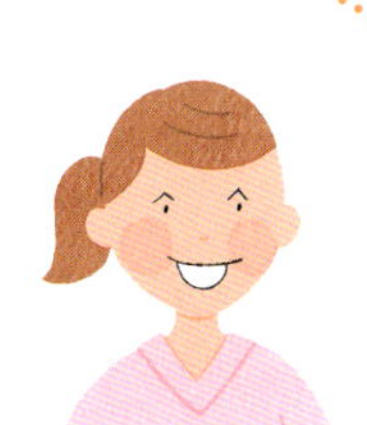

# MFTの開始時期と訓練期間

MFTの開始時期と、訓練にかかる時間や期間の目安を伝えましょう。

## 簡単に説明するなら……

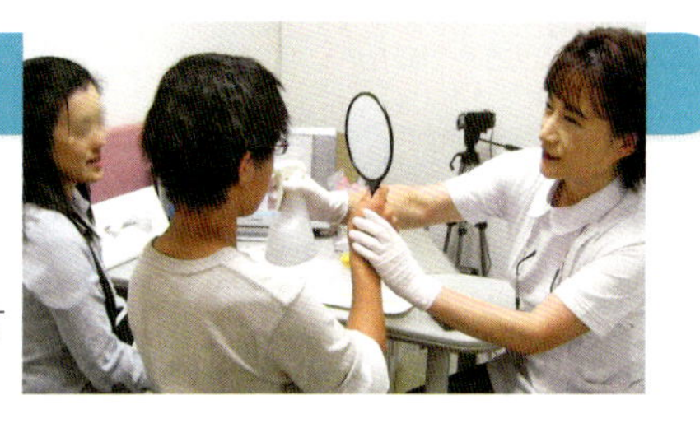

診療室でのMFT訓練の様子。

MFTは幅広い年齢で行うことが可能なので、一般的に何歳くらいからとは言えませんが、MFTの意義を本人が理解できる年齢（8～9歳頃）から行うことが多いです。

期間は、2～4週ごとの通院と、毎日のご家庭での15～30分程度の訓練で、通常、半年から1年程度かかります。患者さんによっては、数年にわたることもあります。レッスンの進行に応じてMFTの効果を評価し、適切な機能が得られたことが確認できたら、定期的な経過観察に入ります。

## 詳しく説明するなら……

### 小さいお子さんへのMFTは保護者の方の協力が不可欠

開始時期および訓練期間は、患者さん自身のやる気、年齢、歯並び・咬み合わせの状態などによって左右されます。MFTは小学校低学年から成人までの幅広い年齢でできるため、「早くから始めなければ手遅れになる」というわけではありません。問題の程度や内容によっては小さいお子さんであっても行うことがありますが、保護者の方の協力が不可欠です。訓練の中には、スティックをくわえるなど、一歩間違えると思わぬ事故が発生するものもあるので、ご家庭での訓練では保護者の方に十分に注意していただくことが必要です。

### 訓練の期間は患者さんごとに異なる

訓練は、2～4週間ごとの通院のたびに、次のレッスンに進める患者さんもいらっしゃいます。その場合には半年～8ヵ月程度で終了できます。

しかし、筋肉の機能に極端な問題がある場合には、1年以上、または数年間（2～3年、またはそれ以上）を要することもあります。たとえば、舌のコントロールが非常に悪い患者さんの場合には、そのレッスンだけで1年かかることもよくあります。

また、矯正治療が必要な患者さんの場合には、矯正治療に入る前にある程度までレッスンを進めておいていったんお休みし、矯正治療が終わってから仕上げのレッスンを行うこともあります。たとえば、最初のレッスンを半年～1年、途中にお休み期間（数ヵ月～数年、矯正治療の内容による）を挟んで、仕上げのレッスンを半年～1年くらい行うといったぐあいです。

## 覚えておこう！

### 患者さんをよく観察して、開始時期や指導時期は臨機応変に

**まったくやる気のない患者さんに対してMFTを行うことは困難です。**患者さん本人と保護者が「MFTをぜひやりたい」と思えるように動機づけを行い、それでも前向きな気持ちにならない場合には、MFTの開始時期をあえて遅らせることも考えましょう。

また、**うまく進まない場合には、訓練をエスカレートさせるのではなく、少しペースを緩めてみる**ことも大切です。受験や反抗期などで一時的に進行が停滞することがあっても、指導者の温かい気持ちが持続すれば、いずれまた円滑に指導を進めることができる時期が来ることも多々あります。

また、矯正治療を担当する歯科医師と、MFTを担当する歯科衛生士が、それぞれの観点で、開始時期や治療の手順などに関しよく話し合うことが大切です。

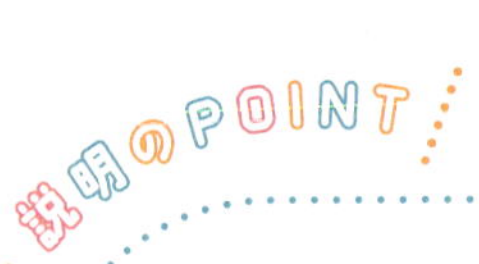


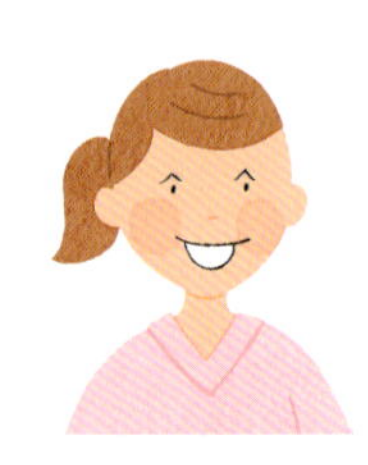

# MFTの主な訓練方法

**具体的にMFTではどんな訓練をするのかを説明し、ご家庭で用意してもらうものを一緒にチェックしましょう。**

## ▶▶▶ 簡単に説明するなら……

MFTには、「個々の筋肉の訓練」「食べる（咀嚼）・飲み込む（嚥下）・発音の訓練」「くちびる（口唇）と舌の姿勢をよくする（姿勢位の）訓練」などがあります。歯科医院で訓練したことを、ご家庭で毎日復習していただきます。

## ▶▶▶ 詳しく説明するなら……

### MFTの訓練一覧

MFTの主な訓練方法を**表14-1**にご紹介します。ほかにも、呼吸や姿勢、態癖、指しゃぶり、下くちびるを咬む癖、爪を咬む癖などに対する訓練を行う場合もあります。

**表14-1 主なMFTの訓練**

低年齢児に対するレッスンのポイントは、①簡単な訓練を選択し、②日常生活の中で実行可能なもの（食事の際に口唇を閉じて奥歯でよく噛むことを意識させる、外から帰った時のガラガラうがい、ブラッシング後のブクブクうがいを習慣づけるなど）を目標にするとよいでしょう。

### 個々の筋肉の訓練

舌、口唇など歯を支えている筋肉のそれぞれの機能改善を図り、全体的にバランスのとれた状態を目指す。筋肉の力を強めるだけでなく、緊張しすぎている筋肉をリラックスさせることも必要。

- 口唇の訓練：口唇を伸ばす訓練（**図14-5**）、口唇力の強化訓練、口唇の柔軟性を養う訓練など
- 舌の訓練：舌の筋肉を鍛える訓練（**図14-6a**）、舌の挙上力や運動性を高める訓練（**図14-6b、c**）など

**図14-5 リッププル**

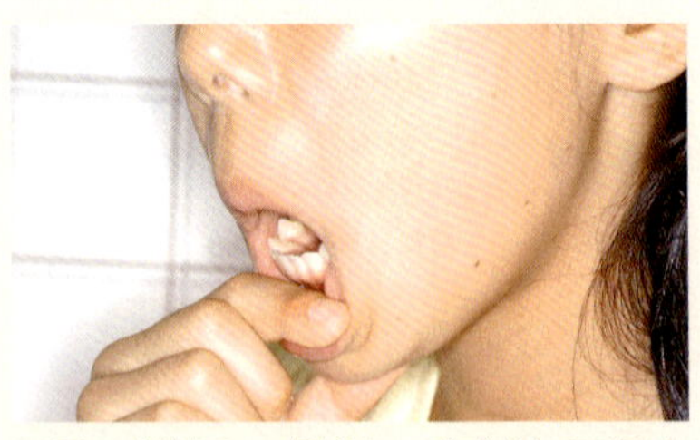

口唇の訓練の一例（リッププル）。下唇を指で押さえ、上唇を伸ばす。

**図14-6a ティップ**

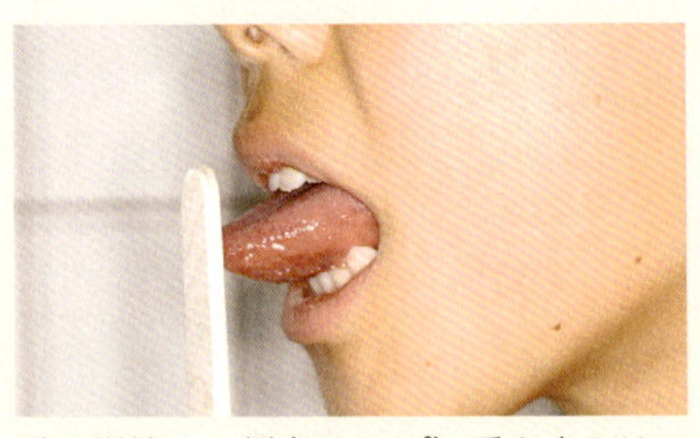

舌の訓練の一例（ティップ）。舌を尖らせてスティックを押す。

**図14-6b ミッドポイント**

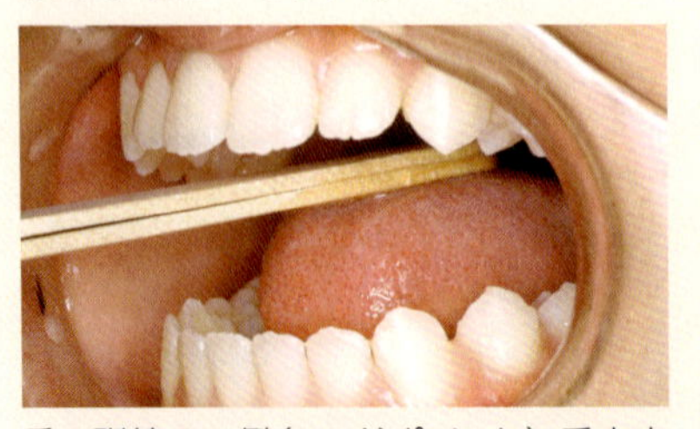

舌の訓練の一例（ミッドポイント）。舌中央部に当てたスティックを押し上げる。

**図14-6c ポッピング**

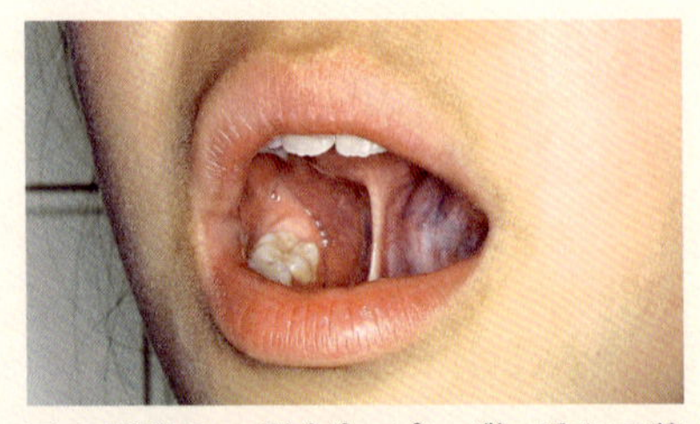

舌の訓練の一例（ポッピング）。舌を口蓋に吸い上げて、ポンと音を立てる。

## MFTではこんな道具を使います

❶〜❾は、診療室とご家庭で共通して使うものです。通院された際に、レッスンごとに使用する消耗品を、必要な分だけお渡しします。手鏡とコップはご家庭にあるものを使っていただいて構いません。ボイスレコーダーもお持ちでない場合はご購入いただく必要があります。また、ワークブックもご購入いただいています。

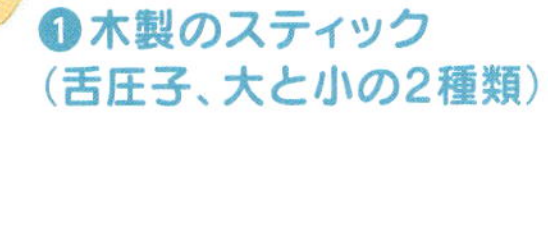

❶木製のスティック（舌圧子、大と小の2種類）　❷ストロー　❸楊枝　❹コットンロール

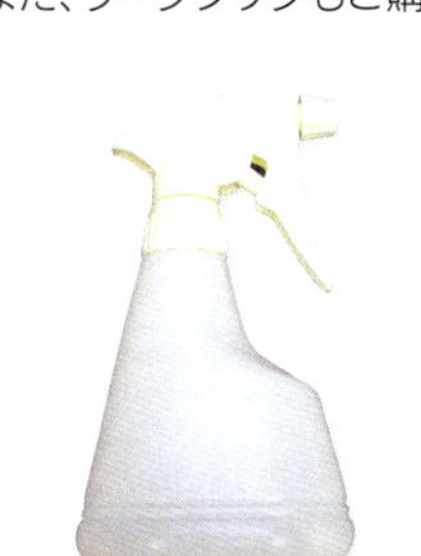

❺スプレー（水が直線状に出るもの）

❻コップ（透明なもの）

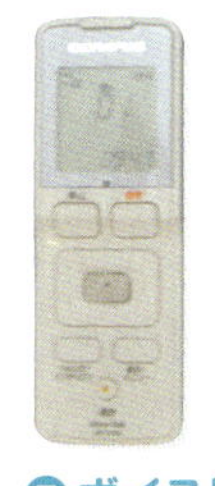

❼ボイスレコーダー

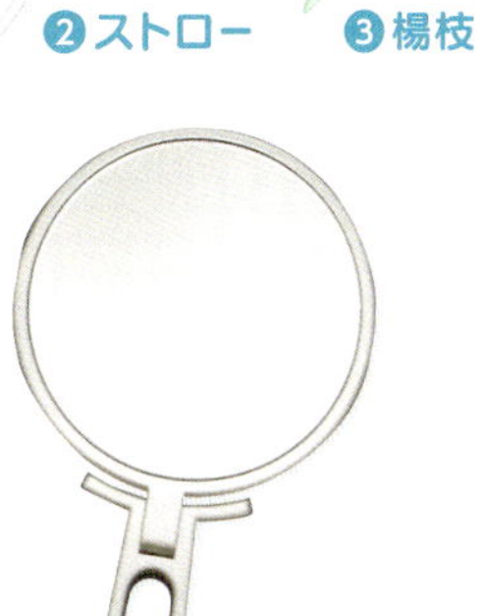

❽手鏡

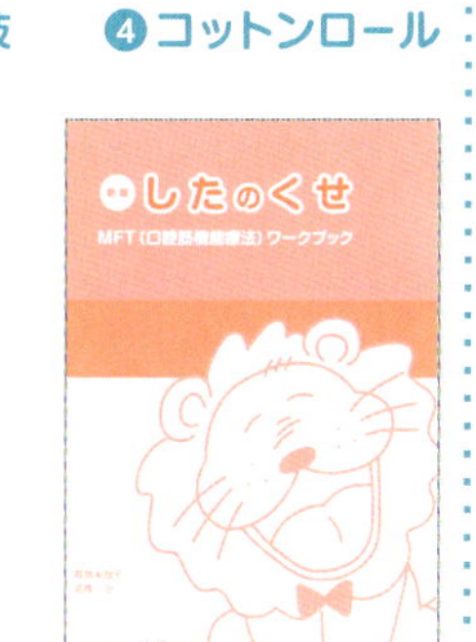


❾ワークブック[1]

### 咀嚼・嚥下・発音の訓練

普段から正しく筋肉を動かせるようにしていく。

● 水を飲む訓練：スプレーで口に吹き入れた水を飲み込む訓練（**図14-7**）、コップから水を正しく飲む訓練など

● 食べる訓練：レーズンを奥歯で咀嚼する訓練（**図14-8**）、りんごやクラッカーなどの食材を正しく食べる訓練（**図14-9**）など。ガムなどを使って、咀嚼する部位の違いによる筋肉の動きを学ぶこともある（**図14-10**）

#### 図14-7　水を飲む訓練

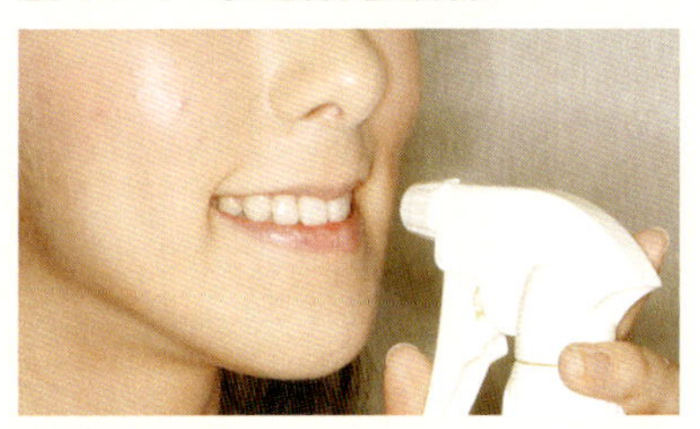

スプレーで拭きいれた水を舌の力で正しく引き寄せて飲む。

#### 図14-8　奥歯で咀嚼する訓練

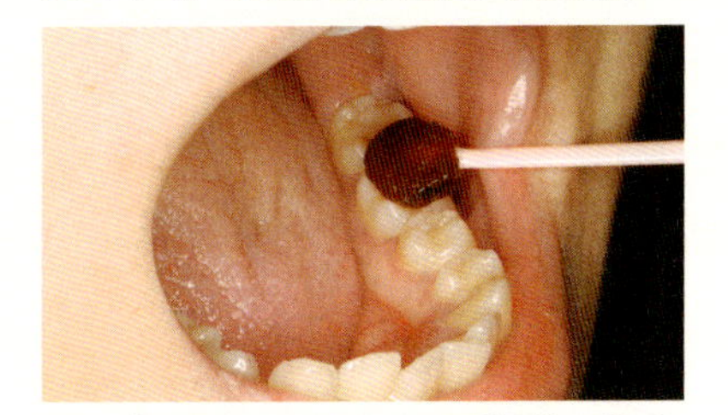

レーズンを用いて正しい咀嚼部位を学ぶ。

#### 図14-9　食材を正しく食べる訓練

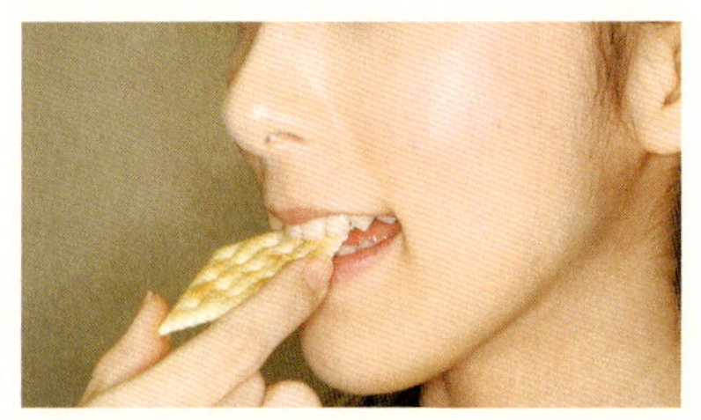

クラッカーなどの乾燥した食材を、唾液と混ぜて正しく食べられるようにする。

#### 図14-10　筋肉の動きを学ぶ訓練

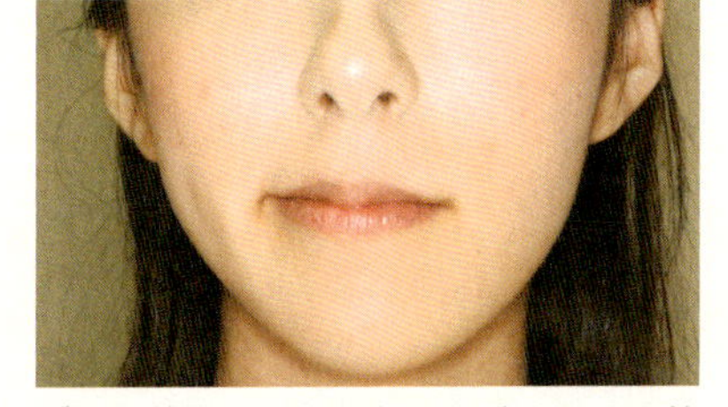

ガムを使用して咀嚼部位の違いによる筋肉の動きの変化について学ぶ。

### 口唇と舌の姿勢位の訓練

安静時にいつも口唇と舌が正しい位置（P.150**図14-4右**）にあることを目指す。

● 姿勢位の訓練：ストローやコットンロールを使って普段の口唇や舌の位置が正しくなるように習慣づける訓練（**図14-11**）

#### 図14-11　姿勢位の訓練

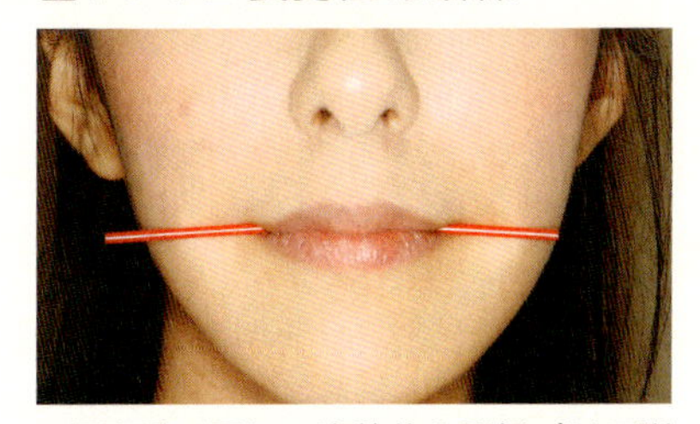

口唇と舌の正しい姿勢位を習慣づける訓練。

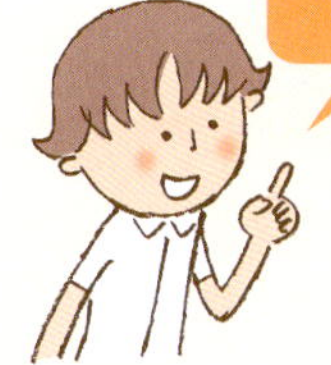

順を追って進めていけば無理なくゴールに到達できます！毎日続けることが大切です！

## 覚えておこう!

### 必要な器材の揃え方と患者さんの負担

筆者らの診療室では、スティック、ストロー、楊枝、コットンロールは消耗品で、毎回の訓練時に患者さんに支給します。ただし、レッスンごとに使用する消耗品が異なりますので、必要な分だけをお渡しします。たとえば、次のレッスンまでに30日空く場合で、コットンロールを使う訓練とスティック（小）を使う訓練を毎日行っていただく際には、コットンロール30個（＋予備）とスティック小30本（＋予備）を渡しています。1回使っただけで捨てるのがもったいないということで、スティックを何日か同じものを使うように指示している場合は、衛生面の配慮が必要かと思います。また、これらの消耗品はMFT用品を取り扱う歯科器材業者や、スティックはアイスの棒やマドラーなどカトラリー関係の販売業者から購入しています。

ボイスレコーダーは、患者さんがお持ちのものを使用してもよいですし、ない場合には患者さんに購入していただきます。筆者らの医院では、あらかじめ用意したものをお渡しし、その原価を患者さんからいただいています。最近では1台3,000円くらいで購入できますので、患者さんの負担もそう重くはないと思います。ワークブックも購入していただいていますが、当院で使用しているもの（小社刊）[1]は10冊組ですので、1冊あたりの原価を計算して、その分を患者さんからいただいています。

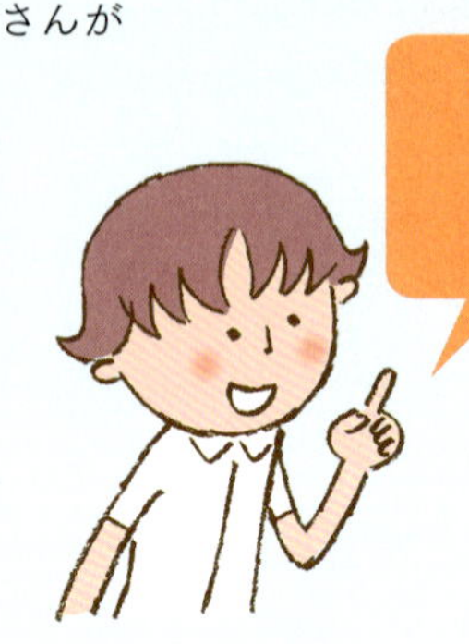
ボイスレコーダーが
必要な理由は
P.157、158を
ご覧ください!

# 実際の症例で見てみよう

MFTを行うと、食べ方や飲み込み方、安静時および発音時の口唇と舌の位置など、お口と関連した筋肉の機能が改善され、歯列に加わる筋圧が適正化されます。それにより、よい歯並び・咬み合わせを安定させることに役立ちます。
ここでは、実際の症例を見ながら、MFTの効果をご紹介します。

## 症例1（P.146導入症例の患者さん）

- 患者さんの初診時の情報は、導入症例（P.146）参照。
- MFTを行って口腔機能が改善されるとともに、10ヵ月後には歯並びが自然に整い始め（**図14-12**）、矯正装置を使用しなくても3年後には歯並びがかなり改善しました（**図14-13**）。

## ▶▶▶ 指導前にできなかったこと、または問題点

❶口唇を閉じたまま噛むことがなかなかできず、食事中にクチャクチャ音を立ててしまう。
❷口を開けて口で息をしながら噛むので、お口の中が乾きがち。噛んでいるときに口唇によって前歯の表面が擦られないので、前歯に乾いた硬いプラークが付いている。
❸正しく舌を使えないので、飲み込むのが下手。
❹正しい位置と動きで噛むことができない。
❺口呼吸で、安静時に口唇がいつも開いている。
❻タ行・サ行の発音が上手にできない。

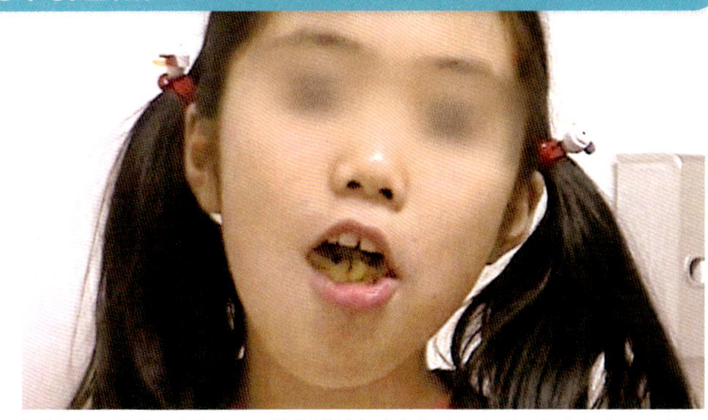

初診時の咀嚼のようす。口唇を開けたままクチャクチャと音を立てて食べており、口の中の食物が外から見えている。咀嚼している場所は小臼歯付近で、舌は口腔の前方で前後方向に動いている。口唇を閉じたまま鼻で息をすることが苦手なため、口で息をしながら咀嚼をしており、顔が斜め上方を向き、首が前傾している。

## ▶▶▶ 指導後にできるようになったこと

❶口唇を閉じたまま、鼻呼吸をしながら噛むことができるようになり、クチャクチャという音が出なくなった。
❷口唇を閉じたまま噛む習慣がついたため、前歯にプラークが付きにくくなった。
❸正しく舌を使って、うまく飲み込むことができるようになった。
❹正しい位置と動きで噛むことができるようになった。
❺口呼吸が解消。日常的に鼻呼吸ができるようになり、安静時に口唇がいつもリラックスした状態で閉じているようになった。
❻タ行・サ行の発音がきちんとできるようになった。

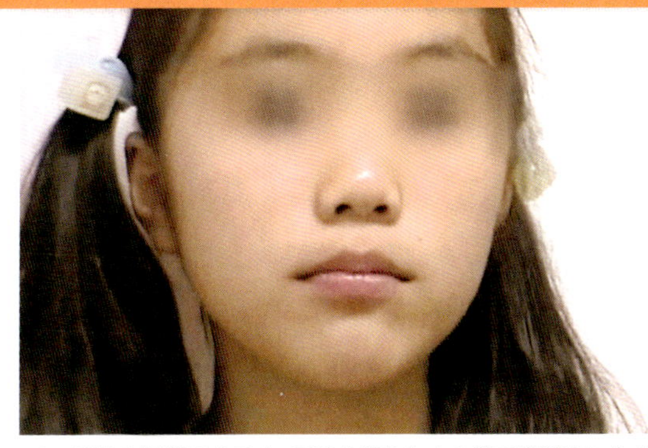

10ヵ月後の咀嚼のようす。口唇を閉じたまま鼻で呼吸をしながら咀嚼することができるようになり、口の中の食物は外から見えない。咀嚼部位は大臼歯付近で、舌は後方に引かれるように動いている。顔と首もまっすぐに保てるようになっている。

**図14-12 10ヵ月後の口腔内写真**

前歯部の被蓋がやや改善され、配列も整ってきている。プラークの付着量が減少している。

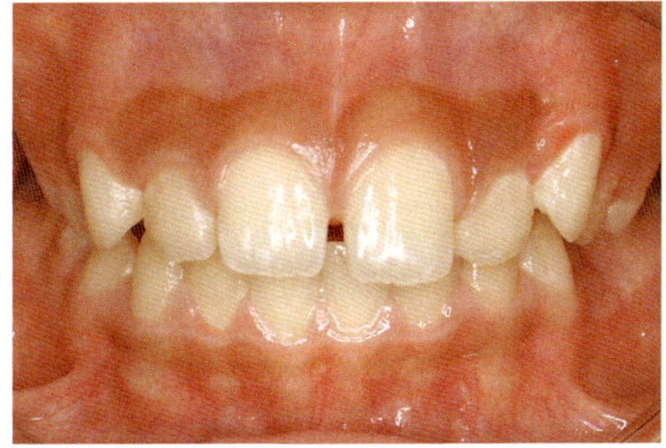

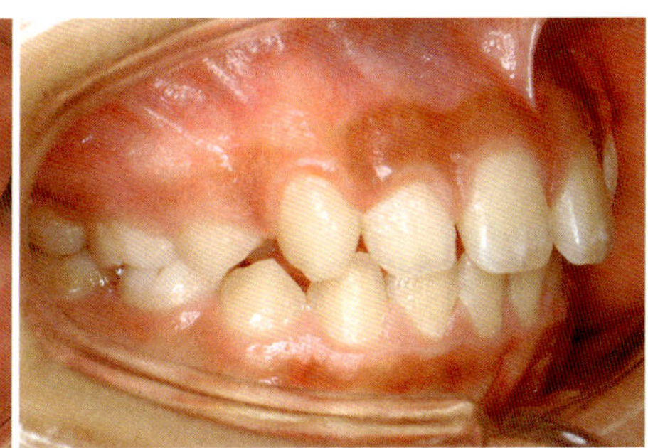

**図14-13 3年後の口腔内写真**

前歯部の被蓋が深くなり、配列もさらに改善している。矯正装置は使用していない。

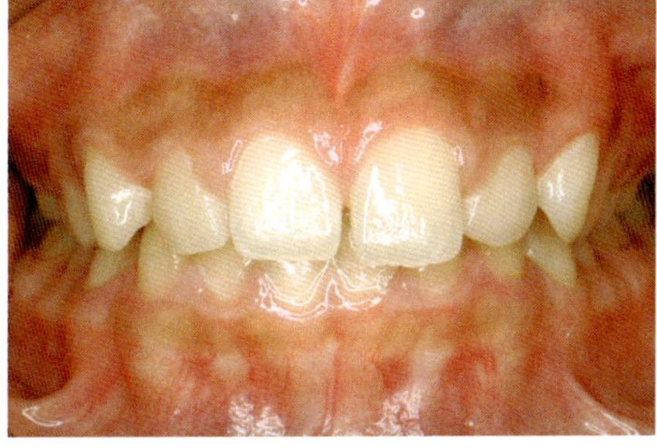

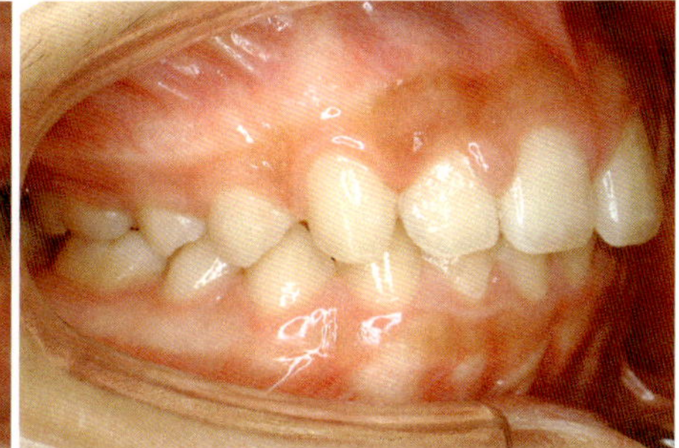

## 症例2

●初診時13歳6ヵ月の女性（**図14-14**）。
●矯正治療（**図14-15**）とMFTを並行して行った結果、治療開始約3年で歯並びと咬み合わせが改善されました（**図14-16**）。口腔機能も良好で、治療終了後23年以上経過しても安定した状態が保たれています（**図14-17**）。

### ▶▶▶ 指導前にできなかったこと、または問題点

❶口唇を閉じたまま、鼻で呼吸しながら噛めるが、正しい位置や動きで噛むことができない。
❷口呼吸で、安静時に口唇がほとんど開いている。
❸タ行・サ行の発音がうまくできない。
❹口角が下がったいわゆる「への字口」となっているため、機嫌が悪くないのに、友人や家族に「いつも不機嫌そうな怒った顔をしている」と言われる。

**図14-14 初診時**（13歳6ヵ月）

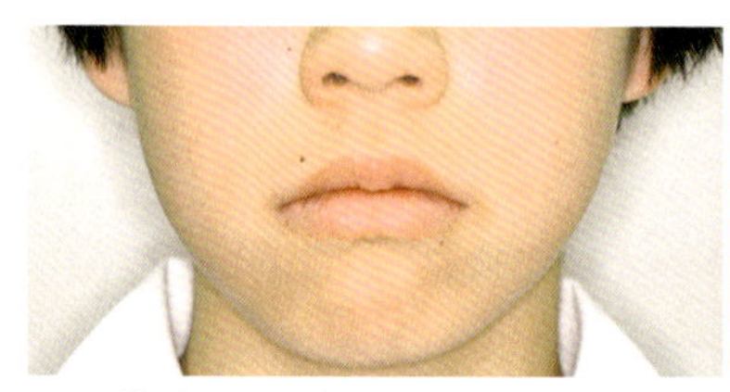

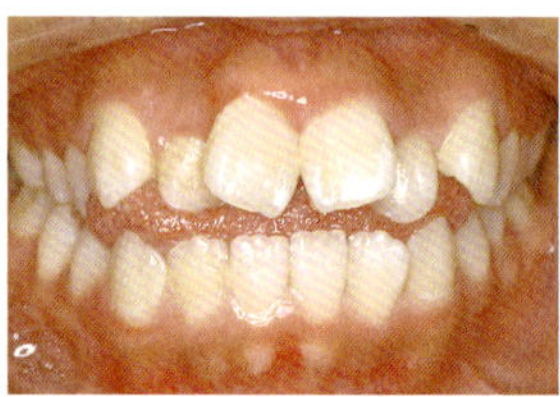

●咀嚼部位は小臼歯付近であり、嚥下時に舌が前方に突出する。
●下顎の動きが上下方向で（チョッピング型）、臼摩運動が見られない。
●低位舌。
●口唇を閉じると、上下前歯が前突しているとともに、上唇が短く跳ね上がった形をしているので、オトガイ筋を緊張させながら下唇を突き上げてしまう。

**図14-15 矯正治療中**（17歳6ヵ月）

上下左右第一小臼歯を抜歯し、マルチブラケット装置による矯正治療を行った。歯列・咬合が改善された。

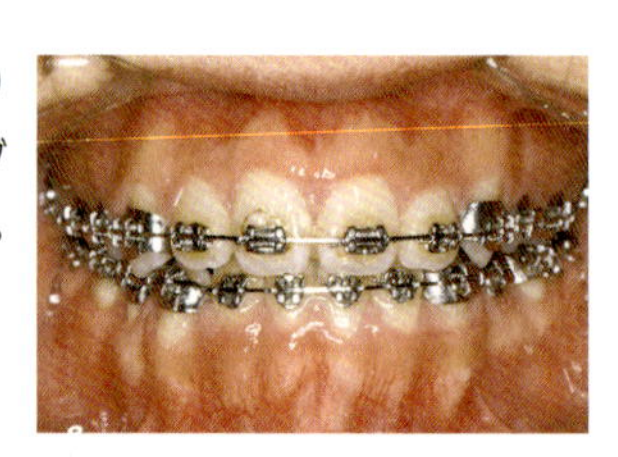

### ▶▶▶ 指導後にできるようになったこと

❶正しい位置や動きで噛むことができるようになった。
❷鼻呼吸となり、安静時に口唇が閉じているようになった。
❸タ行・サ行の発音がうまくできるようになった。
❹口角が自然に上がり「への字口」が解消されたため、友人や家族に「いつもにこやかにしているね」と言われるようになった。

**図14-16 矯正治療後**（17歳11ヵ月）

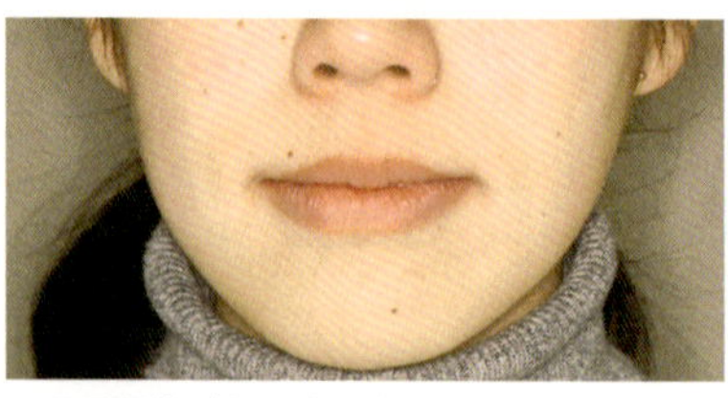

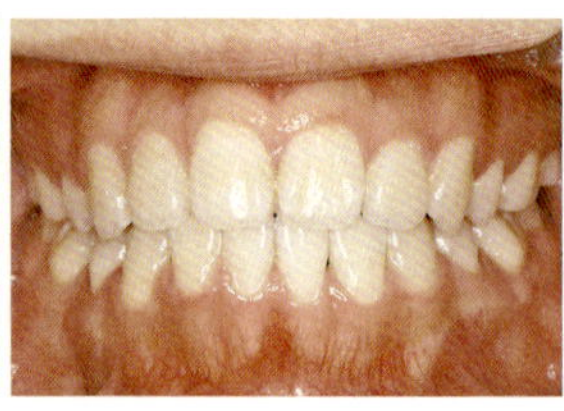

●咀嚼部位が大臼歯臼歯付近となり、嚥下時の舌突出が解消された。
●下顎の動きがグラインディング型となり、臼摩運動が見られるようになった。
●安静時に舌がリラックスした状態で口蓋にいつも挙上しているようになった。
●口唇を閉じると、上下前歯が正しい位置に後退するとともに、上唇がふわりとリラックスした状態で閉じ、下唇もリラックスした状態でオトガイ筋を緊張させることなく閉じることができるようになった。

**図14-17 術後23年**（41歳0ヵ月）

23年経っても、美しく自然な顔貌が保たれている

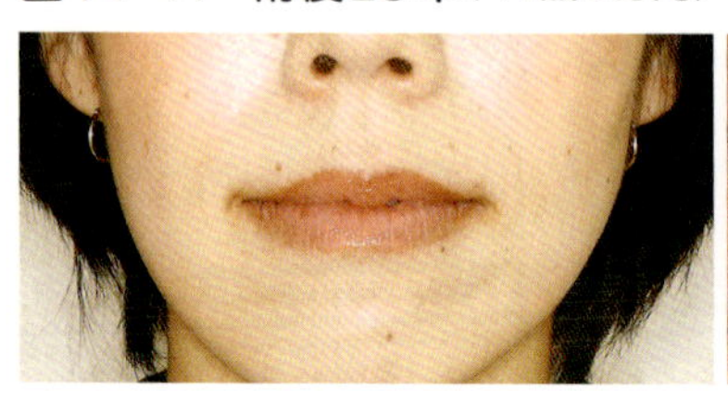

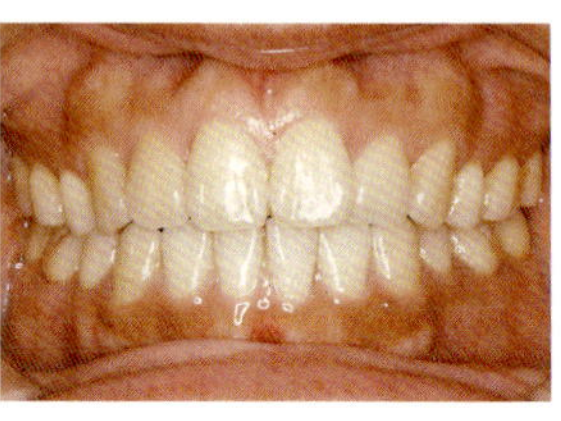

もう一歩深く!

# 発展講座

## 患者さん説明時に気を付けたいMFTの"効果"のはなし

MFTは、歯列を取り巻く環境を改善することはできても遺伝的要因は変えられません。また身体の成長とともに口腔機能も徐々に成熟します。「MFTを行えば不正咬合が治る」「低年齢の方が効果が出やすい」ということばを安易に使用しないようにしましょう。

### 「MFTを行えば不正咬合が治る」?

「MFTを行えば不正咬合が治る」ということばは、慎重に使う必要があると思います。繰り返しになりますが、不正咬合の成因は筋機能の不調和だけではありませんので、**口腔機能の改善が歯列形態に与える影響は限定的**です。たとえば、「背を高くしたい」という希望に対して「背を高くする筋肉トレーニング」というものがあるとすれば、それがはたしてどれだけ有効かという話に似ています。背の高さと同様に、歯や顎骨の大きさや形は遺伝的な要因によって決まる面が多々あります。実際、筆者らの診療室では、MFTのみで不正咬合の治療を終了させるケースはあまり多くありません。ほとんどの患者さんは、矯正治療による形態改善と、MFTによる機能改善を併用しています。

### 「低年齢のほうが効果が出やすい」?

また、「早いうち(低年齢)の方がMFTの効果が出やすい」というコメントも安易に使用しない方がよいと思います。筆者らは、思春期や成人に対するMFTの成功例を数多く経験しています。

低年齢の患者さんに対するMFTは、保護者の協力が不可欠とはいえ、家族の世話や仕事などで忙しい保護者に協力をお願いすることが難しい場合が多々あります。その場合、患者さん本人が自主的にMFTに取り組むことのできる時期が来るまで、本格的なMFTの実施を遅らせることも考慮しましょう。

**患者さんの置かれている状況によっては、開始時期をあえて遅らせて、期間的にも、精神的にも、金額的にも、患者さん自身やご家族のご負担がより少ない形で、矯正治療やMFTの指導を行うことが好ましい**と筆者らは考えています。

## MFT導入後のお悩みへアドバイス!<br>①患者さんのやる気が続かない

### 録音は成功の鍵

筆者らが歯科医療者からよく受ける質問に、「患者さんがなかなか毎日練習してきてくれないんです、どうしたらいいでしょう?」というものがあります。「指導時に録音をしていますか?」と聞くと、たいてい「していません……」という答えが返ってきます。さらに、「録音がとっても大事ですよ」と言っても、「でも、○○○(何らかの理由)なので、私の診療室では、録音は難しいんです」と返ってきてしまいます。

しかし、「指導時の音声をボイスレコーダーに録音し、家庭で毎日これを聞きながら練習する」ということこそが、MFTを成功させる第1の鍵であると筆者らは確信しています。

### 「効率が悪い→効果が出ない→やる気がなくなる」を断ち切る

MFTの訓練は患者さんにとって「やりにくい動作」のくり返しです。患者さんにとっての「やりやすい動作」とは、これまで行ってきた「間違った動作」です。訓練のやり方を記したワークブックだけでは、筋肉の正しい動かし方のコツ、訓練の際のリズム感などが伝わりにくいため、**患者さんがご家庭でワークブックを見ただけで音声を聞かずに練習すると、「やりにくいけれど正しい動作」が、徐々に「やりやすいけれど間違った動作」へと変化してしまいがち**です。これではいくら患者さんが毎日努力して練習しても効果がなかなか上がりません。

また、診療室での訓練中には、患者さんごとに異なる注意点がいくつも生じます。たとえば、口を大きく開ける必要のある訓練を行う場合、患者さんが口を開けることのみに集中すると、姿勢が悪くなったり、下顎を前に突き出したりといったことが生じがちです。そこで、**訓練中に出てきた注意すべき点を具体的に録音する**のです。患者さんがご家庭でこの注意点を含んだ音声を聞きながら練習することで、次回の診察時には、必ず進歩が見られます。そしてこの進歩こそが患者さんのやる気を持続させることに大きく役立ちます。

ぜひ「録音」を臨床に取り入れていただきたいと思います。指導者用の書籍[2,3]には各レッスンの詳しい情報とともに、録音用のセリフが具体的に掲載されているので、これらを参照しながら指導を行うとよいでしょう。

## MFT導入後のお悩みへアドバイス! ②なかなか効果が得られない

### 求めている「効果」を再確認し、機能改善の変化に注目しよう

「なかなかMFTの効果が出ないんです。どうしたらいいでしょう?」というのも、筆者らがよく受ける質問の1つです。「効果が出ないというのは具体的にどういうことですか?」と尋ねると、「患者さんの開咬がなかなか良くならないんです」という答えが頻繁に返ってきます。

MFTを行うことにより、歯列・咬合が自然に改善してくることもあるので、歯列の形態改善こそがMFTの効果であるという誤解が生じがちですが、**MFTの本来の目的は「機能改善」です。**ですから、機能自体に対する評価が重要です。不正咬合の成因は筋機能の不調和だけではありませんので、**MFTによる機能改善が行われても、歯列形態が変化しないことはよくあります。**歯列の改善は矯正治療によって行えばよいのです。ですから、MFTの効果を形態変化のみで判断することは避け、後述の動画撮影によって機能自体の変化を見るようにしましょう。

### いいことたくさん! Let's動画撮影

筋肉の機能を記録する方法は、EMG(筋電図)、MKG(マンディブラキネジオグラフ)、EPG(エレクトロパラトグラフィ)、VF(嚥下造影検査)、超音波検査など多岐にわたります。これらの検査法は、必要に応じて導入が可能ですが、MFTの効果を臨床的に評価するために有用な方法は、動画の撮影です。患者さんの咀嚼・嚥下・発音の実際のようすを動画で記録することによって、MFTの訓練でどのように筋肉のはたらきが変わったかを具体的に評価することができます。**口腔内写真や口腔模型などの「静止した状態の記録」だけでは、MFTの実際の効果を判定するためには情報不足**なのです。

動画撮影は、ややハードルが高いと思う方もいらっしゃるかもしれませんが、非常に有用な記録となりますので、ぜひ導入していただければと思います。動画の撮影をすることによって、**MFTの指導者だけでなく、患者さん自身とその保護者も、機能の変化を客観的な目で見ることができる**ので、どこがどう治ってきたか、またさらにどう治したいか、などといった**自己評価ができるようになるとともに、治療に対する協力性が高まる**ことが多いです。

### How to 動画撮影

動画撮影はけっして難しくありません。撮影の機器は家庭用のもので十分な性能があり、特別な照明も必要ありません。いつでも録画できるように三脚にカメラをセットしておき、動画撮影後は、すぐに再生し、患者さんとともに確認するとよいでしょう(**図14-18**)。また、指導前後だけでなく、レッスンの途中でうまく筋肉が動かせない時の記録も撮っておくと、筋肉の動きの変化をこまめに評価することができます。撮影の具体的な内容は**図14-19**のようなものがあります。

**図14-18 診療室での動画撮影のようす**

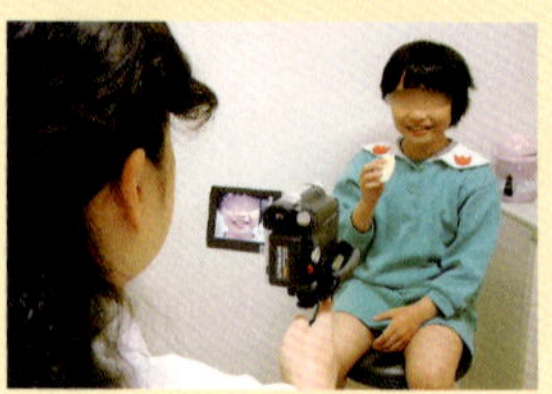

**図14-19 主な動画撮影の内容**

①咀嚼の記録：リンゴなど水分の多い食材とクラッカーなどの乾燥した食材を食べてもらう
②嚥下の記録：コップから水を飲んでもらう
③発音の記録：短文を読んでもらう　など

## おわりに

MFTに関する学会は、IAOM(International Association of Orofacial Myology)と日本口腔筋機能療法学会があり、知識や技術の向上に努めています。

日本におけるMFTの指導には、歯科衛生士が重要な役割を担っています。歯は道具です。歯科治療でよい道具を作るのは歯科医師の役割です。そして道具のお手入れ(ブラッシング)と、上手な使い方(MFT)を指導するのは歯科衛生士の役割です。道具は手入れと使い方次第で長持ちさせられます。みなさんのご活躍を期待しています!

〈参考文献〉1. 高橋未哉子, 高橋 治. したのくせ. MFT(口腔筋機能療法)ワークブック. 東京:クインテッセンス出版, 2012.
2. 高橋 治, 高橋未哉子. 口腔筋機能療法 MFTの実際 上巻. MFTの基礎と臨床例. 東京:クインテッセンス出版, 2012.
3. 高橋未哉子, 高橋 治. 口腔筋機能療法 MFTの実際 下巻. 口腔機能の診査とレッスンの進めかた. 東京:クインテッセンス出版, 2012.

# 索引

表紙イラスト　タニグチコウイチ
表紙デザイン　鮎川 廉（アユカワデザインアトリエ）
中面イラスト　うつみちはる、佐々木 純、サタケシュンスケ、タニグチコウイチ
飛田 敏、とみたみはる、中小路ムツヨ、根岸美帆



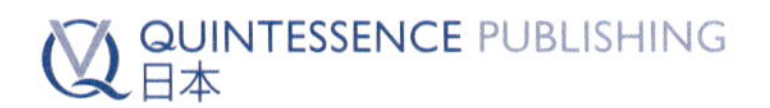


このまま使える　Dr.もDHも！
歯科医院で患者さんにしっかり説明できる本
―患者教育に重要なトピック14―

2017年10月10日　第１版第１刷発行
2024年１月10日　第１版第10刷発行

著　者　朝波惣一郎／伊藤加代子／井上　誠／北迫勇一／倉治ななえ／児玉実穂／小牧令二／品田佳世子／下野正基／代田あづさ／杉田典子／須崎　明／関野　愉／高木景子／高橋　治／高橋未哉子／浪越建男／柳井智恵／吉江弘正

発行人　北峯康充

発行所　クインテッセンス出版株式会社
東京都文京区本郷３丁目２番６号　〒113-0033
クイントハウスビル　電話(03)5842-2270(代表)
(03)5842-2272(営業部)
(03)5842-2278(編集部)
web page address　https://www.quint-j.co.jp

印刷・製本　サン美術印刷株式会社

Printed in Japan
ISBN978-4-7812-0581-6　C3047